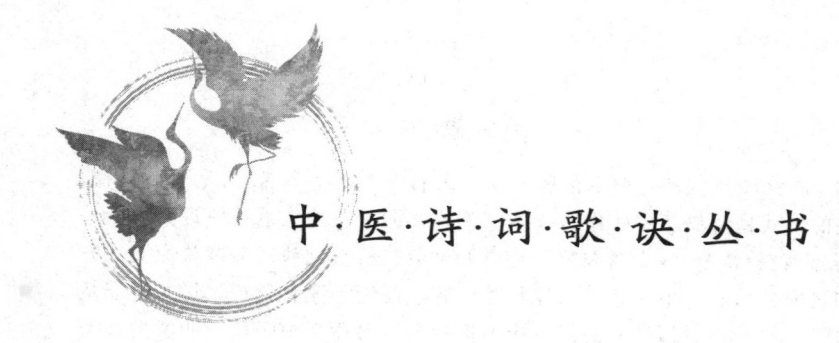

中·医·诗·词·歌·诀·丛·书

陈修园
经方诗歌

—— 李成文　李东阳　主编 ——

化学工业出版社

·北京·

内容简介

陈修园作为清代著名的医学家，著有多部中医学著作，尤其善用歌诀的形式精练概括中医经方。本书将陈修园所有经方歌诀整理归纳，分《伤寒论》诗歌、《金匮要略》诗歌两部分，每首歌诀涵盖歌诀原文、方剂组成、用法、主治、各家注释等内容，既便于读者背诵记忆，又能从注释中进一步领悟经方的组方应用奥妙。本书适合中医药专业学生参考使用。

图书在版编目（CIP）数据

陈修园经方诗歌 / 李成文，李东阳主编 . -- 北京：化学工业出版社，2024.10. --（中医诗词歌诀丛书）.
ISBN 978-7-122-46769-0

Ⅰ. R289.2；R289.4

中国国家版本馆 CIP 数据核字第 2024N6M100 号

责任编辑：李少华　　　　　　　　装帧设计：张　辉
责任校对：刘曦阳

出版发行：化学工业出版社（北京市东城区青年湖南街 13 号　邮政编码 100011）
印　　装：大厂回族自治县聚鑫印刷有限责任公司
850mm×1168mm　1/32　印张 12³/₄　字数 256 千字
2024 年 12 月北京第 1 版第 1 次印刷

购书咨询：010-64518888　　　　售后服务：010-64518899
网　　址：http://www.cip.com.cn
凡购买本书，如有缺损质量问题，本社销售中心负责调换。

定　　价：48.00 元　　　　　　　　　版权所有　违者必究

编写人员名单

主　编

李成文　李东阳

副主编

朱庆军　李清雅　马凤丽

编　委

张睿彤　王凤池　栗连杰

谢舒玥　弥雨荷

丛书总主编

李成文

前言

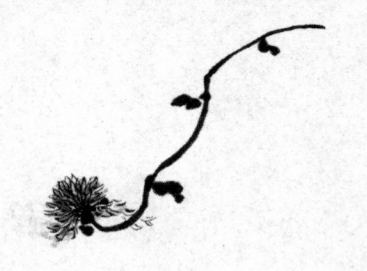

　　中医诗词歌赋是历代医家及文人借鉴文学表达手法，以诗人的烂漫情怀，将中医药抽象内容中最为重要的知识点用诗词歌赋体裁呈现，便于诵读记忆的作品。它以诗为载体，诗医结合，以诗颂医，提纲挈领，囊括新知，语言精练，言简意赅，简明扼要，朗朗上口，易诵好记，深受人们喜爱。为学习中医提供了新途径，为研究中医提供了文献资料。历代医家及文人为我们留下了大量的中医药诗词歌赋，清代著名医学家陈修园就是代表之一。

　　陈修园，名念祖，号慎修，福建省长乐县江田乡溪湄村人。陈氏幼年丧父，家境贫寒，少时从祖父陈居廊（字天弼）读经史兼习医学。天资聪颖，好读书，曾肄业于福州鳌峰书院，经史医书，无不精研，故于习举子业之余，兼行医活人。他目睹时医专尚唐宋以后各家方书，而对先贤相传之内、难、本草、伤寒、金匮诸典籍，则弃而不习，不以为然。于是，他潜心研究古典，尤重仲景之学，凡数十年而不倦。乾隆壬子岁（1792 年），陈氏科举入寓京师，悬壶应诊，适光禄寺卿伊朝栋（号云林）患中风症，人事不省，手足偏废，汤水不入口十余日，诸医束手，皆云不治，而陈氏以大剂愈之，声名大振，求治者日盈其门。嘉庆辛酉（1801年）罢试南宫，涉足仕途，先后任河北省保阳、磁县、枣强县、威县，以及直隶州知州、代理正定府知府，在任时恤民薄刑，贤名四播，沉浮宦海十几载，公余仍著书治病。时人皆谓修园治病好与人争辩，处方后每自批、自赞、自解、亲调刀圭汤药，服之却如其言。嘉庆二十四年（1819年），陈氏以年老告归，归闽后讲学于嵩山井上草堂，从游者众。陈氏一生孜孜不倦，善于著书立说，发明甚多，深入浅出，返博为约。著有《伤寒论浅注》《伤寒真方歌括》《长沙方歌括》和《伤寒医诀串解》《金匮要略浅注》《景岳新方砭》《灵素集注节要》《女科要旨》《神农本草经读》《时方歌括》《医学从众录》《医学精义》《陈修园医案》《南雅堂医案》等，其子陈蔚（古愚）、陈元犀（灵石）等不遗余力，阐释陈氏之述。治学主张凡求学者必先授以自著之《伤寒论浅注》和《金匮要略浅注》，要求从经典入手，叩开医学之门，兼选各家学术之长，尊古而不泥古，循循善诱，诲人不倦。其著作虽曰"浅"曰"易"，但其论述言之成理，持之有故，全是从精深里提炼而来，具有深者见深，浅者见浅，雅俗共赏，得其要旨之妙。由于陈氏的学术影响，因此许多书商将其著作纂为《陈修园医书十二种》《陈修园医书四十八种》《陈修园医书七十二种》等出版销售，一时洛阳纸贵。故《四库全书·医家类续编》赞曰："念祖墨守仲景，笃信经方，或谓其变化较少，治效未必尽符。然宗派纯正，议论明确，实足以阐发先贤，津梁后学，故晚近医者多奉为圭臬"。

陈氏临证注重实效，著作讲究实用，崇古而不泥古，敢于批判前人的缺点和错误，又善于吸取各家学说之长。这种求实精神也是医者和科学研究者必须具备的素质。

陈氏还重视中医科普，为传播中医，编纂经方、时方诗歌，及中医入门诗歌《医学三字经》，深入浅出，易背易记，对后世产生了重大影响。

陈氏编纂的经方歌诀三书收录经方歌诀（包括部分重复），对学习《方剂学》《伤寒论》《金匮要略》《中医内科学》等具有重要的意义。但现在单行本《长沙方歌括》《金匮方歌括》及其白话注释本，均未将陈修园的《伤寒论浅注》《金匮要略浅注》《伤寒医诀串解》《医学实在易》《医学从众录》《女科要旨》《时方妙用》《时方歌括》《医学三字经》《神农本草经读》及唐容川注解的《金匮要略浅注补正》《伤寒论浅注补正》中有关经方论说包纳进去，同时《伤寒真方歌括》也未纳入。

因此，我们组织专门团队，将《长沙方歌括》《金匮方歌括》《伤寒真方歌括》三书合并归一，为《陈修园经方诗歌》，分《伤寒论》诗歌，《金匮要略》诗歌上下两卷，按照目前《伤寒论》《金匮要略》教材顺序排列，与教材相对应。然后将陈修园其他所有著作及唐宗海《金匮要略浅注补正》《伤寒论浅注补正》中经方方论，尤其是陈氏儿子陈蔚、陈元犀，孙子陈心典、陈心兰及门人陈道、薛步云、何鹤龄、汪桂、林礼丰、林士雍、周易图、周宗超发挥经方之论，全部收录，方论结合，背诗歌，记剂量，看注释，学经方，识六经，明伤寒，读金匮，做临床，以弘扬仲景学说，发扬光大中医药文化。

本书得到河南省中医药文化著作出版资助专项支持。

中国中医药研究促进会各家学说
与临床研究分会会长
河南中医药大学教授主任医师
博士研究生导师
李成文
2024 年 3 月

目录

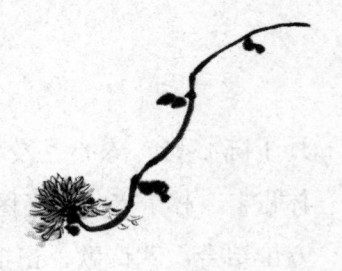

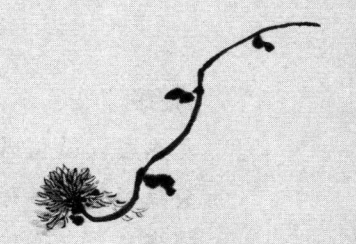

上卷

伤寒方诗歌

桂枝汤

【诗歌】

发热自汗是伤风，桂草生姜芍枣逢，

头痛项强浮缓脉，必须稀粥合成功。（《伤寒真方歌括》）

项强头痛汗憎风，桂芍生姜三两同，

枣十二枚甘二两，解肌还藉粥之功。（《长沙方歌括》）

【组成】桂枝_{三两去皮}　芍药_{三两}　甘草_{二两炙}　生姜_{三两切}

大枣_{十二枚擘}。

【用法】上五味，㕮咀，以水七升，微火煮取三升，去滓。适寒温，服一升。服已须臾，啜热稀粥一升余，以助药力。温覆令一时许，遍身漐漐微似有汗者益佳，不可令如水流漓，病必不除。若一服汗出病瘥，停后服，不必尽剂。若不汗，更服，依前法。又不汗，后服小促其间，半日许令三服尽。若病重者，一日一夜服，周时观之。服一剂尽，病证犹在者，更作服。若汗不出者，乃服至二三剂。禁生冷、黏滑、肉、面、五辛、酒酪、臭恶等物。

【主治】太阳病中风或感冒，症见发热，头痛，项强，恶寒，汗出，身体疼痛，脉浮缓。气上冲。

【注释】

论云，太阳病，发热，汗出，恶风，脉浮缓，或见鼻鸣干呕者，为中风病，主以桂枝汤。服汤啜粥，得漐漐微似汗则愈；若服桂枝汤，大汗出不解，所以然者，以风邪得微汗则除，得大汗反不除；病不去，则变浮缓之脉而为洪大，仍用桂枝汤取微似汗则愈；倘若不愈，则病如疟状，日再发，邪浅欲散。宜桂枝二麻黄一汤，撤其余邪，则全愈矣。

桂、草辛甘化阳，助太阳融会肌气；芍、草苦甘养阴，启少阴奠安营血；姜佐桂枝行阳，枣佐芍药行阴。此方本不发汗，藉热粥之力，充胃气以达于肺，令风邪从皮毛而解，不伤气血，为诸方之冠。

时医以桂枝汤、麻黄汤，地非北方，时非冬月，戒不敢用；以羌、独、苍、芎、荆、防代之。而不知此等药更燥烈害人也。桂枝汤以桂枝为君，色赤入心生血，得芍药之苦以和之，为阴阳调和之剂。麻黄汤以麻黄为君，此物轻清走表，绝无辛烈之味，悍浊之气；又佐以桂枝入心化液，杏仁入肺降气，甘草安内攘外，不加姜之上行，枣之留中，径走肌表，不伤津液。观苍、芎、羌、独之类，孰和平？孰峻烈耶？（《伤寒真方歌括·卷一·太阳上篇方法》）

陈蔚按：桂枝辛温阳也，芍药苦平阴也。桂枝又得生姜之辛，问气相求，可恃之以调周身之阳气；芍药而得大枣、甘草之甘，苦甘合化，可恃之以滋周身之阴液。师取大补阴阳之品，养其汗源，为胜邪之本。又啜粥以助之，取水谷之津以为汗，汗后毫不受伤。所谓立身于不败之地，以图万全也。（《长沙方歌括·卷一·太阳方》）

徐忠可云：桂枝汤表证得之，为解肌和营卫；内证得之，为化气调阴阳。时医以姜、桂碍胎戒用，汲汲以养血滋阴为事，皆不知仲景之法也。愚按：本章末三句未明，愿后之学者补续之。（《金匮方歌括·卷六·妇人妊娠病方》）

伤寒不禁食，故用桂枝汤啜粥，是开章第一义，读仲景

书自明。(《医学实在易·卷四·实证》)

桂枝汤《金匮》　妊娠胎前第一方。尤在泾云：脉无故而身有病，而又无寒热邪气，则无可施治，惟有桂枝汤调和阴阳而已矣。

徐忠可云：桂枝汤，外症得之为解肌和荣，内症得之为化气调阴阳也。今妊娠初得，上下本无病，因子宫有凝气溢上下故，但以芍药一味，固其阴气，使不得上溢；以桂甘姜枣，扶上焦之阳，而和其胃气；但令上焦之阳气充，能御相侵之阴气，足矣！未尝治病，正所以治病也。否则，以渴为邪热以解之，以不能食为脾不健而燥之，岂不谬哉！(《女科要旨·卷二·胎前》)

仲景桂枝汤等，生姜与大枣同用者，取其辛以和肺卫，得枣之甘以养心营，合之能兼调营卫也。(《神农本草经读·卷三·中品》)

桂枝汤之芍药及啜粥，俱是滋阴以救汗源。麻黄汤之用甘草与不啜粥，亦是保阴以救汗源。(《医学三字经·卷二·伤寒温疫第二十二》)

妊娠以桂枝汤为第一方，产后以小柴胡汤为第一方，即此是法。(《医学三字经·卷二·妇人经产杂病第二十三》)

桂枝加葛根汤

【诗歌】

葛根四两走经输，项背几几反汗濡，

只取桂枝汤一料，加来此味妙相须。(《长沙方歌括》)

太阳合病项几几，汗出伤风桂葛茹，

姜枣芍草不啜粥，阳明才见即攻驱。(《伤寒真方歌括》)

【组成】葛根四两　芍药三两　生姜三两切　甘草二两炙　大枣十二枚擘　桂枝三两去皮。

【用法】上六味，㕮咀。以水一斗煮葛根，减二升，去上沫，纳诸药，煮取三升。温服一升。覆取微似汗，不须啜粥。余如桂枝将息及禁忌法。

【主治】太阳病，有汗兼项背强几不舒。

【注释】

张令韶曰：桂枝汤解肌，加葛根以宣通经络之气。盖葛根入土最深，其藤延蔓似络，故能同桂枝直入肌络之内，而外达于肤表也。(《长沙方歌括·卷一·太阳方》)

此方最切于时用，中风汗自出者用之，服麻黄汤复烦者用之，下后脉仍浮者用之，气冲利不止者用之，阴证脉浮为欲愈亦用之。

按：此(桂枝加葛根汤)即桂枝症渐深，将及阳明，故加葛根以断其前路，仍用桂枝以截其后路。《尚书》云：去疾莫如尽。此方得之。(《伤寒真方歌括·卷二·阳明上篇方法》)

虽然病在太阳之肌腠，桂枝汤诚为切当。若太阳经输之病，专用桂枝汤原方，恐未能丝丝入扣。《内经》云：邪入于输，腰脊乃强。盖太阳之经输在背。太阳病，项背不舒而强如短羽之鸟，欲飞而不能飞，其状几几，是邪入太阳之经输也。夫邪之中人，始于皮毛，次及肌络，次及经输。今者邪入经输，则经输实而皮毛虚，故反汗出而恶风。视桂枝证同而不同者，非得葛根入土最深，其藤延蔓似络，领桂枝直入肌络之内，而还出于肌肤之外者，不能捷效。必以桂枝加葛根汤主之。

张令韶曰：太阳与阳明合病，必自下利者，太阳主开，阳明主合，今太阳合于阳明，不从太阳之开，而从阳明之合，病合反开，故必自下利。下利者，气下而不上也。葛根之性，延蔓上腾，气腾于上，利自止矣。(《长沙方歌括·卷二·太阳方》)

桂枝加附子汤

【诗歌】

汗因过发漏漫漫，肢急常愁伸屈难，

尚有尿难风又恶，桂枝加附一枚安。(《长沙方歌括》)

太阳误下遂拘急，汤本桂枝加附入，

更有核起作奔豚，桂枝加桂汤宜察。(《伤寒真方歌括》)

【组成】 桂枝三两去皮　芍药三两　甘草二两炙　生姜三两切　大枣十二枚擘　附子一枚炮，去皮破八片。

【用法】 上六味，咬咀。以水七升，煮取三升。去滓，温服一升本云桂枝汤，今加附子，将息如前法。

【主治】 太阳病中陷入阴证表现，出现汗出如漏，小便短少，四肢拘急，难以屈伸。

【注释】

陈元犀按：太阳之脏即是少阴。太阳病本宜发汗，发之太过而为漏不止，必用附子以固之。重至肢厥，必用四逆辈以救之。若恶风、小便难，四肢微急，难以屈伸者，皆汗出过多脱液。尚喜肾中之真阳未亡，只用附子大补少阴之气，得桂枝汤为太阳之专药，令阴交于阳则漏止，漏止则液不外脱，而诸证俱除矣。(《长沙方歌括·卷一·太阳方》)

太阳病，固当汗之，若不取微似有汗，为发汗太过，遂漏不止。前云如水流漓，病必不除，故其人恶风犹然不去，汗渍于表，津竭于里，故小便难。四肢为诸阳之本，不得阳气以养之，故微急且至难以屈伸者，此因大汗以亡阳，因亡阳以脱液，必以桂枝加附子汤主之。方中取附子以固少阴之阳，固阳即所以止汗，止汗即所以救液，其理微矣！

桂枝加附子汤，因发汗太过遂漏不止，恶风，小便难，四肢微急难以屈伸而设。此因大汗以亡阳，因亡阳以脱液，取附子以固少阴之阳，固阳即所以止汗救液也。(《伤寒医诀串解·卷一·太阳篇》)

桂枝去芍药汤、桂枝去芍药加附子汤

【诗歌】

桂枝去芍义何居？胸满阴弥要急除，

若见恶寒阳不振，更加附子一枚俱。(《长沙方歌括》)

桂枝去芍因胸满，脉促令平舒上脘，

若稍恶寒阳内弱，速加附子不容缓。(《伤寒真方歌括》)

【组成】

桂枝去芍药汤：桂枝三两去皮 甘草二两炙 生姜三两切 大枣十二枚擘。

桂枝去芍药加附子汤：桂枝三两去皮 甘草二两炙 生姜三两切 大枣十二枚擘 附子一枚炮去皮破八片。

【用法】以水七升，煮取三升，去滓。温服一升。

【主治】

桂枝去芍药汤：太阳病桂枝汤证并见胸部满闷，心悸头晕者。

桂枝去芍药加附子汤：桂枝去芍药汤证并见脉微恶寒者。

【注释】

陈蔚按：《伤寒论》大旨，以得阳则生。上节言汗之遂漏，虑其亡阳，此节言下后脉促胸满，亦恐亡阳。盖太阳之气，由至阴而上于胸膈，今因下后而伤胸膈之阳，斯下焦浊阴之气僭居阳位而为满，脉亦数中一止而为促。治宜急散阴霾。于桂枝汤去芍药者，恐其留恋阴邪也。若见恶寒，为阳虚已极，徒抑其阴无益，必加熟附以壮其阳，方能有济。喻嘉言、程扶生之解俱误。（《长沙方歌括·卷一·太阳方》）

若桂枝症，误下之后胸满者，是阴邪盛于阳位，恐芍药附和阴气，宜桂枝去芍药汤急散之；若兼恶寒者，恐姜、桂力微，宜桂枝去芍药加附子汤以温散之。

此即下篇桂枝附子汤方也，但分两不同，主治遂别，而方名亦因以异耳。

桂枝去芍因胸满，脉促令平舒上脘；若稍恶寒阳内弱，速加附子不容缓。

按：喻嘉言谓：阳邪盛于阳位，故胸满脉促。不知阳邪胸满，多兼喘、汗等症已有葛根黄芩黄连汤法。今但云胸满，是阴气凝聚，减去芍药，意在急散；若微恶寒者，又加附子，以助姜、桂之力，其汲汲于扶阳可见。若果阳盛，则桂枝不堪入咽，况更加助阳之附子乎？即云脉促为阳，不知阳盛于上则促，阴盛于内逼阳于外亦促也。或问：桂枝人参汤症，与此曷别？曰风为阳邪，邪伤于外，不晓解散而数下之，则病之热邪尽陷于下焦，药之寒性反留于心下。热陷下焦，斯为协热之利不止；寒留心下，期为阴盛之心下痞。故以理中汤理其中气，以升阳降阴。如兵法击其中而首尾应也。若此症中、下二焦无病，只宣上焦之阳，则拨云见日，不必多所审顾也。（《伤寒真方歌括·卷一·太阳上篇方法》）

不但误汗而阳亡于外，设若误下亦致阳衰于内。太阳之气由胸而出入。若太阳病误下之后，阳衰不能出入于外内，以致外内之气不相交接，其脉数中一止，其名为促，气滞于胸而满者，桂枝去芍药汤主之。盖桂枝汤为太阳神方，调和其气，使出入于外内，又恐芍药之苦寒，以缓其出入之势。若脉不见促而见微，身复恶寒者，为阳虚已极，桂枝去芍药方中加附子汤主之。恐姜桂之力微，必助之附子而后可。（《伤寒论浅注·卷一·太阳上篇方法》）

长孙陈心典禀按：头疼恶寒，时时有热，自汗干呕，俱是桂枝症。而不用桂枝汤者，以心下闷，当用桂枝去芍药汤之法。今因产后亡血，不可径去芍药，须当增桂以宣其阳，汗出至数十日之久，虽与发汗遂漏者迥别，亦当借桂枝加附子汤之法，固少阴之根以止汗，且止汗即在发汗之中，此所以阳旦汤为丝丝入扣也。（《女科要旨·卷三·产后》）

桂枝麻黄各半汤

【诗歌】
桂枝一两十六铢，甘芍姜麻一两符，
杏廿四枚枣四粒，面呈热色痒均驱。（《长沙方歌括》）
面热身痒感虽轻，小汗轻施顾卫营，
麻杏桂姜芍枣草，减之各半定方名。（《伤寒真方歌括》）
【组成】桂枝一两十六铢去皮　芍药　生姜切　甘草炙　麻黄各

一两去节　　大枣四枚擘　杏仁二十四枚汤浸去皮尖及双仁者。

【用法】上七味，以水五升，先煮麻黄一二沸，去上沫；纳诸药。煮取一升八合，去滓，温服六合本云桂枝汤三合，麻黄汤三合，并为六合。顿服，将息如上法。

【主治】太阳病，但恶寒发热较轻，面色较红或伴身痒等症。

【注释】

治太阳病得之八九日，过经如疟状，与往来寒热不同，故曰如疟。发热恶寒，现出太阳经真面目。热多寒少，太阳以阳为主，热多是主胜客负，为将解之兆。其人不呕，邪不转属少阴。清便自可，邪不转属阳明。一日二三度发。疟之寒热有定候，此则或二或三，无定候也。太阳之阳气有权，则邪气有不能自容之象。脉微缓者，微则邪衰，缓则正复。为欲愈也；自起句至此为一节，言邪轻欲自解不药可愈也。脉微上节以微与缓对举，此节但云微而不云缓者，以邪衰而正亦衰也。而恶寒者，上节以发热恶寒对举，此节但云恶寒不云发热，便是大眼目处。且热多寒少为主胜客负之兆，若寒多热少即为客胜主负之兆，况但寒无热之证乎？此阴阳俱虚，阴阳认作气血则误甚。要知太阳以阳为主，今脉微即露出少阴之沉细象，恶寒即露出少阴之厥冷及背恶寒象，不独太阳虚，即少阴亦虚也。阴阳指太少言最切。不可更发汗、更吐、更下也；自脉微至此句为一节。提出"虚"字，便可悟芍药甘草附子汤之法，又可悟四逆汤及附子汤之法矣。师不出方，即引而不发之道。面色反有热色者，"反"字是大眼目。言脉微恶寒，面色不宜有热色，今反见热色者，以其人阴阳虽曰俱虚，而阳气尚能鼓郁热之气而见于面色。未欲解也，"欲"字可味。太阳以阳为主，犹幸阳气未败，尚能鼓过经之邪见于面色，独恨阳气已虚，不能遂其所欲，合作小汗而解。以其不得小汗出，身必痒。申上未欲解意。辨面色之热，兼征之周身作痒。宜桂枝麻黄各半汤。邪欲出而不能自出，故藉此方以助之。自面有热色至此，又是一节，通章以"太阳病得之八九日"一句为主，言过经之病也。下分三节，节节相承，一层剥起一层。自有注《伤寒论》以来，千百余年无有一人道及，今特详注之。（《长沙方歌括·卷一·太阳方》）

陈蔚按：《内台》载此方即桂枝汤原方分两，加麻黄二两、杏仁七十个，白水煎服，取微汗。许宏《方议》云：桂枝汤治表虚，麻黄汤治表实，二者均曰解表，霄壤之异也。今此二方合而用之，乃解其表不虚不实者也。（《长沙方歌括·卷一·太阳方》）

此方原小剂，治欲退之余邪，《活人》借用之以代解肌诸方。（《伤寒真方歌括·卷一·太阳上篇方法》）

太阳头痛项强，发热恶寒之病，得之八日已过，至九日，正当少阳主气之期，藉其气以为枢转，故如疟状，亦见寒热往来。究竟发热恶寒，现出太阳本证，与真疟不同。所幸者，寒热并见之中，热较多而寒却少。太阳以阳为主，热多是主胜客负，露出吉兆。其人不呕，邪不转属少阳；清便欲自可，邪不转属阳明。其寒热一日二三度发，不似疟之有定候。太阳得少阳之枢转，邪气有不能自容之象。脉微者为邪衰，缓者为正复，皆为欲愈之证脉也。设脉但见其微，而不见其缓，是邪衰而正亦衰也。不见其发热，而但见其恶寒者，是客胜主负也。盖太阳底面即是少阴，今脉微，即露少阴脉沉细之机，恶寒即伏少阴厥逆及背寒之兆。此不独太阳虚，而少阴与太阳俱虚，不可更发汗、更下、更吐也。虽然证脉如此，宜其面色无热色矣；而面色反有热色者，以诸阳之会在于面。犹幸阳气未败，尚能鼓郁热之气而见于面；独恨阳气已虚，未能遂其所欲，自作小汗而解也。兹以其不能得小汗出，辨其面色有热色，而知郁热之气欲达于肌表；又察其肌表之气未和，而知周身必痒，邪欲出而不能出。宜桂枝麻黄各半汤以助之。

此一节，言病在太阳，值少阳主气之期而藉其枢转也。（《伤寒论浅注·卷一·辨太阳病脉证篇》）

如八九日，过经不解，如疟状，面热，身痒，以其不得小汗故也，宜桂枝麻黄各半汤。

又有脉微，恶寒，面色反有热色而身痒，是邪欲出而未得遽出，必得小汗而解，宜桂枝麻黄各半汤。（《伤寒医诀串解·卷一·太阳篇》）

桂枝二麻黄一汤

【诗歌】

一两六铢芍与姜，麻铢十六杏同行，

桂枝一两铢十七，草两二铢五枣匡。（《长沙方歌括》）

汗出不彻邪还袭，如疟频来时翕翕，

桂枝汤二一麻黄，表后脉洪藉此辑。（《伤寒真方歌括》）

【组成】桂枝一两十七铢去皮　芍药一两六铢　麻黄十六铢去节　生姜一两六铢切　杏仁十六个去皮尖　甘草一两二铢炙　大枣五枚擘。

【用法】上七味，以水五升，先煮麻黄一二沸，去上沫，纳诸药。煮取二升，去滓，温服一升，日再服本云桂枝汤二分，麻黄汤一分，合为二升，分再服。今合为一方，将息如前法。

【主治】太阳病而桂枝汤证多麻黄汤证少者。

【注释】

陈蔚按：服桂枝汤，宜令微似汗。若大汗出、脉洪大，为汗之太骤，表解而肌未解也。仍宜与桂枝汤，以啜粥法助之。若形似疟，日再发者，是肌邪、表邪俱未净，宜桂枝二以解肌邪，麻黄一以解表邪。（《长沙方歌括·卷一·太阳方》）

此是麻黄症，只用桂枝汤，汗不彻之故；故又作此汤再解其肌，微解其表。此又桂枝后，更用麻黄法也。（《伤寒真方歌括·卷一·太阳上篇方法》）

太阳病，审其为桂枝证，用桂枝汤，照法煮取三升，分三服。若初服桂枝汤一升，反烦不解者，缘此汤只能治肌腠之病，不能治经脉之病，治其半而遗其半故也。宜先刺风池、风府，以泻经中之热，却与留而未服之桂枝汤二升，照法服之，则愈。（《伤寒论浅注·卷一·辨太阳病脉证篇》）

邪之在表与在肌，其治不可以或混。而病之在表与在肌，其气未始不相通。如审系太阳肌腠之病，服桂枝汤，取微似汗者佳；若遍取大汗流漓而出，病反不除。其脉势必变浮缓而为洪大者，察其桂枝证未罢，当仍与桂枝汤，如前啜粥令微似汗之法。是法也可以发汗，汗生于谷也；即可以止汗，精胜而邪却也。凡系肌腠之病，宜无不愈矣。若犹未能即愈，寒热往来，其形似疟，但疟有定时，而此则作止无常。日再发而与疟分别者，不独肌病，兼见表病，表病汗出必解，宜桂枝二麻黄一汤。此服桂枝后少加麻黄之一法。

此一节，言太阳之气在肌而复通于表也。（《伤寒论浅注·卷一·辨太阳病脉证篇》）

何谓太阳经证？曰：头痛项强，发热恶寒是也。有虚邪、实邪之辨。

脉缓，自汗，恶风为虚邪，宜桂枝汤。

如服桂枝汤，大汗后，形如疟，日再发者，以余邪未尽故也，宜桂枝二麻黄一汤。大汗之后，不得再行大汗之法，而余邪未尽，不可不从汗而竭之，但药品宜轻耳。（《时方妙用·卷四·伤寒》）

白虎加人参汤

【诗歌】

服桂渴烦大汗倾，液亡肌腠涸阳明，

膏斤知六参三两，二草六粳米熟成。（《长沙方歌括》）

白虎知甘米石膏，阳明大热汗滔滔，

加参补气生津液，热逼亡阳此最高。（《伤寒真方歌括》）

【组成】知母六两　石膏一斤碎绵裹　甘草二两炙　粳米六合

人参三两。

【用法】上五味，以水一斗，煮米熟汤成。去滓，温服

一升，日三服。

【主治】阳明经病，大热，大汗，大渴，喜冷，恶热，

口舌干燥，一般同白虎证，但脉洪大而力不足，或兼芤，或

洪大无伦者。

【注释】

陈蔚按：上节言服桂枝大汗出而邪反不能净，宜仍服桂

枝以发汗之，或桂枝二麻黄一汤合肌表而并汗，皆所以竭其

余邪也。此节言大汗出外邪已解，而汗多亡阳明之津液。胃

络上通于心故大烦，阳明为燥土故大渴，阳气盛故脉洪大。

主以石膏之寒以清肺，知母之苦以滋水，甘草粳米之甘、人

参之补，取气寒补水以制火，味甘补土而生金，金者水之源

也。（《长沙方歌括·卷二·太阳方》）

误服桂枝汤，汗亡不止，大烦渴，脉洪者，以此救之。

徐灵胎云：亡阳之症有二：下焦之阳虚，飞越于外而欲

上泄，则用参、附等药以回之；中焦之阳盛，涌奔于外而欲汗泄，则用石膏以降之。同一亡阳，而治法迥殊，宜细审之，否则死生立判。

若阳盛于内，误服桂枝汤，汗出而烦甚者，宜白虎加人参汤。(《伤寒真方歌括·卷一·太阳救误变症方法》)

如邪传阳明如前，而大渴，大热，大汗，脉洪而长，为阳明经之本症，以白虎汤、白虎加人参汤主之。阳明症烦热不卧，小便不利，宜猪苓汤主之。若出汗过多，小便不利者，不可用。此阳明病在经之方法也。(《伤寒真方歌括·卷二·阳明上篇方法》)

陈元犀按：小便不利者，水病也。天水一气，金为水母，金气不行，则水道不通。曰渴欲饮水，口干燥者，火甚烁金，水源将竭也。治求其本，故用白虎加人参汤润燥金，补水源，使天气降而水气行，则渴燥自止矣。(《金匮方歌括·卷四·消渴小便不利淋病方·白虎加人参汤》

太阳之气由肌腠而通于阳明，服桂枝汤，当取微似有汗者佳。今遍取太过，则大汗出后，阳明之津液俱亡，胃络上通于心，故大烦；阳明之上，燥气主之，故大渴不解，阳气亢盛，诊其脉洪大无伦者，白虎加人参汤主之。

此一节，言太阳之气由肌腠而通于阳明也。

白虎为西方金神，秋金得令，而炎气自除。加人参者，以大汗之后，必救其液以滋其燥也。(《伤寒论浅注·卷一·辨太阳病脉证篇》)

若服柴胡汤已而反渴者，是太阳之气不能从枢解，而转属于阳明之燥化也，以白虎加人参汤按法治之。(《伤寒论浅注·卷二·辨太阳病脉证篇》)

伤寒病，太阳之标热合阳明之燥气，热盛于内，而外反无大热。阳明络于口，属于心，故口燥渴而心烦。太阳循身之背，阳明循身之面，热俱并于阳明，则阳明实而太阳虚矣。可即于其背之微恶寒者，以知为阳明之燥热益盛焉，白虎加人参汤所以主之。

通圣散，两解求。仲师于太阳条，独挈出发热不恶寒而渴为温病，是遵《内经》人伤于寒，则为热病；冬伤于寒，春必病温；先夏至日为病温，后夏至日为病暑之三说也。初时用麻杏甘石汤，在经用白虎加人参汤，入里用承气汤及太阴之茵陈蒿汤，少阴之黄连阿胶汤、猪苓汤，厥阴之白头翁汤等，皆其要药，究与瘟疫之病不同也。（《医学三字经·卷二·伤寒温疫第二十二》）

伤寒若吐若下后，七八日不解，热结在里，表里俱热，时时恶风，大渴，舌上干燥而烦，欲饮水数升者，白虎加人参汤主之。（《伤寒医诀串解·卷一·太阳篇》）

桂枝二越婢一汤

【诗歌】

桂芍麻甘十八铢，生姜一两二铢俱，
膏铢廿四四枚枣，要识无阳旨各殊。（《长沙方歌括》）
热多寒少脉微弱，多治热兮寒治略，
芍桂麻膏甘枣姜，桂枝越婢善裁度。（《伤寒真方歌括》）

【组成】桂枝去皮　芍药　麻黄十八铢去节　甘草各十八铢　大枣四枚擘　生姜一两二铢　石膏二十四铢碎绵裹。

【用法】上七味，㕮咀，以水五升，煮麻黄一二沸，去上沫；纳诸药，煮取二升，去滓，温服一升本云当裁为越婢汤、桂枝汤，合饮一升。今合为一方桂枝汤二越婢一。

【主治】太阳病，轻度发热恶寒，热多寒少，脉不甚浮数而稍弱，可能伴有喜冷等内热现象。

【注释】

太阳病发热恶寒，热多寒少，脉微弱者，此无阳也，不可发汗，此汤主之。

本方当裁为越婢汤、桂枝汤合饮一升，今合为一方，桂枝二越婢一。

论中"无阳"二字，言阳气陷于阴中，既无表阳之证，不可发其表汗，故用越婢汤。方中石膏质重而沉滞，同麻黄之勇，直入里阴之中，还同桂枝汤复出于肌表而愈。

陈蔚按：本方分量甚轻，大抵为邪气轻浅者设也。太阳以阳为主，所云热多寒少，是阳气欲胜阴邪之兆；所云脉微弱，是指脉不紧盛；所云无阳不可发汗，是指此证此脉。无阳邪之太盛，不可用麻黄汤发其汗，只用此汤清疏营卫，令得似汗而解也。（《长沙方歌括·卷二·太阳方》）

按：既用麻黄，又云不可发汗。示不可大发其汗，比上小发汗之方更轻。（《伤寒真方歌括·卷一·太阳中篇方法》）

太阳之气，外行于阳，内行于阴。太阳与少阴为表里，其内行无论矣。而且有陷入于脾，不能外达者，将何以辨之？辨之于证与脉之相反。太阳为病，其证皆发热恶寒，太阳以阳为主，若热多寒少，为主胜客负，是将愈之吉兆。脉宜缓而不弱，今脉微弱者，脉与证相反，是证为太阳，其气内陷于至阴之中，全隐其太阳真面目，不得不为之区别曰：此证为阳，而脉则无阳也。阳主表，无阳则不可发其表汗，从脉不从证，断断然者，宜桂枝二越婢一汤方，从至阴中以发越之。

其云桂枝二越婢一汤，为标阳内陷于里阴而化热，故热多寒少而脉微弱。论曰无阳，言无在表之阳也。论曰不可发汗，言不可发太阳之表汗也，故用此汤直从里阴而外越之也。（《伤寒医诀串解·卷一·太阳篇》）

桂枝去桂加茯苓白术汤

【诗歌】

术芍苓姜三两均，枣须十二效堪珍，

炙甘二两中输化，水利邪除立法新。（《长沙方歌括》）

桂枝服后或又下，心满发热强痛怕，

甘苓白术枣芍姜，表里邪除小便化。（《伤寒真方歌括》）

【组成】芍药三两　甘草二两炙　生姜　白术　茯苓各三两大枣十二枚。

【用法】上六味，以水八升，煮取三升，去滓，温服一升，小便利则愈本云桂枝汤，今去桂枝加茯苓白术。

【主治】太阳病，头项强痛，发热，无汗，胸下满微痛，小便不利。但必须在汗下后不效时方可用之。

【注释】

陈蔚按：上节言太阳之气内陷于脾不能外达，此节言太阳之气内陷于脾而不能转输也。用桂枝汤后，而头痛、项强、翕翕发热、无汗之证仍在，其病机在于"无汗"二字。知桂枝汤之不能丝丝入扣也，或者悔桂枝汤之误而下之，无如表证悉俱，转因误下而陷于脾，以致心下满微痛，小便不利，其病机在于"小便不利"四字。桂枝之长于解肌，不长于利水。服五苓散多饮暖水以出汗，师有明训。知桂枝之不可不去也。太阳之气陷于中土，心下为脾之部位，故满而微痛；脾不能转输其津液，故小便不利。今用桂枝汤去桂而加白术、茯苓，则转输灵而小便自利，小便利而太阳之气达于内外，而内外之邪俱净矣。

此治太阳里证，俾膀胱水利而表里之邪悉除。五苓散末云：多服暖水，出汗愈，意重在发汗，故用桂枝。此方末云：小便利则愈，意重在利水，故去桂枝。但既去桂枝，仍以桂枝名汤者，以头痛、发热，桂枝症仍在。但不在太阳之经，而在太阳之腑。因变其解肌之法而为利水；水利则满减热除，而头项强痛亦愈矣。仲景因心下满加白术，今人谓白术壅满，大悖圣训矣。（《伤寒真方歌括·卷一·太阳上篇方法》）

不独陷于脾而不能外达，而且有陷于脾而不能转输者。太阳病，服桂枝汤，服后未愈。医者不审其所以未愈之故，或疑桂枝汤之不当，而又下之，仍然表证不解，而为头项强痛，翕翕发热，无汗，且又兼见里证，而为心下满微痛，小便不利者，然无汗则表邪无外出之路，小便不利则里邪无下出之路。总由邪陷于脾，失其转输之用，以致膀胱不得气化而外出，三焦不行决渎而下出。《内经》云：三焦、膀胱者，腠理毫毛其应，是言通体之太阳也。此时须知利水法中，大有转旋之妙用，而发汗亦在其中，以桂枝去桂加茯苓白术汤主之。所以去桂者，不犯无汗之禁也；所以加茯苓、白术者，助脾之转输。令小便一利，则诸病霍然矣。

此一节，言陷脾不转输之治法也。（《伤寒论浅注·卷一·辨太阳病脉证篇》）

若头痛项强，翕翕发热无汗，心下满微痛，小便不利者，因膀胱之水不行，荣卫不调，不能作汗，宜以桂枝去桂加茯苓白术汤治之。是水气在下焦，在下者引而竭之是也。（《伤

寒医诀串解·卷一·太阳篇》)

芍药甘草汤

【诗歌】

芍甘四两各相均，两脚拘挛病在筋，

阳旦误投热气烁，苦甘相济即时伸。(《长沙方歌括》)

吐逆烦躁又咽干，甘草干姜服即安，

厥愈足温挛仍旧，更行芍草一方餐。(《伤寒真方歌括》)

【组成】 白芍药　甘草各四两炙。

【用法】 上二味，㕮咀，以水三升，煮取一升半，去滓，分温再服。

【主治】 阴虚血虚，腿脚挛急，兼咽干烦躁。但必须具有阴虚内热现象，如脉数无力、喜冷等症。

【注释】

陈蔚按：芍药味苦，甘草味甘，苦甘合用，有人参之气味，所以大补阴血。血得补则筋有所养而舒，安有拘挛之患哉？时医不知此理，谓为戊己汤，以治腹痛，有时生熟并用，且云中和之剂，可治百病。凡病人素溏与中虚者，服之无不增剧，诚可痛恨。(《长沙方歌括·卷二·太阳方》)

问曰：证象阳旦，按桂枝汤加附子增桂，名阳旦汤之法治之而增剧，厥逆，咽中干，两胫拘急而谵语。师曰日字衍文：言夜半阴阳交接，手足当温，两脚当伸。后如师言。何以知此？答曰：两手六部皆名寸口，其脉下指即见为浮，而脉形宽阔为大。浮则为风，风为阳邪也；大则为虚，阴虚于内，不能为阳之守也。风则以阳加阳，故生微热；

虚则阴液不足，故**两胫挛**。病证象桂枝，因取桂枝汤原方**加附子**一枚参其间，**增桂**枝三两，名阳旦汤。与服以**令汗出**，以附子温经，亡阳**故也**，盖附子为温经之药，阴寒用事，得之则温经以回阳，如桂枝加附子汤之治遂漏是也。阳热内盛，得之则温经以亡阳，如此汤之令汗出是也。审其**厥逆，咽中干，烦躁，阳明内结，谵语烦乱**，知其因服辛热之药所致，遂更易其治法，饮**甘草干姜汤**引外越之阳以返内。**夜半**天之阳生，而人之阳气亦还，**两足当温，**阴阳顺接而厥回。但阴津尚未全复，故**胫尚微拘急，重与芍药甘草汤，**苦甘生其阴液，尔乃胫伸。（《伤寒论浅注·卷一·辨太阳病脉证篇》）

调胃承气汤

【诗歌】

调和胃气炙甘功，硝用半升地道通，

草二大黄四两足，法中之法妙无穷。（《长沙方歌括》）

温温欲吐心下痛，郁郁微烦胃气伤，

甘草硝黄调胃剂，心烦腹胀热蒸良。（《伤寒真方歌括》）

【组成】大黄四两去皮清酒洗　甘草二两炙　芒硝半升。

【用法】上三味，咬咀，以水三升，煮取一升，去滓。纳芒硝，更上火微煮令沸，少少温服之。

【主治】阳明病胃肠燥热证，其症或恶热，或胃中烦热，或谵语等。腹部张力较强，拒按，可有压痛。

【注释】

陈元犀按：三承气俱阳明之正方。调胃承气，其方已载于"太阳篇"，故不复列。《伤寒论》云：阳阴病不吐不下心烦者，可与调胃承气汤。言阳阴病者，胃不和也；言不吐不下者，胃不虚也。胃络上通于心，阳明之燥火与少阴之君火相合，故心烦。可与此汤，解见太阳本方下。至于大承气，取急下之义。阳明谵语潮热，胃中有燥屎五六枚；及二阳并病潮热，及阳明下后心中懊侬而烦，胃有燥屎；及大下后六七日不大便，烦不解，腹满痛，本有宿食；及少阴证口燥咽干，或自利清水色纯青等证。俾奏功于顷刻。小承气，取微和胃气，勿令大泄下之义。阳明病热未潮，大便不硬，恐有燥屎，少与此汤，转矢气者，可与大承气攻之，若不转矢气者，不与；及太阳病汗吐下后，微烦，小便数，大便因硬者，令邪去而正不伤。论中逐条俱有深义。

陈蔚按：此治病在太阳而得阳明之阳盛证也。经曰：热淫于内，治以咸寒；火淫于内，治以苦寒。君大黄之苦寒，臣芒硝之咸寒，而更佐以甘草之甘缓，硝、黄留中以泄热也。少少温服，亦取缓调之意。

陈元犀按：调胃承气汤此证用之，可救服桂枝遗热入胃之误；太阳之阳盛证用之，能泄肌热而作汗；阳明证用之，能调胃气以解微结。《内台》方自注云："脉浮者"三字，大有意义。（《长沙方歌括·卷二·太阳方》）

又有阳气太重，虽服表药，不能作汗，宜少与调胃承气下之，则汗出而解矣。本论云：伤寒不大便六七日，头痛有热者，宜调胃承气汤是也。（《伤寒真方歌括·卷一·太阳救误变症方法》）

热淫于内，治以咸寒，芒硝也；火淫于内，治以苦寒，大黄也；更佐以甘草，缓硝、黄留中泄热，非恶硝、黄伤胃而用之。少少服之，不使其速下而利也。芒硝解结热之邪，大承气用之以解已结之热；此用之以解将结之热。(《伤寒真方歌括·卷二·阳明中篇方法》)

温温欲吐心下痛，郁郁微烦胃气伤；甘草硝黄调胃剂，心烦腹胀热蒸良。

要之病变虽多，不外虚实两证。凡发汗后恶寒者，虚故也，发汗后不惟不恶寒，而且但见其热者，实也。盖因发汗，以致胃燥而为实热之证。当和胃气，与调胃承气汤。甚矣！温补凉泻之不可泥也。(《伤寒论浅注·卷二·辨太阳病脉证篇》)

太阳病未解，脉阴阳俱停。停者，沉滞不起也。阴阳者，尺寸也。先振栗，汗出乃解，但阳脉微者，先汗而解；但阴脉微者，下之而解；若欲下之，宜调胃承气汤。脉微不可汗下，此"微"字即上文"停"字也。

以上言汗下失宜，热炽而伤其阴，阴伤则从阳明阳化之症多，以太阳、阳明递相传也。(《时方妙用·卷四·伤寒》)

四逆汤

【诗歌】

生附一枚两半姜，草须二两少阴方，

建功姜附如良将，将将从容藉草匡。(《长沙方歌括》)

四逆姜附君甘草，除阴回阳为至宝，

彻上彻下行诸经，三阴一阳随搜讨。(《伤寒真方歌括》)

【组成】甘草二两炙　干姜一两半　附子一枚生用，去皮切八片。

【用法】上三味，㕮咀，以水三升，煮取一升二合，去滓，分温再服。

【主治】太阴病，肠胃虚寒，下利清谷等证；或亡阳，表现为四肢厥逆，脉微欲绝之证。

呕而脉弱，小便复利，身有微热；见厥者，难治。

【注释】

治下利清谷，三阴厥逆，恶寒，脉沉而微者，此方主之。此乃温经救阳之峻剂也。

陈蔚按：四逆汤为少阴正药。此证用之以招纳欲散之阳，太阳用之以温经，与桂枝汤同用以救里，太阴用之以治寒湿，少阴用之以救元阳，厥阴用之以回薄厥。

陈元犀按：生附子、干姜，彻上彻下，开辟群阴，迎阳归舍，交接十二经，为斩旗夺关之良将。而以甘草主之者，从容筹划，自有将将之能也。（《长沙方歌括·卷二·太阳方》）

此方少阴用以扶元海之阳，太阴用以温脏中之寒，厥阴薄厥，阴欲立亡，非此不救。至于太阳误汗亡阳，亦用之。（《伤寒真方歌括·卷五·少阴全篇方法》）

太阴为湿土，纯阴之脏也。故病一入太阴，邪从阴化者多，从阳化者少。

从阴化者，如论中腹满吐食，自利不渴，手足自温，时腹自痛，宜四逆汤、理中汤之类主之。

从阳化者，如论中发汗不解，腹满痛者，急下之，宜大承气汤。

腹时痛者，桂枝加芍药汤。

大实痛者，桂枝加大黄汤是也。（《伤寒真方歌括·卷四·太阴全篇方法》）

陈元犀按：呕与热为阴邪所迫，小便利与见厥，证属无阳。脉弱者，真脏虚寒也。用四逆汤彻上下之阴邪，招欲散之残阳，引气血接回其厥，外温经，内温脏，面面俱到。（《金匮方歌括·卷五·呕吐哕下利方》）

太阳伤寒，医者误下之，因误下而正气内陷，续得下利清谷不止，虽明知一身疼痛，为属表者，而此时不暇兼顾，急当救里；救里之后，审其身疼痛，知表证之未解，兼审其清便自调者，知里证之全瘳，于是复筹所急，曰急当救表。救里宜四逆汤，以复其阳；救表宜桂枝汤，以解其肌。生阳复，肌腠解，表里和矣。

此一节反应上文先下而后汗之意，以见下之而表里俱虚，又当救里救表，不必拘于先下而复汗之说也。

太阳病发热，头痛，病在表，则脉宜浮而反沉，此正气内虚也。若既汗之不差，其身体疼痛，仍然不罢，须知其表热为外发之假阳，脉沉为内伏之里阴。当凭脉以救其里，宜四逆汤。《内经》云：太阳本寒而标热。此证见标证之发热，不见本证之恶寒，以本寒之气沉于内，外无恶寒而内有真寒也。

此一节，言病在表而得里脉，又当救其里，不必如上文之身疼痛，而止救其表也。（《伤寒论浅注·卷二·辨太阳病脉证篇》）

且阳明中有寒冷、燥热之分，不可不辨。试先言下焦之虚寒。夫虚则脉浮，而寒则脉迟。今阳明戊土不能下合少阴癸水而独主乎外，则表热；少阴癸水不能上合阳明戊土而独主乎内，则里寒。戊癸不合而下焦生阳之气不升，故下利清谷而不能止者，以四逆汤主之。

【述】此节言阳明下焦虚寒也。本章凡三节，以上中下三焦，论阳明有寒冷、燥热之病也。（《伤寒论浅注·卷四·辨阳明病脉证篇》）

少阴先天之气发原于下而达于上。**少阴**阴寒之病，**脉沉者，**生气衰微不能上达也。**急温之，**以启下焦之生阳，**宜四逆汤。**

【述】此言少阴之气不能由下而上也。脉沉而四逆、吐利、烦躁等证，已伏其机，脉沉即宜急温。所谓见微知著者，消患于未形也。（《伤寒论浅注·卷五·辨少阴病脉证篇》）

经脉内虚而厥，既有当归四逆之治法矣，而阳虚而厥，治之奈何？**大汗出**为表阳虚，**热不去**为阳气外越，**内拘急**为阴气内盛，**四肢疼**为阳虚不能四达，又**下利**为下焦之生阳下泄。**厥逆而恶寒者，**表阳脱于外，生阳泄于下也，**以四逆汤主之。**回表阳之外脱，救生阳之下陷。

此阳虚而厥，反作假热之象也。

陈亮师云：大汗出，谓如水淋漓；热不去，谓热不为汗衰。盖言阳气外泄，寒邪独盛。表虚邪盛如此，势必经脉失和，于是有内拘急、四肢疼之证也。再见下利、厥逆，阴寒内盛；恶寒，阳气大虚，故用四逆汤急急温经复阳以消阴翳。

陈平伯云：大汗、身热、四肢疼，皆是热邪为患。而仲景便用四逆汤者，以外有厥热、恶寒之证，内有拘急、下利之候。阴寒之象内外毕露，则知汗出为阳气外亡，身热由虚阳外越，肢疼为阳气内脱。不用姜附以急温，虚阳有随绝之患，其辨证处又只在恶寒下利也。总之，仲景辨阳经之病，以恶热、不便为里实；辨阴经之病，以恶寒、下利为里虚，不可不知。

程扶生云：不因汗下而厥冷者，用当归四逆；因汗下而厥冷者，用四逆，此缓急之机权也。

喻氏曰：此证无外热相错，其为阴寒易明，然既云大汗大下，则阴津亦亡。但此际不得不以救阳为急，俟阳回，乃可徐救其阴也。

愚按：救阴非熟地之类，四逆汤加人参足矣。（《伤寒论浅注·卷六·辨厥阴病脉证篇》）

厥阴病，下利腹胀满，为里寒；身体疼痛者，为表寒。夫脏寒生满病，厥阴之脉挟胃，寒甚则水谷之气下行，阴寒之气上逆，故不惟下利，而且胀满也。表里相权，以里为主，必也先温其里；里和而表不解，始乃专攻其表。温里宜四逆汤，攻表宜桂枝汤。

此节言寒在表里，治有缓急之分也。

厥阳病，气机上逆而呕，里气大虚而脉弱，气机下泄而小便复利，身有微热，见厥者，阴阳之气不相顺接也。上者自上，下者自下，有出无入，故为难治。若欲治之，且以四逆汤主之。

【述】此言上下内外气机不相顺接，而为难治之证也。（《伤寒论浅注·卷六·辨厥阴病脉证篇》）

呕而心烦，心中懊恼，内热之呕也。今呕而脉弱，正气虚也。小便复利，中寒盛也。身有微热，见厥者，正虚邪盛，而阻格其升降之机也，此为表里阴阳之气不相顺接，故为难治，以四逆汤主之。

此为虚寒而呕者出其方治也。阴邪逆则为呕，阳虚而不能摄阴，则小便利，真阴伤而真阳越，则身有微热，而虚阳又不能布护周身，而见厥脉弱者，此表里阴阳气血俱虚之危候也。此症虚实并见，治之当求其本矣。

四逆汤，为少阴之专剂，所以救阴枢之折也。然少阴为阴枢，少阳为阳枢，病主呕，今呕而不厥发热不微者，是少阳相火之病也。以小柴胡汤主之。

此与上节，为一阴一阳之对子，少阴厥而微热，宜回其始绝之阳，少阳不厥而发热，宜清其游行之火。

下利后，腹胀满，里有寒也。身体疼痛者，表有寒也。一时并发，当以里为急。先温其里，乃攻其表。所以然者，恐里气不充，则外攻无力，阳气外泄，则里寒转增也。温里宜四逆汤，攻表宜桂枝汤。

此为寒而下利表里兼病之治法也。（《金匮要略浅注·卷八·呕吐哕下利病脉证治第十七》）

葛根汤

【诗歌】

四两葛根三两麻，枣枚十二效堪嘉，

桂甘芍二姜三两，无汗憎风下利夸。（《长沙方歌括》）

太阳项背病几几，桂葛麻黄因汗无，

炙草枣姜监制用，阳明合病亦何虞？（《伤寒真方歌括》）

【组成】葛根四两　麻黄三两去节　桂枝二两　生姜三两　甘草二两炙　芍药二两　大枣十二枚。

【用法】上七味，以水一斗，先煮麻黄、葛根减二升，去沫，内诸药煮取三升，去滓，温服一升。覆取微似汗，不须啜粥。余如桂枝法将息及禁忌。

【主治】太阳病，项背强几几。或太阳、阳明合病，下利。

【注释】

陈蔚按：第二方桂枝加葛根汤与此汤指葛根汤，编者注，俱治太阳经输之病。太阳之经输在背。经云：邪入于输，腰脊乃强。师于二方皆云治项背几几，几几者，小鸟羽短，欲飞不能飞，而伸颈之象也。但前方治汗出，是邪从肌腠而入输，故主桂枝；此方治无汗，是邪从肤表而入输，故主麻黄。然邪既入输，肌腠亦病，方中取桂枝汤全方加葛根、麻黄，亦肌表两解之治，与桂枝二麻黄一汤同意，而用却不同，微乎其微乎！

张令韶曰：太阳与阳明合病，必自下利者，太阳主开，阳明主合。今太阳合于阳明，不从太阳之开，而从阳明之合，病合反开，故必自下利。下利者，气下而不上也。葛根之性，延蔓上腾，气腾于上，利自止矣。（《长沙方歌括·卷二·太阳方》）

此太阳将入阳明，若下利则为太阳与阳明合病。盖以风邪入胃，主下利也。桂枝葛根汤治将入阳明之有汗，此指葛根汤，编者注治将入阳明之无汗。（《伤寒真方歌括·卷二·阳明上篇·葛根汤》）

此太阳将入阳明，若下利则为太阳与阳明合病。盖以风邪入胃，主下利也。桂枝葛根汤治将入阳明之有汗，此治将入阳明之无汗。

治太阳病，无汗而小便反少，气上冲胸，口噤不得语，欲作刚痉，此汤指葛根汤，编者注主之。（《金匮方歌括·卷一·痉湿暍病方·葛根汤》）

陈元犀按：无汗例用麻黄汤，然恶其太峻，故于桂枝汤加麻黄以发汗，君葛根以清经络之热，是发表中寓养阴之意也。又此方与前方指瓜蒌桂枝汤，编者注皆是太阳中兼阳明之药，以阳明主宗筋也。（《金匮方歌括·卷一·痉湿暍病方·葛根汤》）

肌腠实则肤表虚而自汗，入于经输，既有桂枝加葛根之法，而肤表实而无汗入于经输者，治法何如？太阳病，项背强几几，前已详其说矣，其无汗为邪拒于

表，表气实也。其恶风者，现出太阳之本象也，**葛根汤主之**。（《伤寒论浅注·卷一·辨太阳病脉证篇》）

叶天士曰：葛根气平，禀天秋平之金气，入手太阴肺经；味甘辛无毒，得地金土之味，入足阳明燥金胃。其主消渴者，辛甘以升腾胃气，气上则津液生也。其主身大热者，气平为秋气，秋气能解大热也。脾有湿热，则壅而呕吐，葛根味甘，升发胃阳，胃阳鼓动，则湿热下行而呕吐止矣。诸痹皆起于气血不流通，葛根辛甘和散，气血活，诸痹自愈也。阴者从阳者也，人身阴气，脾为之原，脾与胃合；辛甘入胃，鼓动胃阳，阳健则脾阴亦起也。甘者，土之冲味；平者，金之和气；所以解诸毒也。

张隐庵曰：元人张元素谓葛根为阳明仙药，若太阳初病用之，反引邪入阳明等论，皆臆说也，余读仲祖《伤寒论》方，有葛根汤治太阳病项背几几；又治太阳与阳明合病。若阳明本病，只有白虎、承气诸汤，并无葛根汤证，况葛根主宣通经脉之正气以散邪，岂反引邪内入耶？前人学不明经，屡为异说，李时珍一概收录，不加辨正，学者看本草发明，当合经论参究，庶不为前人所误。（《神农本草经读·卷三·中品·葛谷》）

桂葛投，鼓邪出。时医有发汗之戒，以其无外证而妄汗之也。若头痛、发热、恶寒，有汗宜用桂枝汤法，无汗宜用葛根汤法，鼓邪外出，然后治其痢。（《医学三字经·卷一·痢证第六》）

葛根加半夏汤

【诗歌】

二阳下利葛根夸，不利旋看呕逆嗟，

须取原方照分两，半夏半升洗来加。（《长沙方歌括》）

合病应利不下利，验之于呕还分类，

葛根汤内半夏加，开阖失机升降治。（《伤寒真方歌括》）

【组成】葛根四两　麻黄三两去节　甘草二两炙　芍药二两　桂枝二两　生姜三两　半夏半升洗　大枣十二枚。

【用法】上八味，以水一斗，先煮麻黄、葛根减二升，去沫，内诸药煮取三升，去滓，温服一升。覆取微似汗，不须啜粥。余如桂枝汤法将息及禁忌。

【主治】太阳阳明合病之呕吐证。但必须具有恶寒发热无汗之表寒、表实证，并不兼口苦、喜冷性饮食之里热证。

【注释】

张令韶曰：不下利但呕者，太阳之气仍欲上达而从开也。因其势而开之，故加半夏以宣通逆气。（《长沙方歌括·卷二·太阳方》）

邪初传阳明，兼见头痛恶寒，是太阳表证未罢，自汗脉缓，宜桂枝汤；项背几几者，几，音殊。几几者，鸟飞羽短伸头之貌。项背与颈几几不舒之甚。以阳明主宗筋，筋强硬短缩之象也。桂枝加葛根汤主之；无汗脉浮，宜麻黄汤；项背几几者，葛根汤主之，或兼见下利；若不下利而呕，宜葛根加半夏汤主之；若误下，脉促，利不止，喘而汗出，宜葛根芩连汤主之。

葛根加半夏汤。即前方指葛根汤，编者注加半夏二钱。葛根汤，升剂也。半夏、芍药，降剂也。太阳、阳明两经皆病，开阖失机，故以升降法治之。(《伤寒真方歌括·卷二·阳明上篇方法》)

太阳之恶寒发热、头项强痛等证，与阳明之热渴、目疼、鼻干等证，同时均发，无有先后，名曰合病。合病者，两经之热邪并盛，不待内陷，而胃中之津液为其所逼而不守，必自下利。然虽下利而邪犹在表，未可责之于里。既非误下邪陷之里虚，断不可以协热下利之法治之，仍当以两经之表证为急，故以葛根汤主之。

此一节，言太阳合于阳明而为下利证也。

太阳与阳明合病，其机关全在乎下利，而兹不下利，而但作呕者，当求其说。盖太阳主开，阳明主合，今阳明为太阳所逼，本合而反开。开于下则下利，开于上则为呕，即以葛根加半夏汤主之。盖以半夏除结气，以遂其开之之势而利导之也。

此一节承上节而言太阳合于阳明，不下利而但呕也。

二节言太阳与阳明合病，重在太阳之开一边，与下章合病用麻黄法不同。小注宜细玩而熟记之。(《伤寒论浅注·卷一·辨太阳病脉证篇》)

葛根黄芩黄连汤

【诗歌】

二两黄芩二两甘，葛根八两论中谈，
喘而汗出脉兼促，误下风邪利不堪。(《长沙方歌括》)
误下脉促利不止，外邪内陷热传里，
葛根甘草并芩连，提出太阳喘汗已。(《伤寒真方歌括》)

【组成】葛根半斤　甘草二两炙　黄芩三两　黄连三两。

【用法】上四味，以水八升，先煮葛根减二升，纳诸药，煮取二升，去滓，分温再服。

【主治】泄泻或痢疾，身热，脉洪大有力，兼见喜冷性饮食或暴注下迫、肛门灼热等现象。

【注释】

陈蔚按：太阳桂枝证而反下之，邪由肌腠而内陷于中土，故下利不止。脉促与喘汗者，内陷之邪欲从肌腠外出而不能出。涌于脉道，如疾行而蹶为脉促；涌于华盖，肺主气而上喘，肺主皮毛而汗出。方主葛根，从里以达于表，从下以腾于上。辅以芩、连之苦，苦以坚之，坚毛窍而止汗，坚肠胃以止泻。又辅以甘草之甘，妙得甘苦相合，与人参同味而同功，所以辅中土而调脉道。真神方也。许宏《方议》云：此方亦能治阳明大热下利者，又能治嗜酒之人热喘者，取用不穷也。

太阳病，头项强痛，自汗，恶风，为桂枝证，病在肌也。医反下之，致太阳之邪由肌而内陷，利遂不止。然邪虽内陷而气仍欲外出，其脉急数中时见一止而无定数，其名为促。脉促者，表邪未能径出而解也。邪欲出而未能迳出则喘，喘则皮毛开发而汗出者，此桂枝证误治之变。既变则宜从变以救之，不可再用桂枝汤，而以葛根黄芩黄连汤主之。

此一节，言太阳证虽已陷邪，亦可以乘机而施升发，使内者外之、陷者举之之妙也。

此汤指葛根芩连汤，编者注仲景治桂枝证医反下之，利遂不止，脉促，喘而汗出之症。今借治表邪未解，肠胃俱热之泻，甚效。

按：君气质轻清之葛根，以解肌而止利，佐苦寒清肃之芩连，以止汗而除喘；又加甘草以和中，先煮葛根，后纳诸药，解肌之力缓，清中之气锐，又与补中逐邪者殊法矣。（《医学从众录·卷七·泄泻》）

唐宗海补正：上二节是伤寒，以见此一节是伤风，风在肌肉，阳明所司之界，本能翕翕发热。若误下之，则热邪内陷，为协热下利，与上节之必自利者不同。何以知其与上节之寒利不同哉？盖寒脉不数，今以其脉数而歇止，名之为促。所以促者，因热内陷而表未解，故邪欲出而不得出，是以促急也。热气逆于肺则喘，热气蒸于肌腠则汗出，此太阳阳明协热下利之证，故用葛根黄连黄芩汤治之。与上二节用葛根汤以治寒者不同，读者正须互勘。（《伤寒论浅注补正·卷一上·辨太阳病脉证篇》）

麻黄汤

【诗歌】

太阳脉紧喘无汗，身痛腰疼必恶寒，

麻桂为君甘杏佐，邪从汗散一时安。（《伤寒真方歌括》）

七十杏仁三两麻，一甘二桂效堪夸，

喘而无汗头身痛，温覆休教粥到牙。（《长沙方歌括》）

【组成】麻黄三两　桂枝三两去皮　甘草一两炙　杏仁七十个去皮尖。

【用法】上四味，以水九升，先煮麻黄，减二升，去上沫，纳诸药，煮取二升半，去滓，温服八合。覆取微似汗，

不须啜粥。余如桂枝法将息。

【主治】太阳病中风寒表实证。

【注释】

《伤寒论》一百一十三方，以存津液三字为主。试看桂枝汤和平解肌，无一非养液之品。即麻黄汤轻清走表，不加姜之辛热、枣之甘壅，从外治外，不伤营气，亦是养液之意。故统制一剂，分为三服，不必尽剂可愈，愈后亦无他病。近医芎、苏、羌、独、荆、防、苍、芷苦燥辛烈，大伤阴气。最陋是吾闽习气，谓二陈汤为发汗平稳之剂。（《长沙方歌括·卷首·劝读十则》

按：今医不读《神农本草经》，耳食庸医唾余，谓麻黄难用，而不知气味轻清，视羌、独、荆、防、姜、葱，较见纯粹。学者不可信俗方而疑经方也。

陈蔚按：以上俱言桂枝证，至此方言麻黄证也。方下所列各证，皆兼经气而言。何谓"经"？《内经》云：太阳之脉，上连风府，上头项，挟脊，抵腰，至足，循身之背是也。何谓"气"？《内经》云：太阳之上，寒气主之。又云：三焦膀胱者，腠理毫毛其应。是太阳之气主周身之表而主外也。桂枝证病在肌腠，肌腠实则肤表虚，故以自汗为提纲；此证病在肤表，邪在肤表则肤表实，故以无汗为提纲。无汗则表气不通，故喘；痛而曰疼，痛之甚也。此经与气并伤，视桂枝证较重，故以麻黄大开皮毛为君，以杏仁利气，甘草和中，桂枝从肌以达表为辅佐。覆取似汗而不啜粥，恐其逗留麻黄之性，发汗太过也。

太阳脉紧喘无汗，身痛腰疼必恶寒；麻桂为君甘杏佐，邪从汗散一时安。麻黄三钱，桂枝二钱，炙草一钱，杏仁二十三枚。水二杯半，先煎麻黄至杯半，去沫，入诸药同煎至八分，温服，覆取微似汗，不须啜粥。

《内经》云：寒淫于内，治以甘热，佐以辛苦。此方得之。（《伤寒真方歌括·卷一·太阳中篇方法·麻黄汤》）

且更有必不可与者，不得不重为叮咛。桂枝汤本为解肌，与麻黄汤为肤表之剂迥别。盖邪之伤人，先伤肤表，次及肌腠。惟风性迅速，从肤表而直入肌腠，则肌腠实而肤表虚，所以脉浮缓、汗自出，不曰伤而曰中也。若其人脉浮紧，发热汗不出者，明明邪在肤表，不在肌腠，不可与也。甚矣哉！桂枝汤为不汗出之大禁。当须识此，勿令误也。（《伤寒论浅注·卷一·辨太阳病脉证篇》）

柯韵伯曰：桂枝温能散寒，甘能益气生血，辛能发散外邪。故麻黄、青龙，凡发汗剂咸用之，惟桂枝汤不可用麻黄，而麻黄汤不可无桂枝也。何也？桂枝为汗药中冲和之品，若邪在皮毛，则皮毛实而无汗，故主麻黄以直达之，令无汗者有汗而解。若邪在肌肉，则肌肉实而皮毛反虚而自汗，故不主麻黄之径走于表，止佐姜、枣、甘、芍调和气血，从肌肉而出皮毛，令有汗者复汗而解。二方之不同如此。今人不知二方之旨，以桂枝汤治中风，以麻黄汤治伤寒，失之远矣。（《伤寒论浅注·卷二·辨太阳病脉证篇》）

张钱塘云：邪之中人，必先于皮毛，次入于肌，次入于络。肺主皮毛，脾主肌，阳明主络。太阳病气在于皮毛，即内合于肺，故麻黄汤所以利肺气；在于肌，即内合于脾，故桂枝汤、越婢汤所以助脾气；在于络，即内合于阳明，故白虎汤所以清阳明之气。然均谓之太阳病者，以太阳为诸阳主

气，皮毛肌络皆统属于太阳也。(《伤寒论浅注·卷三·辨太阳病脉证篇》)

大青龙汤

【诗歌】

浮紧恶寒兼发热，身疼烦躁汗难彻，

麻黄桂杏甘枣姜，石膏助势青龙飐。(《伤寒真方歌括》)

二两桂甘三两姜，膏如鸡子六麻黄，

枣枚十二五十杏，无汗烦而且躁方。(《长沙方歌括》)

【组成】 麻黄六两去节　桂枝二两去皮　甘草二两炙　杏仁四十枚去皮尖　生姜三两切　大枣十枚擘　石膏如鸡子大碎。

【用法】 上七味，以水九升，先煮麻黄，减二升，去上沫，纳诸药。煮取三升，去滓，温服一升，取微似汗。汗出多者，温粉扑之。一服汗者，停后服。汗多亡阳遂一作逆虚，恶风、烦躁、不得眠也。

【主治】 太阳病，恶风寒，无汗，身疼痛，脉浮有力，伴烦躁、喜饮冷等症。

【注释】

陈蔚按：太阳底面便是少阴，少阴证本无汗，而烦躁证少阴与太阳俱有之。若太阳中风脉浮，为肌病有欲汗之势，紧为表实，仍不得有汗，是肌与表兼病也。发热为太阳之标病，恶寒为太阳之本病，是标与本俱病也。太阳之气主周身之毫毛，太阳之经挟脊抵腰，身疼痛是经与气并病也。风为阳邪，病甚而汗不出，阳邪内扰，不可认为少阴之烦躁，以致议温有四逆汤，议寒有黄连阿胶汤之误。只用麻黄汤以发表，桂枝汤以解肌，而标本经气之治法俱在其中。去芍药者，恶其苦降，恐引邪陷入少阴也。加石膏者，取其质重性寒，纹理似肌，辛甘发散，能使汗为热隔之症，透达而解，如龙能行云而致雨也。更妙在倍用麻黄，挟石膏之寒尽行于外而发汗，不留于内而寒中。方之所以入神也。下节言脉即不紧而缓，身即不疼而但重且有轻时，虽不若上节之甚，而无汗与烦躁，审非少阴证，亦可以此汤发之。论云：无少阴证者，此"者"字，承上节不汗出而烦躁言也。（《长沙方歌括·卷二·太阳方》）

柯韵伯云：治症同麻黄汤，但有喘与烦躁之别。喘是寒郁其气，升降不得自如，故多用杏仁之苦以降气；烦躁是热伤其气，无津不能作汗，故特加石膏之甘以生液；然又恐沉寒太甚，内烦既除，外寒不解，变为寒中，协热下利，故倍麻黄以散表，又倍甘草以和中，更用姜、枣以调和营卫，一汗而表里双解，风热是除。此方不可轻用，误用大汗亡阳，以真武汤救之。温粉即白术、藁本、川芎、白芷为末，米粉和扑之。（《伤寒真方歌括·卷一·太阳中篇方法》）

陈元犀按：师云：饮水流行归于四肢，当汗而不汗出，身体疼重，谓之溢饮，故病溢饮者，以得汗为出路。然饮既流溢，亦随人之脏气寒热而化。饮从热化，故立大青龙汤辛凉发汗以行水；饮从寒化，故立小青龙汤辛温发汗以利水。二方并列，用者当酌其宜焉。（《金匮方歌括·卷四·痰饮咳嗽方·小青龙汤》）

上言饮水流行，归于四肢，当汗出而不汗出，身体重痛，谓之溢饮。夫四肢，阳也。水在阴者宜利，在阳者宜汗。凡病溢饮者，当发其汗，然汗亦有寒热之别，热者以辛凉发其汗，大青龙汤主之；寒者，以辛温发其汗，小青龙汤亦主之。

此言溢饮之治法也。小青龙汤不专发汗，而利水之功居多，二方平列，用者当知所轻重焉。（《金匮要略浅注·卷五·痰饮咳嗽病脉证并治第十二》）

太阳为寒水之经，邪之初伤，必须发汗，麻黄汤发皮肤之汗，桂枝汤发经络之汗，葛根汤发肌肉之汗，小青龙汤发心下之汗，大青龙汤发其内扰胸中之阳气而为汗，此发汗之五法也。（《时方妙用·卷四·伤寒》）

小青龙汤

【诗歌】

素常有饮外邪凑，麻桂细辛姜夏佑，

五味收金甘芍和，青龙小用翻江走。（《伤寒真方歌括》）

桂麻姜芍草辛三，夏味半升记要谙，

表不解兮心下水，咳而发热句中探。

加减歌曰：若渴去夏取蒌根，三两加来功亦壮；微利去麻加荛花，熬赤取如鸡子样。

若噎去麻炮附加，只用一枚功莫上；麻去再加四两苓，能除尿短小腹胀；

若喘除麻加杏仁，须去皮尖半升量。（《长沙方歌括》）

【组成】麻黄去节　芍药　细辛　干姜　甘草炙　桂枝各三两去皮　五味子半升　半夏半升洗。

【**用法**】上八味，以水一斗。先煮麻黄减二升，去上沫，内诸药，煮取三升。去滓，温服一升。

【**主治**】风寒客表，水饮内停，症见恶寒发热，无汗，喘咳，痰多而稀，或痰饮咳喘，不得平卧，或身体疼重，头面四肢水肿，舌苔白滑，脉浮者。

【**注释**】

陈蔚按：此寒伤太阳之表不解，而动其里水也。麻、桂从太阳以祛表邪，细辛入少阴而行里水，干姜散胸前之满，半夏降上逆之气，合五味之酸、芍药之苦，取酸苦涌泄而下行。既欲下行，而仍用甘草以缓之者，令药性不暴，则药力周到，能入邪气水饮互结之处而攻之。凡无形之邪气从肌表出，有形之水饮从水道出，而邪气、水饮一并廓清矣。喻嘉言云：方名小青龙者，取其翻波逐浪以归江海，不欲其兴云升天而为淫雨之意。若泥麻黄过散减去不用，则不成其为龙，将何恃以翻波逐浪乎？（《长沙方歌括·卷二·太阳方》）

罗东逸曰：小青龙汤治表不解有水气，中外皆寒实之病也。真武汤治表已解有水气，中外皆虚寒之病也。（《长沙方歌括·卷三·太阳方》）

又有伤寒表之寒邪不解，而动里之水气，遂觉心下有水气。盖太阳主寒水之气，运行于皮肤，出入于心胸，今不能运行出入，以致寒水之气泛溢而无所底止。水停于胃则干呕，水气与寒邪留恋而不解，故发热。肺主皮毛，水气合之则发热而咳。是发热而咳，为心下有水气之阴证。然水性之变动不居，不得不于未然之时，先作或然之想。或水蓄正津不行，则为渴；或水渍入肠间，则为利；或逆之于上，则为噎；或留而不行，则为小便不利、少腹满；或如麻黄证之喘，而兼证处显出水证，则为水气之喘者。以上诸证，不必悉具，但见一二证是也。以小青龙汤主之。

此一节言伤寒太阳之表，而动其里之水气也。本方散心下之水气，藉麻黄之大力，领诸药之气布于上，运于下，达于四旁。内行于州都，外行于元府，诚有左宜右有之妙。

且夫寒水之气，太阳所专司，运行于肤表，出入于胸膈，有气而无形。苟人伤于寒，则不能运行出入，停于心下，病无形之寒水，化而为有形之水气，水寒伤肺，而气上逆，则为咳而微喘，病在太阳之标，则现出标阳而发热。然水寒已甚，标阳不能胜之，虽发热而仍不渴，审证既确，而以小青龙汤与服。服汤已而渴者，此寒去欲解，而水犹未解也，仍以小青龙汤主之。再散其水气而愈。

此一节承上节以重申水气之义。(《伤寒论浅注·卷一·辨太阳病脉证篇》)

桂枝加厚朴杏仁汤

【诗歌】

桂枝厚朴杏仁汤，诸喘皆须疏利方，

误下喘成还用此，去邪下气本相当。(《伤寒真方歌括》)

下后喘生及喘家，桂枝汤外更须加，

朴加二两五十杏，此法微茫未有涯。(《长沙方歌括》)

【组成】 桂枝三两　甘草二两炙　生姜三两切　芍药三两　大枣十二枚　厚朴二两炙去皮　杏仁五十枚。

【用法】 上七味，以水七升，微火煮，取三升，去滓，温服一升，覆取微似汗。

【主治】 太阳病，有汗兼气喘证，且无下利、口渴、喜冷等现象。

【注释】

参太阳病，有在表在外之不同，以皮肤为表，肌腠为外也。太阳表病未解而下之，气不因下而内陷仍在于表，不能宣发而微喘。用桂枝汤从肌而托之于表，加厚朴以宽之，杏仁以降之，表解而喘平矣。与太阳病下之后，其气上冲者，可与桂枝汤参看。（《长沙方歌括·卷二·太阳方》）

在表之邪未解，尚见太阳头项强痛等病，医者误下之，犹幸里气未夺，反上逆与表邪交错于胸中，而为微喘者，表未解故也。盖肌也表也，气原相通，邪从表而入肌，亦从肌而出表，故仍用桂枝加厚朴杏仁汤主之。盖杏仁降气，厚朴宽胸，方中加此二味，令表邪交错者，从肌腠出于皮毛而解矣。按时人往往于肌表二字认不清，所以终身愦愦。

此一节，言表邪未解者不可下，若误下之，仍宜用桂枝加味，令其从肌以出表。（《伤寒论浅注·卷二·辨太阳病脉证篇》）

干姜附子汤

【诗歌】

昼而烦躁属阳虚，脉见沉微误汗余，

下后岂容更发汗？干姜附子补偏欹。（《伤寒真方歌括》）

生附一枚一两姜，昼间烦躁夜安常，

脉微无表身无热，幸藉残阳未尽亡。（《长沙方歌括》）

【组成】干姜一两　附子一枚生用，去皮，切八片。

【用法】上二味，以水五升，煮取一升，去滓。顿服。

【主治】阳虚烦躁，昼日发作，不得卧，夜间安静，手足厥逆、脉沉而微、不喜冷性饮食、身无大热等症，且无口苦、喜冷等证。

【注释】

陈蔚按：太阳底面便是少阴。太阳证误下之，则少阴之阳既虚，又发其汗，则一线之阳难以自主。阳主于昼，阳虚欲援同气之救助而不可得，故烦躁不得眠；阴主于夜，阳虚必俯首不敢争，故夜则安静。又申之曰：不呕不渴，脉沉微，无表证，身无大热，辨其烦躁绝非外邪，而为少阴阳虚之的证也。证既的，则以回阳之姜、附顿服。何疑？（《长沙方歌括·卷二·太阳方》）

余于《活人百问·烦躁症》中注此方下。阴盛偏安于阴分，故夜而安静，何相反至是？而不知此言阴虚者，言吾身真阴之虚也；彼言阴盛者，言阴寒之气盛也。阴阳二字，各有所指。（《伤寒真方歌括·卷五·少阴全篇方法》）

陈元犀按：此言倒施下、汗之误。病在外当汗解，而反下之，伤阴液于内，故脉微细；复发汗，又虚阳气于外，故身振寒。此为内外俱虚，阴阳将竭，视上节病较重。

下之后，复发汗，亡其阳气。昼日为阳，阳虚欲援同气之救助而不可得，故烦躁不得眠；夜为阴，阴盛则相安于阴分而安静。其于不呕，不渴，知其非传里之热邪；其于无表证，知非表不解之烦躁也。脉沉微，气虚于里也；身无大热者，阳虚于表也。此际不急复其阳，则阳气先绝而不可救，以干姜附子汤主之。

此一节，言汗、下之后亡其阳气也。（《伤寒论浅注·卷二·辨太阳病脉证篇》）

桂枝加芍药生姜人参新加汤

【诗歌】

汗后身疼脉反沉，新加方法轶医林，

方中姜芍还增一，三两人能义蕴深。（《长沙方歌括》）

汗余身痛脉沉迟，痛本阴凝气不支，

姜芍人参三味入，桂枝汤旧化新奇。（《伤寒真方歌括》）

【组成】桂枝_{三两去皮}　芍药_{四两}　甘草_{二两炙}　人参_{三两}　大
枣_{十二枚擘}　生姜_{四两}。

【用法】上六味，以水一斗二升。微火煮取三升，去滓，
分温服。余依桂枝汤法_{本云：桂枝汤，今加芍药生姜人参。}

【主治】发汗后身疼痛而脉沉迟者；素体阳虚自汗，或
感邪后欲汗无力者。

【注释】

陈蔚按：此言太阳证发汗后，邪已净而营虚也。身疼痛
证虽似外邪，而血虚不能养营者必痛也。师恐人之误认为邪，
故复申之曰脉沉迟，以脉沉者病不在表，迟者血虚无以营脉
也。方用桂枝汤取其专行营分，加人参以滋补血液生始之源，
加生姜以通血脉循行之滞，加芍药之苦平，欲领姜、桂之辛，
不走于肌腠而作汗，潜行于经脉而定痛也。曰新加者，言邪
盛忌用人参，今因邪净而新加之。注家谓有余邪者，误也。
（《长沙方歌括·卷二·太阳方》）

沉、迟，阴脉也。阴凝则痛，藉人参以助姜、桂、芍之
力，俾通而不痛也，喻嘉言谓为余邪未尽。盖未尝于"脉沉

迟”三字谛审耳。(《伤寒真方歌括·卷一·太阳上篇方法》)

发汗后，邪已净矣，而身犹疼痛，为血虚无以营身。且其脉沉迟者，沉则不浮，不浮则非表邪矣；迟则不数紧，不数紧则非表邪之疼痛矣。以桂枝加芍药生姜各一两人参三两新加汤主之，俾血运则痛愈。(《伤寒论浅注·卷二·辨太阳病脉证篇》)

麻黄杏仁甘草石膏汤

【诗歌】

四两麻黄八两膏，二甘五十杏同熬，

须知禁桂为阳盛，喘汗全凭热势操。(《长沙方歌括》)

麻黄杏仁石膏草，外散内凉喘汗好，

从来温病有良方，宜向风寒外搜讨。(《伤寒真方歌括》)

【组成】麻黄四两去节　杏仁五十个去皮尖　甘草二两　石膏半斤碎，绵裹。

【用法】上四味，以水七升，先煮麻黄，减二升，去上沫；纳诸药煮取二升，去滓，温服一升。

【主治】身热不解，鼻扇，口渴，有汗或无汗，舌苔薄白或黄，脉滑而数。

【注释】

柯韵伯曰：此方为温病之主剂，凡冬不藏精之人，热邪伏于脏腑，至春风解冻，伏邪自内而出。法当乘其势而汗之，热随汗解矣。此证头项强痛与伤寒尽同，惟不恶寒而渴以别之。证系有热无寒，故于麻黄汤去桂易石膏，以解表里俱热之证。岐伯所云，未满三日可汗而已者，此法是也。此病得于寒时，而发于风令，故又名曰风温。其脉阴阳俱浮，其证自汗身重。盖阳浮则强于卫外而闭气，故身重，当用麻黄开表以逐邪；阴浮不能藏精而汗出，当用石膏镇阴以清火；表里俱热，则中气不运，升降不得自如，故多眠鼻鼾，语言难出，当用杏仁、甘草以调气。此方备升降轻重之性，足以当之，若攻下、火熏等法，此粗工促病之术也。盖内蕴之火邪与外感之余热，治不同法。是方温病初起，可用以解表清里，汗后可复用以平内热之猖狂，下后可复用以彻伏邪之留恋，与风寒不解用桂枝汤同法。例云：桂枝下咽，阳盛则毙。特开此凉解一法，为大青龙汤之变局、白虎汤之先著也。然此证但热无寒，用青龙则不宜姜、桂，恐脉流薄疾，斑黄狂乱作矣；此证但热不虚，用白虎则不宜参、米，恐食入于阴则长气于阳，谵语腹胀矣。此为解表之剂，若无喘、鼾、语言难出等证，则又白虎之证治矣。凡治温病表里之实，用此汤；治温病表里之虚，用白虎加参、米，相须相济者也。若葛根黄芩黄连汤，则治痢而不治喘，要知温病下后，无利不止证，葛根黄连之燥，非治温药。且麻黄专于外达，与葛根之和中发表不同；石膏甘润，与黄连之苦燥悬殊。同是凉解表里，同是汗出而喘，而用药有毫厘之辨矣。(《长沙方歌括·卷二·太阳方》)

　　且汗、吐、下不如法而误施之，既已增病，亦恐伤及五脏之气。先以热邪乘肺言之：盖太阳之气与肺金相合而主皮毛。若麻黄证标阳盛者，竟用桂枝汤啜粥以促其汗，**发汗后，**切不可更行桂枝汤，何也？桂枝之热虽能令其**汗出，而**不能除麻黄本证之**喘，**究竟汗为热汗，而麻黄本证之汗未尝出也。**无大热者，**热盛于内，上乘于肺，而外热反轻也，可与麻黄杏仁甘草石膏汤主之。取石膏止桂枝热逼之汗，仍用麻黄出本证未出之汗也。

此一节，言发汗不解，邪乘于肺而为肺热证也。

陈元犀按：水虽随吐而去，而热不与水俱去，故贪饮不休，与思水者不同。方中麻黄与石膏并用，能深入伏热之中，顷刻透出于外，从汗而解，热解则渴亦解，故不用止渴之品。并主微风、脉紧、头痛者，以风为阳邪，得此凉散之剂而恰对也。(《金匮方歌括·卷五·呕吐哕下利方》)

桂枝甘草汤

【诗歌】

叉手冒心因过汗，心下悸动欲得按，

桂枝炙草合辛甘，敛液安心固汗漫。(《伤寒真方歌括》)

桂枝炙草取甘温，四桂二甘药不烦，

叉手冒心虚已极，汗多亡液究根源。(《长沙方歌括》)

【组成】桂枝四两去皮　甘草二两炙。

【用法】上二味，以水三升，煮取一升，去滓，顿服。

【主治】发汗过多所致心悸。

【注释】

张令韶曰：此发汗多而伤其心气也。汗为心液，汗出过多，则心液空而喜按，故用桂枝以保心气，甘草助中土以防水逆，不令肾气乘心。(《长沙方歌括·卷二·太阳方》)

以伤其心气言之，发汗过多，虚其心液，其人叉手自复冒于心，外有所卫而安也。心下悸，欲得按者，内有所依而愈安也，桂枝甘草汤主之。(《伤寒论浅注·卷二·辨太阳病脉证篇》)

茯苓桂枝甘草大枣汤

【诗歌】

八两茯苓四桂枝，炙甘四两悸堪治，

枣推十五扶中土，煮取甘澜两度施。（《长沙方歌括》）

欲作奔豚脐下悸，八钱茯苓桂枝四，

二甘四枣水甘澜，直伐肾邪安内志。（《伤寒真方歌括》）

【组成】茯苓半斤　桂枝四两　甘草二两　大枣十五枚。

【用法】上四味，以甘澜水一斗，先煮茯苓，减二升，内诸药，煮取三升，去滓，温服一升，日三服。作甘澜水法，取水二斗，置大盆内，以杓扬之，上有珠子五六千颗相逐，取用之也。

【主治】发汗后，脐下悸动。

【注释】

陈蔚按：此治发汗而伤其肾气也。桂枝保心气于上，茯苓安肾气于下，二物皆能化太阳之水气。甘草、大枣补中土而制水邪之溢，甘澜水速诸药下行。此心悸欲作奔豚，图于未事之神方也。（《长沙方歌括·卷二·太阳方》）

此方安肾以镇水，使水不凌心；补脾以制水，使水不泛滥。（《伤寒真方歌括·卷一·太阳上篇方法》）

治发汗后，脐下悸者，欲作奔豚，此汤主之。

此发汗后心气不足，而后肾气乘之，脐下悸，即奔豚之兆也。

以伤其肾气言之，发汗过多之后，肾阳虚则水邪挟水气而上冲，故其人脐下悸者，欲作奔豚。然犹欲作而尚未作也，当先其时以茯苓桂枝甘草大枣汤主之。

此一节，言发汗后而伤其肾气也。（《伤寒论浅注·卷二·辨太阳病脉证篇》）

奔豚证：有肾侮心虚而上逆者，试得其证而出其方。发汗后脐下悸者，以发汗伤其心液，心气虚而肾气亦动，欲作奔豚，以茯苓桂枝甘草大枣汤主之。

此为欲作奔豚而出其正治之方也。

程氏曰：汗后脐下悸者，阳气虚而肾邪上逆也。脐下为肾气发源之地，茯苓泄水以伐肾邪；桂枝行阳以散逆气；甘草、大枣助脾土制以肾水，煎用甘澜水者，扬之无力。全无水性，取其不助肾邪也。（《金匮要略浅注·卷四·奔豚气病证治第八》）

平冲逆，泄奔豚。冲气上逆，宜小半夏加茯苓汤以降之。奔豚症初起，脐下动气，久则上逆冲心，宜茯苓桂枝甘草大枣汤以安之。（《医学三字经·卷一·气喘第九》）

厚朴生姜甘草半夏人参汤

【诗歌】
发汗之后实邪戢，腹犹胀满虚邪入，
厚朴生姜草夏参，除胀补虚各安辑。（《伤寒真方歌括》）
厚朴半斤姜半斤，一参二草亦须分，
半升夏最除虚满，汗后调和法出群。（《长沙方歌括》）

【组成】厚朴半斤炙，去皮　生姜半斤切　半夏半升洗　甘草二两炙　人参一两。

【用法】上五味，以水一斗，煮取三升，去滓，温服一升，日三服。

【主治】发汗后腹部胀满，胸痞腹满呕逆不欲饮食者。

【注释】

张令韶曰：此治发汗而伤脾气。汗乃中焦水谷之津，汗后亡津液而脾气虚，脾虚则不能转输而胀满矣。夫天气不降，地气不升，则为胀满。厚朴色赤性温而味苦泄，助天气之下降也；半夏感一阴而生，能启达阴气，助地气之上升也；生姜宣通滞气，甘草、人参所以补中而滋生津液者也。津液足而上下交，则胀满自消矣。（《长沙方歌括·卷二·太阳方》）

以伤其脾气言之，发汗后，外邪已解，而腹胀满者，盖以汗虽出于营卫，实禀中焦水谷之气以成。今发汗伤其中气，致中虚不能运行升降，乃生胀满，以厚朴生姜半夏甘草人参汤主之。（《伤寒论浅注·卷二·辨太阳病脉证篇》）

茯苓桂枝白术甘草汤

【诗歌】

吐下气冲眩阵阵，沉紧发汗身振振，

症类真武更轻些，苓桂术甘汤急进。（《伤寒真方歌括》）

病因吐下气冲胸，起则头眩身振从，

茯四桂三术草二，温中降逆效从容。（《长沙方歌括》）

【组成】茯苓四两　桂枝三两　白术　甘草各二两炙。

【用法】上四味。以水六升，煮取三升，去滓。分温三服。

【**主治**】桂枝甘草汤证而里有水饮、见小便不利者。

【**注释**】

张令韶曰：此治吐下后而伤肝气也。心下逆满者，心下为脾之部位。脾主中焦水谷之津，吐下以伤其津，遂致脾虚而为满，脾虚而肝气乘之，故逆满也。气上冲胸等句，皆言肝病之本脉本证。方中只用桂枝一味以治肝，其余白术、茯苓、甘草，皆补脾之药，最为得法。即《金匮》所谓"知肝之病，当先实脾"是也。（《长沙方歌括·卷二·太阳方》）

吐、下后，气冲而眩，或大汗后，身振振者，宜茯苓桂枝白术甘草汤。

术、草和胃脾以运津液，苓、桂利膀胱以布气化。

徐灵胎云：此方指茯苓甘草汤，编者注治发汗后汗出不止，则亡阳在即，当与真武汤；其稍轻者，当与茯苓桂枝白术甘草汤；更轻者，则与此汤。何以知之？以三方同用茯苓知之。盖汗大泄，必引肾水上泛，非茯苓不能镇之，故真武则佐以回阳附子，此方则佐以桂枝、甘草敛汗，而茯苓皆以为主药，此方之义不了然乎？（《伤寒真方歌括·卷一·太阳救误变症方法》）

以伤其肝气言之，伤寒，若吐、若下后，中气伤矣。心下为脾之部位，土虚而风木乘之，故逆满，气上冲胸，即厥阴之为病。气上撞心是也；起则头眩，即《内经》所谓诸风掉眩皆属于木是也。脉沉紧，肝之脉也。发汗则动经，身为振振摇者，经脉空虚而风木动摇之象也。《金匮》知肝之病，当先实脾，却是不易之法，以茯苓桂枝白术甘草汤主之。（《伤寒论浅注·卷二·辨太阳病脉证篇》）

观仲景茯苓甘草汤、茯苓桂枝白术甘草汤、真武汤三方，皆以茯苓为君，皆治汗出不止。盖以汗之大泄，必引肾水上泛，非茯苓不能镇之，此以平淡之药，用为救逆之品，仲景之法，所以神炒也。（《医学从众录·卷二·虚喘方》）

芍药甘草附子汤

【诗歌】

阳气素虚宜建中，遽行发汗恶寒冲，

回阳附子补阴芍，甘草和谐营卫通。（《伤寒真方歌括》）

一枚附子胜灵丹，甘芍平行三两看，

汗后恶寒虚故也，经方秘旨孰能攒。（《长沙方歌括》）

【组成】芍药　甘草各三两炙　附子一枚炮，去皮，破八片。

【用法】上三味，以水五升，煮取一升五合，去滓，温服。

【主治】发汗后，表证已解，汗尚未止反恶寒者。

【注释】

陈元犀按：各家以此证为发汗虚其表阳之气，似是而非。于"病不解"三字说不去，且"虚故也"三字亦无来历。盖太阳之邪，法从汗解，汗而不解，余邪未净，或复烦发热，或如疟状。亦有大汗亡阳明之阳，用白虎加人参法，亡少阴之阳，用真武四逆法，论有明训也。今但云不解，可知病未退而亦未加也。恶寒而曰"反"者，奈何？谓前此无恶寒证，因发汗而反增此一证也。恶寒若系阳虚，四逆辈犹恐不及，竟以三两之芍药为主，并无姜、桂以佐之，岂不虑恋阴以扑灭残阳乎？师恐人因其病不解而再行发汗，又恐因其恶寒而径用姜、附，故特切示曰"虚故也"。言其所以不解，所以恶寒，皆阴阳素虚之故，补虚自足以胜邪，不必他顾也。方中芍药、甘草，苦甘以补阴；附子、甘草，辛甘以补阳；附子性猛，得甘草而缓；芍药性寒，得附子而和；且芍、草多而附子少，皆调剂之妙。此阴阳双补之良方也。论中言虚者，间于节中偶露一二语，单言虚而出补虚之方者只一节。学者当从此隅反之。(《长沙方歌括·卷二·太阳方》)

未发汗而发热恶寒，宜汗之。既汗而表证仍在者，宜再汗之。今发汗后反恶寒，此因汗而亡阳恶寒也。然亡气中之阳，用四逆汤；亡血中之阳，用此汤。恶寒而厥，宜四逆汤；恶寒而不厥，宜此汤。(《伤寒真方歌括·卷一·太阳救误变症》)

且也虚人不宜发汗，汗之则为虚虚。发汗后，病应解而不解，不应恶寒而反恶寒者，以其人本虚故也。虚则宜补，补正即所以祛邪，以芍药甘草附子汤主之。

此一节，言误发虚人之汗，另立一补救法也。(《伤寒论浅注·卷二·辨太阳病脉证篇》)

茯苓四逆汤

【诗歌】

烦躁转增汗下后，真阳扰越势难救，
四逆加参重茯苓，症类栀豉须细究。(《伤寒真方歌括》)
生附一枚两半姜，二甘六茯一参尝，
汗伤心液下伤肾，肾躁心烦得媾昌。(《长沙方歌括》)

【组成】茯苓四两一本六两　人参一两　附子一枚生用　甘草二两
炙　干姜一两半。

【用法】上五味，以水五升，煮取三升，去滓。温服七
合。日二服。

【主治】四逆加人参汤证又见心下悸、烦躁及小便不利者。

【注释】

张令韶曰：此汗、下而虚其少阴水火之气也。汗下之后，
心肾之精液两虚，以致病仍不解，阴阳水火离隔而烦躁也。
烦者，阳不得通阴也；躁者，阴不得遇阳也。茯苓、人参，
助心主以止阳烦，四逆补肾脏以定阴躁。（《长沙方歌括·卷
二·太阳方》）

此为汗下之后，厥悸不愈，忽增烦躁，为水气凌心之
症。然必参以他症，方不误认为栀子豉汤症。（《伤寒真方歌
括·卷五·少阴全篇方法》）

虚人发汗且为虚虚，汗而又下，便入阴而危证矣。太阳病发汗，病不解，若下
之，而病仍不解，忽增出烦躁之证者，以太阳底面即是少阴。汗伤心液，下
伤肾液，少阴之阴阳水火离隔所致也。以茯苓四逆汤主之。

此一节，言虚人误施汗下，恐少阴水火之气因之离隔
而难治。烦者阳不得遇阴，躁者阴不得遇阳也。（《伤寒论浅
注·卷二·辨太阳病脉证篇》）

五苓散

【诗歌】

不解而烦热且渴，泽苓桂术猪苓末，

积水留垢藉此行，方曰五苓表里夺。(《伤寒真方歌括》)

猪术茯苓十八铢，泽宜一两六铢符，

桂枝半两磨调服，暖水频吞汗出苏。(《长沙方歌括》)

【组成】猪苓十八铢　泽泻一两六铢　白术十八铢　茯苓十八铢
桂枝半两去皮。

【用法】上五味，捣为末，以白饮和服方寸匕，日三服。
多饮暖水，汗出愈。《内台》：茯苓、猪苓、白术各一两，泽泻二两，桂枝半两，
为末。

【主治】太阳蓄水症小便不利和渴欲饮水，水入则吐者
的水逆症。

【注释】

陈元犀按：苓者，令也。化气而通行津液，号令之主也。
猪苓、茯苓、泽泻，皆化气之品，有白术从脾以传输之，则
气化而水行矣。然表里之邪，不能因水利而两解，故必加桂
枝以解之，作散以散之，多服暖水以助之，使水精四布，上
滋心肺，外达皮毛，微汗一出，而表里之烦热两蠲矣。白饮
和服，亦即桂枝汤啜粥之义也。

陈蔚按：此承上，服五苓散，多饮暖水以出汗。人知五
苓之用在汗，而不知五苓之证在渴也。五苓证之渴，为脾不
转输，非关胃燥。推而言之，不输于上为渴，不输于中为水
逆，不输于下为小便不利。虽有烦热之病，责在水津不能四
布，故白术、桂枝之辛温不避也。论曰汗出而渴，可知中焦
水谷之津发泄而伤脾，脾伤则不能输津而作渴，故取五苓散
布散其水津。若不渴者，中焦之液未伤，只用茯苓甘草汤，
取茯苓之利水，俾肾水不沸腾而为汗。(《长沙方歌括·卷二·

太阳方》）

　　喻嘉言云：水饮下郁于阴中，挟其阴邪，鼓动于脐则为悸，上入于胃则吐涎沫，及其郁极乃发，直上头目，为颠为眩。五苓散利水以发汗，为分利表里阴阳之法。

　　陈元犀按：脐下动气，去术加桂，仲师理中丸法也。兹何以脐下悸而用白术乎？不知吐涎沫是水气盛，必得苦燥之白术方能制水；颠眩是土中湿气化为阴霾上弥清窍，必得温燥之白术方能胜湿。证有兼见，法须变通。（《金匮方歌括·卷四·痰饮咳嗽方》）

　　尤在泾云：热渴饮水，水入不能已其热，热亦不能消其水，水与热结，热浮水外，故小便不利，微热消渴。此利其与热俱结之水，去其水外浮溢之热，热除水去，渴当自止。又热已消而水不行，则逆而成呕，乃消渴之变证，曰水逆亦主之。

茯苓甘草汤

【诗歌】

甘草茯苓姜桂枝，悸而汗出两般施，

五苓散症口必渴，辨症分明用勿疑。（《伤寒真方歌括》）

汗多不渴此方求，又治伤寒厥悸优。

二桂一甘三姜茯，须知水汗共源流。（《长沙方歌括》）

【组成】茯苓二两　桂枝二两　甘草一两　生姜三两。

【用法】上四味，以水四升，煮取三升，去滓。分温三服。

【**主治**】心下悸而不渴，伴四肢厥冷，或伴有汗出。

【**注释**】

何以言之？盖汗有血液之汗，有水津之汗，如**伤寒，汗出而渴者，**水津之汗也。汗出而脾虚，津液不能上输而致渴，以**五苓散主之；**若汗出而**不渴者，**血液之汗也，心主血脉，以**茯苓甘草汤主之。**方中茯苓、桂枝以保心气，甘草、生姜调和经脉。

至于血液之汗主于心，上言主以茯苓甘草汤，尚未尽其量。**医师未持**病人之**脉时，**只见病人叉手自复冒其心，其心下悸而喜按明矣。而**医师因行教试之法，令**病人作咳，**而病人竟不咳者，此必两耳聋而无闻也。所以然者，以重发汗，**阳气不充于胸中，故手叉自冒；精气不充于两耳，故耳聋无闻。阳气、精气非一亦非二也。汗后**交虚**病故如此，岂茯苓甘草汤所可胜任哉？

此一节，言血液之汗发之太过，致伤心肾之气，非茯苓甘草汤所能治也。

后学周宗超按：正气虚之耳聋，与少阳邪盛之耳聋，分别在"手自冒心"。（《伤寒论浅注·卷二·辨太阳病脉证篇》）

伤寒厥而心下悸者，宜先治水，当服茯苓甘草汤，却治其厥。不尔，水渍入胃，必作利也。柯注云：此亦肝乘肺也，虽不发热恶寒，亦木实金虚，水气不利所致。上节腹满，是水在中焦，故刺期门以泄其实；此水在上焦，故用茯苓甘草汤以发其汗。此方是化水为汗，发散内邪之剂，即厥阴治厥之剂也。（《时方妙用·卷四·伤寒》）

栀子豉汤

【诗歌】

治后虚烦不得眠，懊憹反覆实堪怜，

山栀香豉煎温服，胸腹余邪一切蠲。（《伤寒真方歌括》）

山栀香豉治何为，烦恼难眠胸窒宜，

十四枚栀四合豉，先栀后豉法煎奇。（《长沙方歌括》）

【组成】 栀子十四个生用擘　香豉四合绵裹。

【用法】 上二味，以水四升，先煮栀子，得二升半。纳豉，绵裹分为二服。温进一服，得吐者，止后服。从张本，删此二句。

【主治】 本方主治虚烦不得眠，心中懊憹，舌苔黄腻，心下濡，或身热，手足温，但头汗出。

【注释】

陈元犀按：此汤旧本有得吐止后服等字，故相传为涌吐之方。高明如柯韵伯，亦因其说。惟张隐庵、张令韶极辨其讹曰：瓜蒂散二条，本经必曰吐之；栀子汤六节，并不言一"吐字"。且吐下后虚烦，岂有复吐之理乎？此因瓜蒂散内用香豉二合，而误传之也。愚每用此方，服之不吐者多，亦或有时而吐。要之，吐与不吐，皆药力胜病之效也。其不吐者，所过者化，即雨露之用也；一服即吐者，战则必胜，即雷霆之用也。方非吐剂，而病间有因吐而愈者，所以为方之神妙。栀子色赤象心，味苦属火，性寒导火热之下行；豆形象肾，色黑入肾，制造为豉，轻浮引水液之上升。阴阳和，水火济，而烦热、懊侬、结痛等证俱解矣。原本列于"太阳"，主解烦，非吐剂，而有时亦能涌吐也。韵伯移入"阳明"，只知为吐剂，泄阳明之烦热。即此，为仁者见仁，智者见智也。（《长沙方歌括·卷三·太阳方》）

栀子苦能涌泄，寒能胜热。栀象心而入心，豆象肾而入肾。烦躁不宁，是心肾之病，故以苦寒之栀子，得豆豉之腐气作吐。凡一切烦躁懊侬之结于心腹者，一吐而俱解矣。（《伤寒真方歌括·卷二·阳明上篇方法》）

少阴君火居上，少阴肾水居下，而中土为之交通。若发汗、吐、下后，上中下三焦俱为之伤。是以上焦之君火不能下交于肾；下焦之肾水不能上交于心。火独居上，阳不遇阴，故心虚而烦，胃络不和，故不得眠，若剧者，不得眠之盛。必反复颠倒，烦之极，自见其心中不爽快而懊侬，以栀子豉汤主之。以栀子入心而下交于肾，豆豉入肾而上交于心，水火交而诸证自愈。若少气者，为中气虚而不能交运于上下，以栀子甘草豉汤主之。即《内经》所谓交阴阳者，必和其中也。若呕者，为热气搏结不散而上逆，以栀子生姜豉汤主之。取生姜之散以止呕也。

然栀子豉汤止热邪乘心之剂也，恐不能兼清阳明经气之燥热，若前证外更加渴欲饮水、口干舌燥者，为阳明经气之燥热也，又宜白虎加人参汤主之。

阳明主合，若终合而无开机则死矣，所以言之不厌于复也。兹先以阳明之气不得交通于上下言之：阳明病，外证未解而遽下之，其外有热而手足温。热在于外，故不结胸。胃络不能上通于心，故心中懊侬。下后胃虚，故饥不能食。阳明之津液主灌溉于上下。今阳明气虚，其津液不能周流遍布，惟上蒸于头，故但头汗出，而余外无汗者，宜交通其上下，以栀子豉汤主之。受业薛步云按：栀豉汤能开阳明之合，须记之。

此言阳明之气，不得交通上下，而为栀子豉汤证也。

前既详下利后之死证，今试言下利后不死之证。下利后，水液下竭，火热上盛，不得相济，乃更端复起而作烦。然按之心下濡者，非上焦君火亢盛之烦，乃下焦水阴不得上济之烦，此为虚烦也，宜栀子豉汤以交水火。

此言下利后水液竭，不得上交于火而为虚烦也。

栀子甘草豉汤、栀子生姜豉汤

【诗歌】

外邪内陷热伤风，栀豉汤加甘草二，

呕逆去草用生姜，姜能散逆精神粹。（《伤寒真方歌括》）

栀豉原方效可夸，气羸二两炙甘加，

若加五两生姜入，专取生姜治呕家。（《长沙方歌括》）

【组成】

栀子甘草豉汤：栀子十四个擘　甘草二两炙　香豉四合绵裹。

栀子生姜豉汤：栀子十四枚　生姜五两《内台》只用一两　香豉四合

【用法】上三味，以水四升，先煮栀子、生姜，取二升半。纳豉，煮取升半，去滓。分温二服。

【主治】

栀子甘草豉汤：心中懊恼，虚烦不眠，兼气不足等证。

栀子生姜豉汤：心烦不眠，兼呕吐。但必须具有寒热夹杂现象。

【注释】

陈蔚按：栀豉解见上。汗吐下后，中气虚不能交通上下，

故加甘草以补中；呕者，汗吐下后，胃阳已伤，中气不和而
上逆，故加生姜暖胃、解秽而止逆也。（《长沙方歌括·卷
三·太阳方》）

无物为呕，有物为吐。欲止其呕，反令其吐，吐之而呕
反止，真匪夷所思也。（《伤寒真方歌括·卷二·阳明上篇方
法·栀子生姜豉汤》）

此一节，言汗、吐、下伤其三焦之气，以致少阴之水火
不交也。张令韶云：自此以下六节，论栀子豉汤之证，有热，
有寒，有虚，有实之不同。（《伤寒论浅注·卷二·辨太阳病
脉证篇》）

栀子厚朴汤

【诗歌】

腹满心烦卧不安，正虚邪炽上中抟，
苦寒栀子快胸膈，枳实能消厚朴宽。（《伤寒真方歌括》）
朴须四两枳四枚，十四山栀亦妙哉，
下后心烦还腹满，止烦泄满效兼该。（《长沙方歌括》）

【组成】栀子十四枚擘　厚朴四两炙　枳实四枚水浸去瓤炒。

【用法】上三味，以水三升半，煮取一升半，去滓，分
二服，温进一服。得吐者，止后服。

【主治】心烦腹满。但必须具有腹部拒按及喜冷的热证
现象。

【注释】

柯韵伯曰：心烦则难卧，腹满则难起。起卧不安是心移

热于胃，与反复颠倒之虚烦不同。栀子治烦，枳、朴泄满，此两解心腹之妙剂也。（《长沙方歌括·卷三·太阳方》）

伤寒下后，多属虚寒，然亦有邪热留于心腹胃而为实热证者。热乘于心，则心恶热而烦；热陷于腹，则腹不通而满，热留于胃，则胃不和而卧起不安者，以栀子厚朴汤主之。取枳实之平胃，厚朴之运脾，合栀子之止烦以统治之也。（《伤寒论浅注·卷二·辨太阳病脉证篇》）

栀子干姜汤

【诗歌】

误下阴阳两受伤，干姜栀子合成汤，
苦能泄热解烦满，辛以驱寒并复阳。（《伤寒真方歌括》）
十四山栀二两姜，以丸误下救偏方，
微烦身热君须记，辛苦相须尽所长。（《长沙方歌括》）

【组成】栀子十四个擘　干姜二两。

【用法】上二味，以水三升半，煮取一升半，去滓，分二服，温进一服。得吐者，止后服。

【主治】伤寒误下后，身热心烦，大便溏泻，可有冷食而不敢食之寒热矛盾现象。

【注释】

张令韶曰：栀子导阳热以下行，干姜温中土以上达，上下交而烦热止矣。（《长沙方歌括·卷三·太阳方》）

伤寒中有栀子证，医者不知用栀子汤，反以丸药大下之，则丸缓留于中而陷于脾矣。身热不去，此太阴脾土本脏之热发于形身也。微烦者，以脾为至阴，内居中土，上焦之阳不得内归于中土也。此热在上而寒在中，以栀子干姜汤主之。

此一节，言下后脾气虚寒，栀子又宜配以干姜以温脾也。

陈蔚按：栀子性寒，干姜性热，二者相反，何以同用之？而不知心病而烦，非栀子不能清之；脾病生寒，非干姜不能温之。有是病则用是药，有何不可？且豆豉合栀子，坎离交姤之义也；干姜合栀子，火土相生之义也。

凡用栀子汤，若病人旧微溏者，为脾气虚寒之体，病则不能化热，必现出虚寒之证，不可与服之。

此一节，言栀子虽能止烦清热，然苦寒之性却与虚寒之体不宜，故结此叮咛。

陈元犀按：栀子下禀寒水之精，上结君火之实，既能起水阴之气而滋于上，复能导火热之气而行于下，故以上诸证，仲师用之为君。然唯生用之，真性尚存。今人相沿炒黑，则反为死灰无用之物矣。（《伤寒论浅注·卷二·辨太阳病脉证篇》）

真武汤

【诗歌】

腹痛肢疼咳呕凑，此方真武推神守，

茯苓芍术附子姜，燠土镇水各入扣。（《伤寒真方歌括》）

生姜芍茯数皆三，二两白术一附探，

便短咳频兼腹痛，驱寒镇水与君谈。

加减歌曰：

咳加五味要半升，干姜细辛一两具，

小便若利恐耗津，须去茯苓肾始固。

下利去芍加干姜，二两温中能守住，

若呕去附加生姜，足前须到半斤数。（《长沙方歌括》）

【组成】茯苓　芍药　生姜各三两　白术二两　附子一枚炮。

【用法】上五味，以水八升，煮取三升，去滓，温服七合，日三服。

【主治】少阴病，阳虚水邪不化，表现为小便不利，或小便不多。或腹中有水声及不喜冷性饮食，脉沉而微。

【注释】

张令韶曰：虚者不可汗，汗后病不解而变证也。真武者，镇水之神也。水性动，今动极不安，故亦以此镇之。茯苓松之余气，潜伏于根，故归伏心神而止悸；附子启下焦之生阳，上循于头而止眩；芍药滋养营血；生姜宣通经脉，而瞤动自止。白术所以资中土而灌溉四旁者也。（《长沙方歌括·卷三·太阳方》）

附子壮元阳，则水有所主；白术建土气，则水有所制；合芍药之苦以降之，茯苓之淡以泄之，生姜之辛以行之，总使水归其壑。今人以行水之剂目为温补之剂，误矣。（《伤寒真方歌括·卷五·少阴全篇方法》）

虚人不可发汗，汗后变证无常。兹先言太阳：太阳发汗，其热当解，今汗出不解，正气虚也。其人仍发热，徒虚正气，而热仍在也。汗为心液，心液亡则心下悸。夫津液者，和合而为膏，上补益于脑髓。今津液不足，则脑为之不满，而头为之眩。身者，脾之所主，今脾气因过汗而虚，不外行于肌肉，则身无所主持而瞤动。眩之极，动之甚，其振振动摇不能撑持而欲擗地之状者，以真武汤主之。（《伤寒论浅注·卷二·辨太阳病脉证篇》）

少阴病二三日，三阳主气，得阳热之化，病当自已矣；若不已，至四日又值太阴主气之期；交于五日，已满太阴之数。太阴主腹，故腹痛；脾主转输，故小便不利；脾主四肢，故四肢沉重而疼痛。自下利者，少阴之水病，而中土之闸折也。盖肾者水也，而主乎水者，生阳之火也。火衰不能生土，土虚不能制水，水寒用事，此为有水气，乃真武之正证。然水性无定，其人或咳，或小便利，或下利，或呕者，为真武之兼证。正证宜真武汤主之。兼证宜真武汤加减主之。

此言少阴之生阳虚，而中土因以受病也。

真武汤加减法

若咳者，加五味子半升，细辛、干姜各一两；若小便利者，去茯苓；若下利者，去芍药加干姜二两；若呕者，去附子加生姜，足前成半斤。

陈元犀谨按：少阴咳下利，治有两法：寒剂猪苓汤，热剂真武汤之类，皆可按脉证而神明之。（《伤寒论浅注·卷五·辨少阴病脉证篇》）

正水之治，缓者筑以防堤，急则行其疏凿。夫水病人，脾胃为水气所犯，故目下有形如卧蚕，水明亮而光润，故面目鲜泽，正水脉沉，沉极则脉伏，其人胃中津液水饮，俱外溢于皮肤肌肉，无以上于喉舌则为消渴，此皆水病先见之征也。及其病水之势既成，则腹大，小便不利，其脉沉甚而欲绝者，诊其脉则为无阳，审其势则为有水，可于扶阳中疏凿其水以下之。俾水去则阳回，则元自复矣。

此言正水病，腹大，小便不利，脉道被遏而不出，其势已甚。子和舟车、神祐等丸，虽为从权救急之计，然虚人不堪姑试。余借用真武汤温补肾中之阳，坐镇北方以制水，又加木通、防己、川椒目以导之，守服十余剂，气化水行，如

江河之沛然莫御矣。此本论中方外之方也。(《金匮要略浅注·卷六·水气病脉证并治第十四》)

小柴胡汤

【诗歌】

脉弦胁痛小柴胡，夏草姜芩参枣扶，

和解少阳为正法，阳明兼症岂殊途？(《伤寒真方歌括》)

柴胡八两少阳凭，枣十二枚夏半升，

三两姜参芩与草，去滓重煮有奇能。

加减歌曰：

胸烦不呕除夏参，蒌实一枚应加煮。

若渴除夏加人参，合前四两五钱与。

蒌根清热且生津，再加四两功更钜。

腹中痛者除黄芩，芍加三两对君语。

胁下痞硬大枣除，牡蛎四两应生杵。

心下若悸尿不长，除芩加茯四两侣。

外有微热除人参，加桂三两汗休阻。

咳除参枣并生姜，加入干姜二两许。

五味半升法宜加，温肺散寒力莫御。(《长沙方歌括》)

【组成】柴胡半斤　黄芩　人参　甘草　生姜各三两　大枣十二枚　半夏半升。

【用法】上七味，以水一斗，煮取六升，去滓再煎，取三升，温服一升，日三服。

【主治】

（1）少阳病，表现为往来寒热、胸胁苦满、默默不欲饮食、心烦喜呕者。

（2）太阳病，脉浮细、嗜卧而胸满胁痛者。

（3）伤寒四五日，身热恶风、颈项强、胁下满、手足温而渴者。

（4）热入血室经水适断、寒热如疟状者。阳明发潮热、大便溏、小便自可、胸胁满不去者。

（5）呕而发热者。

（6）阳明病胁下硬满、不大便而呕、舌上白苔者。

（7）伤寒差以后更发热者。

（8）诸黄腹痛而呕者。

（9）产后痉急、郁冒、大便难而呕不能食者。

（10）四肢苦烦而头痛者。

【注释】

张令韶曰：太阳之气，不能从胸出入，逆于胸胁之间，内干动于脏气，当识少阳之枢转而外出也。柴胡二月生苗，感一阳初生之气，香气直达云霄，又禀太阳之气，故能从少阳之枢以达太阳之气；半夏生当夏半，感一阴之气而生，启阴气之上升者也；黄芩气味苦寒，外实而内空腐，能解形身之外热；甘草、人参、大枣，助中焦之脾土，由中而达外；生姜所以发散宣通者也。此从内达外之方也。

愚按：原本列于"太阳"，以无论伤寒、中风，至五六日之间，经气一周，又当来复于太阳。往来寒热，为少阳之枢象。此能达太阳之气从枢以外出，非解少阳也。各家俱移入

"少阳篇"，到底是后人识见浅处。

张令韶曰：经隧之血脉，流行不息，今寒气入而稽迟之。入阳络则阳脉涩，入阴络则阴脉弦。法当腹中急痛，先与建中汤。以经隧之血脉，皆中胃之所生，更得小柴胡汤以转枢机，枢机利，则经隧之血脉通矣，通则不痛也。

陈蔚按：小柴胡汤使太阳之气从枢外出，解见原方。兹云十三日，经尽一周，既来复于太阳，当解而不能解，又交阳明主气之期，病气亦随经气而涉之。阳明主胸，少阳主胁。胸胁满而呕者，阳明之阖不得少阳之枢以外出也。日晡所者，申酉戌之际也。阳病旺于申酉戌，故应其时而发潮热；热已微利者，阳明之气虽实，其奈为丸药所攻而下陷。陷者举之，用小柴胡汤以解外；解，寓升发之义，即所以举其陷而止其利也，又加芒硝者，取芒硝之咸寒以直通地道，不用大黄之苦寒以犯中宫。盖阳明之气既伤，不宜再伤。师之不用大柴而用小柴，其义深矣。

陈蔚按：小柴胡汤解见本方，此指柴胡桂枝汤，编者注言伤寒六七日，一经已周，又当太阳主气之期，其气不能从胸而出，入结于经脉以及支络。故取桂枝汤以除发热恶寒，藉小柴胡汤以达太阳之气从枢以转出。

论以口苦，咽干，目眩为提纲。言少阳之上，相火主之。少阳为甲木，诸风掉眩，皆属于木。主风主火，言少阳之气化也。

论云：少阳中风，两耳无所闻，目赤，胸中满而烦。不可吐下，吐下则悸而恐。此言少阳自受之邪风也。

论云：脉弦细，头痛发热者，属少阳。少阳不可发汗，发汗则谵语。此属胃，胃和则愈，胃不和则烦而悸。此言少阳自受之寒邪也。

论云：本太阳病不解，转属少阳，胁下硬满，干呕不能食，寒热往来，尚未吐下，脉沉紧者，与小柴胡汤。此邪从太阳转属，仍达太阳之气从枢以外出也。(《长沙方歌括·卷五·少阳方》)

此方以二剂合作一剂，方称原方三服之一。今易作小剂，徇时好也。深于医者，必照古法，不待余赘。少阳介于两阳之间，须兼顾三经，故药不宜轻。去党滓再煎者，此方乃和解之剂，再煎则药性和合，能使经气相融，不复往来出入。古圣不但用药之妙，其煎法俱有精义。(《伤寒真方歌括·卷三·少阳上篇方法》)

陈元犀按：呕者，胃气不和也。腹痛者，木邪犯胃也。小柴胡汤达木郁，和胃气，使中枢运则呕痛止而黄退矣。非小柴胡汤可概治诸黄也。

陈蔚按：呕而发热者，少阳表证也。表未解则内不和，故作呕也。阳明主肌肉，木邪忤土，故作肌热而呕。用小柴胡汤转枢以出其邪，邪解则热退而呕止也。(《金匮方歌括·卷五·呕吐哕下利方》)

陈元犀按：此指《外台》黄芩汤：黄芩、人参、干姜各三两，桂枝一两，大枣十二枚，半夏半升；注治干呕下利。编者注即小柴胡汤变法。方中以桂枝易柴胡，以干姜易生姜，去甘草是也。太阳病不解，并入阳明，阴阳舛错，而为呕吐下利也，方用黄芩、干姜，寒温并进，使之入胃以分阴阳，又以参、枣安胃，桂枝祛邪，半夏降逆，且半夏生当夏半，正阴阳交界之间，取之以和阴阳。

阴阳和则中枢转，上下交而呕利止矣。（《金匮方歌括·卷五·呕吐哕下利方》）

产妇郁冒，其脉微弱，呕不能食，大便反坚，但头汗出。所以然者，血虚而厥，厥而必冒。冒家欲解，必大汗出，以血虚下厥，孤阳上出，故头汗出。所以产妇喜汗出者，亡阴血虚，阳气独盛，故当汗出，阴阳乃复。大便坚，呕不能食，小柴胡汤主之。

孙男陈心兰按：产妇脉微弱者，血虚也。血虚而阴不维阳，则为孤阳；阳独行于上，则头汗出而冒；阳不及于下，则下厥；阳郁阴伤，无以养肠胃，故大便坚；阴阳不和，扰动于中，故作呕而不能食。盖血虚无以作汗，故郁冒不得从汗而解也。治之者，当审其病情，以冒家欲解，既不得从头汗而泄，必得大汗而解者，以小柴胡汤发之，使阳从汗泄，则郁开则阴阳和矣。此损阳就阴法也。（《金匮方歌括·卷六·妇人产后方》）

太阳病，头项强痛等证，五日少阴至十日已去，为十一日，正值少阴主气之期。其脉浮为太阳，细为少阴，而嗜卧者，太阳、少阴之气两相和合，故知其外已解也。设令胸满胁痛者，太阳之气欲从胸胁而出，不得少阴之枢转也。盖少阴为阴枢，少阳为阳枢，惟小柴胡汤能转其枢。兹与以小柴胡汤，药证若对即立效。若脉但浮而不细者，是太阳之气自不能外出，非关枢也，与麻黄汤以达表。

此言太、少阴阳之气表里相通，而太阳又得少阴之枢以为出入也。

伤寒差已后，不因劳食而更发热者，乃余邪未尽而留于半表半里之间，宜转其枢，以小柴胡汤主之。（《伤寒论浅注·卷一·辨太阳病脉

证篇》）

伤寒五六日，经尽一周，气值厥阴，藉其中见之少阳而枢转。伤寒如此，中风亦如此，其症往来寒热，少阳之枢象也，胸为太阳之部，胁为少阳之部，太阳不得出，少阳不得枢，故为苦满，"默"字从火从黑，伏明之火郁而不伸，故其形默默。木火郁于中，致胃络不和，故不欲饮食，木火交充，故为心烦；木喜条达而上升，故喜呕。此病气则在太阳，经气则值厥阴。厥阴之中见，则为主枢之少阳也。盖少阳之气游行三焦，在脏腑之外，十一脏皆取决之，故兼或然七症：或涉于心而不涉于胃，则胸中烦而不呕；或涉于阳明之燥气，则渴；或涉于太阴之脾气，则腹中痛；或涉于厥阴之肝气，则胁下痞硬；或涉于少阴之肾气，则心下悸而小便不利；或太阳藉少阳之枢转，已有向外之势则不渴，身有微热；或咳者，又涉于太阴之肺气矣。夫五脏之经输在背，主于太阳；而五脏之气由胸而出，亦司于太阳。今太阳之气逆于胸而不能外出，虽不干动在内有形之脏真，而亦干动在外无形之脏气，现出各脏之症。非得少阳枢转之力，不能使干犯之邪向外而解，必与以小柴胡汤助枢以主之。

此一节，言太阳之气不能从胸出入，逆于胸膈之间，内干动于脏气，当藉少阳之枢转而外出也。

张钱塘云：此章节凡十五节，皆论柴胡汤之证治。又云：小柴胡汤乃达太阳之气，从少阳之枢以外出，非解少阳也，是以有随证加减之法。李士材谓柴胡乃少阳引经之药，若病在太阳，用之若早，反引贼入门。后人不察经旨，俱宗是说谬矣。

伤寒中风，有柴胡证，但见一证便是，不必悉具。（《伤寒论浅注·卷二·辨太阳病脉证篇》）

经水未来，因病而适来者，既明其义矣。而经水已来，因病而适断者何如？妇人中风七八日，业已热除身凉，而复续得寒热，发作有时；其经水已来而适断者，果何故哉？盖以经水断于内，则寒热发于外，虽与经水适来者不同，而此亦为热入血室。其血为邪所阻则必结，结于冲任厥阴之经脉，内未入脏，外不在表，而在表里之间，仍属少阳，故使如疟之状，发作时，以小柴胡汤主之。达经脉之结，仍藉少阳之枢以转之，俾气行而血亦不结矣。

此一节，承上文而言中风热入血室，其经水已来而适断，当知异中之同，同中之异，各施其针药之妙也。

热入血室，不独中风有之，而伤寒亦然。妇人伤寒，寒郁而发热，当其时经水适来，过多不止，则血室空虚，而热邪遂乘虚而入之也。昼为阳而主气，暮为阴而主血。今主气之阳无病，故昼日明了；主血之阴受邪，故暮则谵语如见鬼状者，医者当于其经水适来而定其证曰：此为热入血室，非阳明胃实所致也。既非阳明胃实，则无以下药犯其胃气及上二焦。一曰胃脘之阳不可以吐伤之，一曰胃中之汁不可以汗伤之。惟候其经水尽，则血室之血复生于胃腑水谷之精，必自愈。慎不可妄治以生变端也。

此一节，言妇人伤寒之入于血室也。郭白云云：前证设不差，服小柴胡汤。（《伤寒论浅注·卷三·辨太阳病脉证篇》）

大柴胡汤

【诗歌】

脉弦而沉沉有力，相为结热下宜亟，

芩芍枣夏枳柴姜，大柴汤是小柴翼。（《伤寒真方歌括》）

八柴四枳五生姜，芩芍三分二大黄，

半夏半升十二枣，少阳实证下之良。（《长沙方歌括》）

【组成】柴胡半斤　黄芩三两　芍药三两　半夏半升　生姜五两

枳实四枚炙　大枣十二枚。

【用法】上七味，以水一斗二升，煮取六升，去滓，再煎，温服一升。日三服。一方用大黄二两，若不加大黄，恐不为大小胡汤也。按：此方原有两法，长沙并存其说而用之。

【主治】小柴胡汤证而里实心下急或坚、腹满痛者。

【注释】

陈蔚按：凡太阳之气逆而内干，必藉少阳之枢转而外出者，仲景名为柴胡证。但小柴胡证心烦，或胸中烦，或心下悸，重在于胁下苦满；而大柴胡证不在胁下而在心下，曰心下急，郁郁微烦，曰心下痞硬，以此为别。小柴胡证曰喜呕，曰或胸中烦而不呕；而大柴胡证不独不呕，而且呕吐，不独喜呕，而且呕不止，又以此为别。所以然者，太阳之气不从枢外出，反从枢内入于君主之分，视小柴胡证颇深也，方用芍药、黄芩、枳实、大黄者，以病势内入。必取苦泄之品，以解在内之烦急也；又用柴胡、半夏，以启一阴一阳之气；生姜、大枣，以宣发中焦之气。盖病势虽已内入，而病情仍欲外达，故制此汤，还藉少阳之枢而外出，非若承气之上承热气也。（《长沙方歌括·卷三·太阳方》）

有阳明中风，兼见寒热往来，脉弦大，胸满，及面目悉黄，小便难，潮热，时哕，与小柴胡汤；如脉双弦，心下硬，与大柴胡汤。（《伤寒真方歌括·卷二·阳明上篇方法》）

少阳主半表半里，寒热相杂。若邪在半表，其寒热往来于外，宜以小柴胡汤解半表之虚邪，以大柴胡汤解半表之实热；若邪在半里，其寒热相搏于中，则为呕吐腹痛，以黄连汤主之；其寒热互结于心下，则为痞满呕逆，以半夏泻心汤主之；其寒热相阻于心下，则为拒格，食入即出。以干姜黄芩黄连人参汤主之；若邪全入于里，则为胆腑受病，胆火下攻于脾而为自利，有黄芩汤法；胆火上逆于胃，利又兼呕，有黄芩加半夏生姜汤法。此皆少阳正治方法也。（《伤寒真方歌括·卷三·少阳上篇方法》）

此方本无大黄，所云结热，非实热也；下解其热，非导其便也。小柴胡汤治半表之虚，此治半表之实，即小柴胡汤之翼也。今《活人书》每以此方代承气汤，取大便微利，重在大黄，略变仲景之法，不可不知。（《伤寒真方歌括·卷三·少阳上篇方法》）

按：胸胁满而呕，少阳之邪正盛也。日晡所发潮热，阳明之热已结也；本宜大柴胡汤两解之，因以丸药误下，强逼溏粪，胃气大伤。大柴胡汤有大黄、枳实之峻，必不堪受，不如小柴胡汤有人参、甘草以扶之也。加芒硝者，胜热攻坚，速下不停，无伤胃气，是以峻攻之药，为补养法也。（《伤寒真方歌括·卷三·少阳中篇方法》）

大柴胡汤歌见《伤寒》　按之心下满痛者，此为实也，当下之，宜此汤。

陈元犀按：实者当下症，大承气汤尤恐不及，况大柴胡汤乎？按之心下满痛者，太阳之邪逆而内干少阳，枢机阻而不利也。用大柴胡汤宣外达内，使少阳之气从太阳之开而解矣。（《金匮方歌括·卷三·腹满寒疝宿食方》）

少阳为阳枢，少阴为阴枢，其气相通。太阳病，过经十余日，十日为少阴主气之期，医反二三下之，逆其少阴之枢机。后四五日，乃十五六日之间，再作经，而又当少阳主气之期。太阳之气不因下陷，仍欲从枢而外出，故柴胡证仍在者，先与小柴胡汤以解外。若呕不止，是太阳之气不从枢外出，而从枢内入，干于君主之分，外有心下满急之病象，内有郁郁微烦之病情者，为未解也，与大柴胡汤下之，下其邪气，而不攻其大便则愈。

此言病在枢者，小柴胡汤达之于外，所以转之；大柴胡汤泄之于内，亦所以转之也。（《伤寒论浅注·卷二·辨太阳病脉证篇》）

以手按辨其虚实，既言不复再赘矣。若按之心下满痛者，虽云其结尚高，与腹中满痛不同，而既已拒按若此，此为有形之实邪也，实则当下之，宜大柴胡汤。

此亦言实则可下之证，但以邪在心下，故以大柴胡汤为的方。可见古人用方，斟酌尽善不差一黍。（《金匮要略浅注·卷四·腹满寒疝宿食病脉证治第十》）

寒热往来于外，胸胁苦满，默默不欲食，心烦喜呕，为虚火证，宜小柴胡汤。

寒热往来于外，心中痞硬，郁郁微烦，呕不止，为实火证，宜大柴胡汤。（《时方妙用·卷四·伤寒》）

柴胡加芒硝汤

【诗歌】
少阳邪入阳明腑，日晡热潮胁满吐，
甘夏参芩柴枣姜，芒硝加上病方愈。（《伤寒真方歌括》）
小柴分两照原方，二两芒硝后入良，
误下热来日晡所，补兼荡涤有奇长。（《长沙方歌括》）

【组成】柴胡二两六铢　黄芩一两　人参一两　甘草一两　生姜一两　半夏二十铢　大枣四枚　芒硝二两。

【用法】上八味，以水四升，煮取二升，去滓，纳芒硝，更煮微沸，分温再服。此药剂之最轻者，以今秤计之，约二两，分二服，则一服只一两耳。

【主治】少阳病，寒热往来，口苦，胸胁满，呕吐，日晡潮热，因误下后大便微利，但必须腹有拒按。

【注释】

伤寒十三日，经尽一周而又来复于太阳，若不解，又交于阳明主气之期，病气亦随经气而涉于阳明。阳明司合而主胸，少阳司枢而主胁。既满而又呕，是阳明之合不得少阳之枢而外出也。日晡所在申、酉、戌之间，阳明于其所旺时而发潮热，热才已而即微利，此本系大柴胡证，不知用大柴胡方法。下之而不得利，今反微利者，知医以丸药下之，丸缓留中，不得外出，非其治也。潮热者，阳明气实也，先宜小柴胡汤以解太阳之邪于外，后以柴胡加芒硝汤解阳明之邪于内而主之。盖胸胁满而呕，太少两阳之病；日晡所发潮热，阳明燥气之病也。

此一节，言太阳之气逆于阳明中土，亦当从枢而外出。其用柴胡加芒硝，亦从枢出之义，非若承气之上承热气也。（《伤寒论浅注·卷二·辨太阳病脉证篇》）

桃仁承气汤

【诗歌】

寒本伤营多蓄血，桃仁承气涤邪热，

硝黄甘草桂枝宜，谵语如狂斯切切。（《伤寒真方歌括》）

五十桃仁四两黄，桂硝二两草同行，

膀胱热结如狂证，外解方攻用此汤。（《长沙方歌括》）

【组成】桃仁五十个　大黄四两　桂枝二两　甘草二两　芒硝二两。

【用法】上五味，以水七升，煮取二升半，去滓。纳芒硝，更上火微沸，下火，先食，温服五合，日三服，当微利。

【主治】蓄血证，热结膀胱，其人如狂，少腹急结。但必须具有小便自利、大便不利、身有微热或不喜冷性饮食等症。

【注释】

陈蔚按：张令韶谓太阳有气有经，其气从胸而出入，其经挟脊入循膂而内络膀胱。如病邪从胸胁而入，涉于阳明、少阳之分，则为小柴胡汤证；循背膂而入，自入于太阳之腑，则为桃仁承气汤证。太阳之腑曰膀胱，在小腹之间，为血海之所。膀胱有津液而无血，而与胞中之血海相连。热干之，阴不胜阳，则动胞中之血而自下，故其人如狂。然病起外邪，当先解外，必审其小腹急结，乃可攻之。急结者，其血有急欲通之象也。桃得阳春之生气，其仁微苦而涌泄，为行血之缓药；得大黄以推陈致新；得芒硝以清热消瘀；得甘草以主持于中，俾诸药遂其左宜右有之势；桂枝用至二两者，注家以为兼解外邪，而不知辛能行气，气行而血乃行也。

陈蔚按：《内经》曰，血在上喜忘，血在下如狂。（《长沙方歌括·卷三·太阳方》）

桃仁直达血所，桂枝分解外邪，即抵当症之轻者。（《伤寒真方歌括·卷一·太阳中篇方法》）

若太阳病不解，热结膀胱，其人如狂，名曰入本腑症。既经外解，而小腹急结者，宜桃仁承气汤攻之。（《伤寒真方

歌括・卷一・太阳中篇方法》)

太阳病不解，若从胸胁而入，涉于阳明、少阳之分，此小柴胡汤之证也。今从背经而入于本腑名为**热结膀胱**，膀胱在少腹之间，经曰：膀胱者胞之室也。胞为血海，居膀胱之外，热结膀胱，熏蒸胞中之血。血，阴也，阴不胜阳，故**其人如狂**，若血自下，则热亦随血而**下者自愈**，若其邪在外，犹是桂枝证，**不解者，尚未可攻，当先解其外**。外解已，但见少腹急结者，无形之热邪结而为有形之蓄血。乃可攻之，宜桃核承气汤方。(《伤寒论浅注・卷二・辨太阳病脉证篇》)

柴胡加龙骨牡蛎汤

【诗歌】

太阳误下心烦惊，谵语身沉水不行，

芩夏参枝柴姜枣，茯丹龙牡定神明。(《伤寒真方歌括》)

参芩龙牡桂丹铅，芩夏柴黄姜枣全，

枣六余皆一两半，大黄二两后同煎。(《长沙方歌括》)

【组成】柴胡四两　龙骨　黄芩　生姜　铅丹　人参　桂枝去皮　茯苓各一两半　半夏二合洗　大黄二两　牡蛎一两半　大枣六枚。

【用法】上十二味，以水八升，煮取四升；纳大黄切如棋子，更煮一二沸，去滓，温服一升。

【主治】伤寒误下后神识失常，烦惊，谵语，胸满身重，小便不利等。

【注释】

《内台方议》云：伤寒八九日，邪气错杂，表里未分，而误下之，则虚其里而伤其表。胸满而烦者，邪热客于胸中；惊者，心恶热而神不守也；小便不利者，里虚津液不行也；谵语者，胃热也；一身尽重，不可转侧者，阳气内荣于里不行于表也。故用柴胡为君，以通表里之邪而除胸胁满；以人参、半夏为臣辅之；加生姜、大枣而通其津液，加龙骨、牡蛎、铅丹收敛神气而镇惊，为佐；加茯苓以利小便而行津液，加大黄以逐胃热止谵语，加桂枝以行阳气而解身重错杂之邪，共为使。以此十一味之剂，共救伤寒坏逆之法也。（《长沙方歌括·卷三·太阳方》）

论云：伤寒八九日，下之，胸满烦惊，小便不利，谵语，一身尽重，不可转侧也，柴胡加龙骨牡蛎汤主之。

此乃正气虚耗，邪已入里，而复外扰三阳，故现症错杂，药亦随证施治，真神化之方也。今借治癫痫症神效。（《伤寒真方歌括·卷三·少阳下篇方法》）

伤寒八日，当阳明主气之期，九日当少阳主气之期。下之，伤其阳明之气，而为胸满；逆其少阳之气，而为烦惊；以少阳三焦内合心主包络故也。小便不利，为少阳三焦决渎之官失其职也。谵语，为阳明胃气不和也。一身尽重不可转侧者，少阳循身之侧，枢机不利故也，以柴胡加龙骨牡蛎汤主之。

此一节，言太阳之气因庸医误下，以致三阳同病，特立三阳并治之方，滋阳明之燥，助少阳之枢。而太阳不失其主开之职，其病仍从少阳之枢而外出矣。（《伤寒论浅注·卷二·辨太阳病脉证篇》）

桂枝去芍药加蜀漆牡蛎龙骨救逆汤

【诗歌】

火劫惊狂卧不安，亡阳散乱浮脉看，

牡龙蜀漆生姜入，桂草相和救逆丹。(《伤寒真方歌括》)

桂枝去芍已名汤，蜀漆还加龙牡藏，

五牡四龙三两漆，能疗火劫病惊狂。(《长沙方歌括》)

【组成】 桂枝三两　甘草二两　生姜三两　牡蛎五两煅　龙骨四两　大枣十二枚　蜀漆三两洗去腥。

【用法】 上为末，以水一斗二升，先煮蜀漆减二升，纳诸药，煮取三升，去滓。温服一升。一本，蜀漆四两。

【主治】 桂枝去芍药汤证有痰饮而惊狂不安者。

【注释】

张令韶曰：伤寒脉浮，病在阳也。太阳与君火相合而主神，心为阳中之太阳，医以火迫劫，亡阳，亡其君主之阳，非下焦生阳之阳。心为火迫，则神气外浮，故为惊狂而不安。桂枝色赤入心，取之以保心气；佐以龙牡者，取水族之物以制火邪，取重镇之品以治浮越也。芍药苦平，非亡阳所宜，故去之。蜀漆取通泄阳热，故先煮之。神气生于中焦水谷之精，故用甘草、大枣、生姜，以资助中焦之气也。病在阳，复以火劫，此为逆也，故曰救逆。(《长沙方歌括·卷三·太阳方》)

此与少阴汗出之亡阳迥别。盖少阴之亡阳，亡其肾中之阳，故以真武、四逆辈以回之。今乃以火逼汗，亡其心中之阳，故以安神之品以镇之。又与阳盛误服桂枝汤之亡阳大异。阳明火盛，一乘桂枝之热，迅奔于外，大汗不止，是亡其胃中之阳，故以石膏以滋之。（《伤寒真方歌括》）

桂枝去芍药加蜀漆牡蛎龙骨救逆汤歌见《伤寒》 治火邪者，此汤主之。

伤寒脉浮，为太阳之病，当以麻黄汤化膀胱津液，出诸皮毛而为汗则愈，太阳与君火相合而主神，心为阳中之太阳，医以火迫劫之，遂致亡其上焦君火之阳，神气浮越必惊狂，起卧不安者，以桂枝去芍药，再加蜀漆牡蛎龙骨救逆汤主之。

前条中风火劫其汗，证见亡阴，故小便利为可治。此条伤寒火劫其汗，证见亡阳，难俟阳之自复，故以此汤从手厥阴以复之。凡亡阴中之阳，必用附子以救之；此亡阳中之阳，因火迫劫，又非附子之所宜。

此一节为火逆出其方也。当知手厥阴证之专方，非火逆通用之方也。但汪苓友疑亡阳证恐不能胜蜀漆之暴悍，柯韵伯疑当时另有蜀漆，非常山苗也。愚每以茯苓代之，热盛者以白薇代之。（《伤寒论浅注·卷二·辨太阳病脉证篇》）

试为惊者出其方也。火邪者，所包者广，不止以火迫劫亡阳惊狂一证，然举其方治，可以启其悟机，但认得火邪为主，即以桂枝去芍药加蜀漆牡蛎龙骨救逆汤主之。

此为惊证出其方也。以火邪二字为主，而其方不过举以示其概也。

桂枝加桂汤

【诗歌】

气从脐逆号奔豚，汗为烧针启病源，

只取桂枝汤本味，再加二两桂枝论。（《长沙方歌括》）

【组成】桂枝五两　芍药三两　生姜三两　甘草二两　大枣十二枚。

【用法】上五味，以水七升，煮取三升，去滓。温服一升。按本论云：与桂枝加桂汤，更加桂二两。而不知原用三两，更加二两，即名此汤。非于五两之外更加也。

【主治】桂枝汤证伴气上冲较为剧烈者。

【注释】

陈蔚按：少阴上火而下水，太阳病以烧针令其汗，汗多伤心，火衰而水乘之，故发奔豚。用桂枝加桂，使桂枝得尽其量，上能保少阴之火脏，下能温少阴之水脏，一物而两扼其要也。核起而赤者，针处被寒，灸以除其外寒，并以助其心火也。（《长沙方歌括·卷三·太阳方》）

桂枝加桂汤歌见《伤寒》治发汗后烧针令其汗，针处被寒，核起而赤者，必发奔豚，气从少腹上至心，灸其核上各一壮，与此汤主之。

陈元犀按：汗后又迫其汗，重伤心气，心气伤不能下贯元阳，则肾气寒而水滞也。加以针处被寒，为两寒相搏，必挟肾邪而凌心，故气从少腹上至心，发为奔豚也。灸之者，杜其再入之患；用桂枝汤补心气以解外邪；加桂者，通肾气，

暖水脏，而水邪化矣。（《金匮方歌括·卷三·奔豚方》）

汗为心液，烧针令其汗，则心液虚矣。针处被寒，核起而赤者，心虚于内，寒薄于外，而心火之色现也，少阴上火而下水，火衰而水乘之，故必发奔豚，其气从少腹上冲心者，灸其核上各一壮，助其心火，并散其寒，再与桂枝加桂汤，其方即于原方更加桂二两。温少阴之水脏，而止其虚奔。

此一节，言外寒束其内火，用火郁发之之义也。

汪苓友云：此太阳病未发热之时，误用烧针开发腠理，以引寒气入脏，故用此法。若内有郁热，必见烦躁等证，又不在此例矣。（《伤寒论浅注·卷二·辨太阳病脉证篇》）

奔豚证，有肾气乘外寒而冲心者，试约其证而出其方。发汗后，烧针令其再汗，针处被寒，寒袭腠理，火郁脉中，以致核起而赤者，必发奔豚，气从少腹上至心，灸其核上各一壮，与桂枝加桂汤主之。

此为既成奔豚而出其正治之方也。

尤在泾云：此肾气乘外寒而动，发为奔豚者，发汗后烧针复汗，阳气重伤，于是外寒从针孔而入通于肾，肾气乘外寒而上冲于心，故须灸其核上，以杜再入之邪，而以桂枝外解寒邪，加肉桂泄肾气也。（《金匮要略浅注·卷四·奔豚气病证治第八》）

桂枝甘草龙骨牡蛎汤

【诗歌】

　二甘一桂不雷同，龙牡均行二两通，

　　火逆下之烦躁起，交通上下取诸中。（《长沙方歌括》）

【组成】桂枝一两　甘草二两　牡蛎二两　龙骨二两。

【用法】上为末，以水五升，煮取一升半，去滓。温服八合。日三服。

【主治】火逆证误下后，心阳被伤，烦躁不安，可有喜热畏冷的现象。

【注释】

陈蔚按：太阳病因烧针而为火逆者多。今人不用烧针而每有火逆之证者，炮姜、桂、附、荆、防、羌、独之类，逼其逆也。火逆则阳亢于上，若剧下之，则阴陷于下。阳亢于上，不能遇阴而烦；阴陷于下，不得遇阳而躁。故取龙、牡水族之物，抑亢阳以下交于阴；取桂枝辛温之品，启阴气以上交于阳。最妙在甘草之多，资助中焦，使上下阴阳之气交通于中，而烦躁自平也。（《长沙方歌括·卷三·太阳方》）

龙、牡重滞之质，得桂枝而始神其用。（《伤寒真方歌括·卷一·太阳救误变证方法》）

火逆之证，颇类胃家病象。医者误认为里实证而下之，下之不愈，因复烧针，是下既夺其里阴，烧针复逼其虚阳，阴阳两相乖离而烦躁者，以桂枝甘草龙骨牡蛎汤主之。（《伤寒论浅注·卷二·辨太阳病脉证篇》）

抵当汤

【诗歌】

大黄三两抵当汤，里指任冲不指胱，

虻蛭桃仁各三十，攻其血下定其狂。（《长沙方歌括》）

【组成】水蛭三十个熬　虻虫三十枚熬，去翅足　桃仁三十个大黄三两酒洗。

【用法】上四味，剉如麻豆，以水五升，煮取三升，去滓。温服一升，不下，再服。

以水五升，煮取三升，去滓。温服一升，不下再服。

【主治】蓄血证，或发狂，或如狂，或消谷善饥，或喜忘，或屎虽硬，大便反易，其色黑，或身黄。但必须具有少腹硬满、小便白利及内热等证。

妇人经水不利下者。

【注释】

陈元犀按：妇人经水不利下，脉证俱实者，宜此方，否则当养其冲任之源。不可攻下。(《金匮方歌括·卷六·妇人杂病方》)

张令韶曰：太阳有经与气之分，亦有外与表之别。桃仁承气证热结膀胱，乃太阳肌腠之邪从背脊而下结于膀胱，故曰"外不解者，尚不可攻"，肌腠为外也。抵当证瘀热在里，乃太阳肤表之邪，从胸中而下结于小腹，表气通于胸，故曰"表证仍在，反不结胸"，皮毛为表也。盖太阳之气，从胸而出，入太阳之经，循背脊而下络膀胱。经病，外邪从背而入结于膀胱者，详于桃仁承气汤方注；而气病，表邪从胸而入不涉于膀胱，故不曰"热结膀胱"，而曰"反不结胸，热在下焦"。盖下焦即胞中，冲、任二脉之所起也。冲脉起于气冲，任脉起于中极之下，以上毛际，亦居小腹。故前章曰"小腹急结"，此章曰"小腹硬满"。急结者，急欲下通之象，不必攻之，故曰"下者愈"，只用桃仁承气足矣；此曰"硬满"，全无下通之势，故不曰"血自下"，而曰"下血乃愈"，言必攻而始下也，非抵当不可。二证之分别如此。

又曰：太阳病六七日，正当太阳主气之期，表证仍在，脉当浮。今微而沉者，气随经络沉而内薄也。内薄于胸当结胸，今反不结胸者，知表邪从胸而下入于阴分。阴不胜阳，故发狂；热在下焦，故小腹硬满；硬满而小便自利，便知其不在无形之气分，而在有形之血分也。方用虻虫、水蛭，一飞一潜，吮血之物也。在上之热随经而入，飞者抵之；在下之血为热所瘀，潜者当之。配核桃之仁、将军之威，一鼓而下，抵拒大敌。四物当之，故曰抵当。（《长沙方歌括·卷三·太阳方》）

抵者，抵其巢穴也；当者，当其重任也。蛭者，水虫之善饮血也；虻者，陆虫之善饮血也。水陆并攻，同气相求，更佐桃仁之推陈致新，大黄之涤荡热邪，故名抵当也。（《伤寒真方歌括·卷一·太阳中篇方法》）

太阳病六日已过，而至七日，正当太阳主气之期。表证仍在，脉则宜浮，今脉微而沉，是邪不在表而在里矣。太阳之病，内传多在胸膈，今反不结胸，是病不在上而在下矣。其人发狂者，邪热内盛逼乱神明也。此证以热在下焦，小腹当硬满。然小便与血，皆居小腹，蓄而不行，皆作硬满，若小便日利者，知不关膀胱之气分，而在于冲任之血分，必用药以下其血乃愈。所以然者，以太阳之表热随经而瘀热在少腹之里故也，以抵当汤主之。

此与桃核承气证不同，彼轻而此重。彼为热结膀胱，乃太阳肌腠之邪从背脊而下结于膀胱；此为瘀热在里，乃太阳肤表之邪从胸中而下结于少腹也。

血之与水，以小便之利与不利分之，请再申其说：太阳病，从胸而陷于中土，故身黄，脉沉结，少腹硬，小便不利者，乃脾气不能转输，水聚于少腹，为无血也；而小便自利，其人如狂者，非水聚，为血聚，血证谛也。必谛审其果是血证，方可以**抵当汤**主之。否则，不可姑试也。

此一节，申明上文"小便自利"之义也，喻嘉言云：此条乃法中之法也。见血证为重病，抵当为重药。后人辨证不清，不当用而误用，与夫当用而不用，成败在于反掌，故重申其义也。

此一节，变汤为丸，分两极轻，连滓而服，又法外之法也。

热有郁于血分者。《内经》云：上气不足，下气有余，久之不以时上，则善忘。今阳明证，其人喜忘者，乃血随气行，俱并于下，故必有蓄血。所以然者，本有久瘀之血，停积于下。心主血，瘀血久停于下而不得上，则心气虚，故令善忘。阳明主燥，其屎虽硬，血又主濡，而大便反易。血久则黑，火极反见水化，故其色必黑，宜**抵当汤**下之。

【述】此言热郁血分而为抵当汤证也。（《伤寒论浅注·卷四·辨太阳病脉证篇》）

妇人经水闭而不利，其子脏因有凝滞而成**坚癖**，又因湿热腐变而为下不止，其凝滞维何？以子脏中有干血，其下不止维何？

妇人经水久闭不至者，有虚实寒热之可辨也。有行而不畅者，为一月再见之可征也。若少腹结痛，大便黑，小便利，明知血欲行而**不肯利下**，不得以寻常行血导气、调和营卫、补养冲任之法，迁阔不效，径以**抵当汤**主之。此为经水不利之属实者，出其方治也。（《女科要旨·卷四·杂病》）

抵当丸

【诗歌】

脉见沉微证发狂，热瘀小腹硬而膨，

抵当两剂分平峻，虻蛭桃仁共大黄。（《伤寒真方歌括》）

卅五桃仁三两黄，虻虫水蛭廿枚详，

捣丸四个煎宜一，有热尿长腹满尝。（《长沙方歌括》）

【组成】水蛭二十个熬　虻虫二十个去翅足，熬　桃仁三十五个　大黄三两。

【用法】上四味，捣，分为四丸。以水一升煮一丸，取七合服，不可余药。晬时当下血。若不下者，更服。

【主治】蓄血证，少腹满，小便利。病势较轻，或时间较久，兼有热象。

【注释】

抵当之脉，浮取微而沉取结。按曰微而沉，非沉微也，故又以沉结申之。抵当之证，发狂，小腹硬满，小便自利。其中又有发黄病，审其小便不利，为膀胱之气不化；小便自利，非膀胱之气不化，为下焦之瘀不行。以此方之难用，又不可不用，不得不重申其义也。然此为抵当汤、丸二证公共之辨法也。师又立抵当丸方法者着眼在"有热"二字，以热瘀于里而仍蒸于外，小腹又满，小便应不利而反自利，其证较重，而治之不可急剧，故变汤为丸，以和洽其气味，令其缓达病所。曰不可余药者，谓连滓服下，不可留余，庶少许胜多许，俟晬时下血，病去而正亦无伤也。（《长沙方歌括·卷三·太阳方》）

《内经》云：今夫热病者，皆伤寒之类也。伤寒有热，至所有之热，皆归于少腹，故少腹满，应小便不利，今反利者，热归血海，为有血也。但血结阴位，卒难荡涤，投药过多，恐伤中气，故当缓缓下之；然又恐药力太微，病根深固难拔，故应用之药，宜尽数以与之，不可更留余药，宜抵当丸。

此一节，变汤为丸，分两极轻，连滓而服，又法外之法也。(《伤寒论浅注·卷三·辨太阳病脉证篇》)

大陷胸丸

【诗歌】

陷邪迫处于心胸，俯则难宽势欲昂，

葶苈大黄硝杏合，别寻蜜遂煮丸攻。(《伤寒真方歌括》)

大陷胸丸法最超，半升葶苈杏硝调，

项强如痉君须记，八两大黄取急消。(《长沙方歌括》)

【组成】大黄半斤　葶苈子半升熬　芒硝半升　杏仁半升去皮尖，炒黑。

【用法】上四味，捣筛二味，次纳杏仁、芒硝，合研如脂，和散。取如弹丸一枚。别捣甘遂末一钱匕；白蜜二合，水二升，煮取一升。温，顿服之。一宿乃下；如不下，更服，取下为效。禁如药法。

【主治】结胸病，胸膈上下胀痛，或兼喘急。可具有水热互结的现象。

【注释】

陈蔚按：太阳之脉，上循头项；太阳之气，内出于胸膈，外达于皮毛。其治法宜从汗解，今应汗而反下之，则邪气因误下而结于胸膈之间，其正气亦随邪气而内结。不能外行于经脉，以致经输不利，而头项强急如柔痉反张之状。取大黄、芒硝，苦咸以泄火热，甘遂苦辛以攻水结。其用杏仁、葶苈奈何？以肺主皮毛，太阳亦主皮毛，肺气利而太阳之结气亦

解也。其捣丸而又纳蜜奈何？欲峻药不急于下行，亦欲毒药不伤其肠胃也。(《长沙方歌括·卷三·太阳方》)

结胸亦有不因下而成者。伤寒六日，为一经已周。至七日，又当来复于太阳，不从表解，而结于胸，则伤寒之邪都而为热实，其证重矣。又诊其脉沉而且紧，沉为在里，紧则为痛为实。今心下痛，按之如石之硬者，非他药所可攻，必以大陷胸主之。

此一节，言伤寒不因下而亦成结胸也。(《伤寒论浅注·卷三·辨太阳病脉证篇》)

今试言结胸之因，并详其状而及其治。病发于太阳，太阳主外，宜从汗解，而反下之，则热邪乘虚而入，结于胸膈有形之间，因作结胸；病发于少阴，少阴主里，当救其里，而反下之，邪若结于下，则为脏结矣。今不结于脏，而结于心下，因而作痞。痞证发于阴，原无下法，不以下之迟早论也，其证治另详于后。而阳证之所以成结胸者，以下之太早故也。试再由其因而更详其状。太阳之脉上循头项。今结胸者，气结于内，遂不外行于经脉，以致经输不利，其项亦拘紧而强，有如柔痉反张之状。下之，令内之结气一通，则外之经输自和，宜大陷胸丸方。

张钱塘云：此言结胸、脏结之所因，而于脏结之中，复又推言痞结，以见痞之同发于阴，而不与脏结同者，脏结结于下，而痞结结于上也。结于下者，感下焦阴寒之气；结于上者，感上焦君火化也。(《伤寒论浅注·卷三·辨太阳病脉证篇》)

大陷胸汤

【诗歌】

短气躁烦邪上结，大黄甘遂芒硝泄，

阳明下早陷胸中，荡涤苦寒内除热。（《伤寒真方歌括》）

一钱甘遂一升硝，六两大黄力颇饶，

日晡潮热腹痛满，胸前结聚此方消。（《长沙方歌括》）

【组成】大黄六两　芒硝一升　甘遂一钱匕。

【用法】上三味，以水六升，先煮大黄，取二升，去滓。纳芒硝，煮一两沸，纳甘遂末。温服一升，得快利，止后服。

【主治】大结胸病，胸膈部及胸膈下部硬满而痛，拒按，甚者从心下至少腹手不可近。

【注释】

陈蔚按：大黄、芒硝苦咸之品，借甘遂之毒，直达胸间之饮邪，不专荡胃中之邪秽也。汤与丸分者，丸恐下之太急，故连滓和蜜服之，使留中之邪从缓而下；汤恐下之不急，取三味之过而不留者，荡涤必尽也。

陈亮师曰：结胸者，结于胸中而连于心下也。身之有膈，所以遮上下也。膈能拒邪，则邪但留于胸中；膈不能拒邪，则邪留胸而及于胃。胸胃俱病，乃成结胸。如胸有邪而胃未受邪，则为胸胁满之半表半里证；如胃受邪而胸不留，则为胃家实之阳明病。皆非结胸也。故必详辨分明，庶无差误。（《长沙方歌括·卷三·太阳方》）

半夏泻心汤。治伤寒五六日，呕而发热者，柴胡证俱在，而以他药下之，柴胡证仍在者，复与柴胡汤。此虽已下之，不为逆，必蒸蒸而振，却发汗热出而解。若心下满而硬痛者，此为结胸也，大陷胸汤主之；但满而不痛者，此为痞，柴胡不中与之，宜此汤。（《长沙方歌括·卷四·太阳方》）

太阳误下，而伤其上焦之阳。阳气既伤，则风寒之邪乘

虚而入，上结于胸而硬痛。不按而自痛者，宜大陷胸汤；按之始痛者，宜小陷胸汤。（《伤寒真方歌括·卷一·太阳救误变症方法》）

太阳中风之病，诊其脉浮而动数。风性浮越，故浮则为风；风为阳邪，故数则为热；阴阳相搏，故动则为痛；邪盛则正虚，故数则为虚。病太阳之肌表，则头痛；得标阳之热化，则发热；凡伤风必自汗，汗少则恶风，汗出多亦必恶寒。原无盗汗之证，盗汗亦无恶寒之证，今微盗汗出，而反恶寒者，乃中风稽久之证。虽不若初中之重，而要其表邪未尝解也。医反下之，表邪乘虚内入，故动数之脉变迟，邪气与膈气在内相拒而痛，胃中被下而空虚，客气无所顾忌而动膈，膈上为心肺，主呼气之出；膈下为肝肾，主吸气之入。今为客气动膈，则呼吸之气不相接续，故短气；上下水火之气不交，故烦躁，烦躁之极，则心中懊侬，此皆太阳之气随邪气而内陷，心下因硬，则为结胸，以大陷胸汤主之。若不结胸，而陷于太阴湿土之分，则湿热相并，上蒸于头，但头汗出，津液不能旁达，余处无汗，剂颈而还，若小便不利，湿热因无去路，郁于内而熏于外，身必发黄也。

此一节，言中风误下而成结胸也。

太阳伤寒十余日，热结在里，盖胸中为太阳之里也。若得少阳之枢转，复作往来寒热者，乃太阳藉枢转之机，仍欲外出，可与大柴胡汤，迎其机以导之。若不往来寒热，但结胸，而无大热者，此为太阳寒水之气不行于肤表，而内结在胸胁也。身上俱无汗，但头上微汗出者，水逆于胸而不能外泄也，以大陷胸汤主之。令水气泄于下而正气运于上，则枢转亦利矣。盖大柴胡汤为枢转之捷剂，而大陷胸汤为泄邪之峻药，虽不能转枢，然邪去而枢转亦何难之有？

张钱塘云：此言太阳不能从枢以外出，以致水逆于胸而成结胸也。太阳寒水之气，内出于胸膈，外达于皮肤，从枢以外出，则有往来寒热之象，不能从枢以出，而结于胸膈有形之间，则无形寒水之气，遂结而为有形之水矣。

太阳病，重发汗而复下之，亡其津液，津液亡于下，故不大便。自不大便起，计有五六日，又值阳明主气之期，津液亡于上，故舌上燥而渴，阳明旺于申酉，日晡所小有潮热，是兼见阳明之燥证。然从心下至少腹硬满而痛不可近者，则知阳明又不如此危恶，承气汤恐不能四面周到，以大陷胸汤主之。

此一节，言汗下亡其津液而成燥结胸之证也。张钱塘云：《内经》谓二阳为维，谓阳明统维于胸腹之前也。夫太阳由胸膈而出入，是胸膈为太阳出入之门户。心下至少腹，又阳明之所纲维，两经交相贯通，故病太阳兼有阳明潮热之证也。

小柴胡证、大陷胸证既各不同，而痞证更须分别。太阳伤寒至五日，为少阴主气之期，六日，为厥阴主气之期。大抵五、六日之间，是少、厥、太三经之交也。太阳主开，呕而发热者，欲从枢外出之象，其余皆为柴胡证悉具，医者不用柴胡，而以他药下之，下之犹幸其不下陷，所具之柴胡证仍在者，可复与柴胡汤。此虽已下之，却不为逆。服药之后，正气与邪气相争，正气一胜，则邪气还表，必蒸蒸而振，蒸蒸者，三焦出气之象；振者，雷击地奋之象；却发热汗出而解，少阳枢转气通于天也。若下之心下满而硬痛者，此为结胸也，宜大陷胸汤主之。但满而不痛者，乃病发于阴，误下之后而成，此为痞，痞证感少阴之热化，无少阳之枢象，柴胡不中与之，宜半夏泻心汤。

此一节，复以小柴胡证、大陷胸证，夹起痞证，言大陷胸不可与，即柴胡亦不可与也。（《伤寒论浅注·卷三·辨太阳病脉证篇》）

小陷胸汤

【诗歌】

不按自痛大结胸，小结脉浮按始痛，

黄连半夏瓜蒌仁，痰沸驱除膈内空。(《伤寒真方歌括》)

按而始痛病犹轻，脉络凝邪心下成，

夏取半升连一两，瓜蒌整个要先烹。(《长沙方歌括》)

【组成】黄连一两　半夏半升洗　瓜蒌实大者一枚。

【用法】上三味，以水六升，先煮瓜蒌，取三升，去滓。纳诸药，煮取二升，去滓。分温三服。

【主治】小结胸病，心下部胃脘胀满，按之则痛，脉浮滑。

【注释】

张令韶曰：气分无形之邪结于胸膈之间，以无形而化有形，故痛不可按而为大结胸证。结于胸中脉络之间，入于有形之经络，而仍归于无形，故正在心下，按之则痛，而为小结胸证。方用黄连以解心下之热，半夏以疏脉络之结，瓜蒌延蔓似络，性寒凉而实下行，所以导心下脉络之结热从下而降也。若大结胸证亦用此汤，药不及病，多死。又曰：气，无形者也；经，有形者也。以无形之邪结于胸膈之内，故用大黄、甘遂辈，从有形之肠胃而解；结于脉络之间，又用黄连、半夏辈，从无形之气分而散。此经、气互相贯通之理。

徐灵胎曰：大承气所下者燥屎，大陷胸所下者蓄水，此所下者为黄涎。涎者轻于蓄水，而未成水者也，审证之精，

用药之切如此。(《长沙方歌括·卷三·太阳方》)

太阳误下，而伤其上焦之阳。阳气既伤，则风寒之邪乘虚而入，上结于胸而硬痛。不按而自痛者，宜大陷胸汤；按之始痛者，宜小陷胸汤。

然结胸证又有大小之分也。小结胸病，止从胸而结于胃络，正在心下，不比大结胸之高在心间，且不在少腹也。邪在络脉，按之则痛，不比大陷胸之痛不可按也。脉浮而滑者，浮为在外，滑则为热，里虽结热，而经气仍欲外达之象，以小陷胸汤主之。

此从结胸证中而又分出小结胸证也。(《伤寒论浅注·卷三·辨太阳病脉证篇》)

推而言之，太阳之气外行于胸膈，不能外而病于内，实则为大、小陷胸汤证，虚则为诸泻心汤证。(《伤寒医诀串解·卷一·太阳篇》)

三物白散

【诗歌】

方名白散用三奇，桔梗相兼贝母宜，
巴豆熬成白饮下，胸前寒实一时离。(《伤寒真方歌括》)
巴豆熬来研似脂，只须一分守成规，
更加桔贝均三分，寒实结胸细辨医。(《长沙方歌括》)

【组成】桔梗三分　巴豆一分去皮心，熬黑，研如脂　贝母三分。

【用法】上三味，为散。纳巴豆。更于臼中杵之。以白饮和服。强人半钱匕，羸者减之。病在膈上必吐，在膈下必利。不利，进热粥一杯；利不止，进冷粥一杯。身冷皮粟不解，欲引衣自覆，若以水噀之洗之，益令热却不得出，当汗而不汗则烦。假令汗出已，腹中痛，与芍药三两，如上法。

【主治】寒实结胸和肺痈。

【注释】

陈蔚按：巴豆辛热，能散寒实而破水饮，贝母开胸结，桔梗开肺气；不作汤，而作散，取散以散之之义也。进热粥者，助巴豆之热势以行之也；进冷粥者，制巴豆之热势以止之也；不用水而用粥者，藉谷气以保胃气之无伤也。

张令韶曰：前论内因之水结于胸胁，而为大陷胸汤证；此论外因之水入于皮肤，而肉中粟起，或为小结胸证。如水寒实于外，阳热却于内，而为虚寒结胸，无肌表之热证者，与小陷胸以解其内之热结，白散辛温，可以散水寒之气。总之，寒实于外，热却于内，或用苦寒以解内热，或用辛热以散外寒，随时制宜，无不可也。

治病在太阳，应以汗解之，反以冷水噀之者。若灌之，热被劫不得出，弥更益烦，肉上粟起，意欲饮水反不渴者，服文蛤散。若不瘥者，与五苓散。寒实结胸无热证者，与三物小陷胸汤，白散亦可服。（《长沙方歌括·卷三·太阳方》）

柴胡桂枝汤

【诗歌】

太阳未罢少阳多，肢节烦疼寒热过，
津液一通营卫治，小柴方内桂枝加。（《伤寒真方歌括》）
小柴原方取半煎，桂枝汤入复方全。

阳中太小相因病，偏重柴胡作仔肩。（《长沙方歌括》）

【组成】桂枝一两半　芍药一两半　黄芩一两半　人参一两半甘草一两　半夏二合半　生姜一两半　大枣六枚　柴胡四两。

【用法】上九味，以水七升，煮取三升，去滓。温服。

【主治】发热恶寒，骨节疼痛，伴有口苦呕吐，脉较弱。

【注释】

治伤寒六七日，发热微恶寒，肢节烦疼，微呕，心下支结，外证未去者，此汤主之。又，发汗多，亡阳谵语，不可下，与柴胡桂枝汤，和其营卫以通津液，后自愈。

陈蔚按：小柴胡汤解见本方。此言伤寒六七日，一经已周，又当太阳主气之期，其气不能从胸而出，入结于经脉以及支络。故取桂枝汤以除发热恶寒，藉小柴胡汤以达太阳之气从枢以转出。（《长沙方歌括·卷四·太阳方》）

太阳未罢少阳多，肢节烦疼寒热过；津液一通营卫治，小柴方内桂枝加。

按：此太阳邪轻、少阳邪甚之方，故汤名以柴胡为冠也。《活人》往往取代桂枝汤，看似变通，实乱仲景之法。余推《活人》所以取代之故，以论中有"和其营卫，以通津液，后自愈"十一字也。（《伤寒真方歌括·卷三·少阳中篇方法·柴胡桂枝汤》）

再由此而推言乎诸结：伤寒六日已过，至于七日，又值太阳主气之期。发热，病在太阳之标气；微恶寒，病在太阳之本气。病气不能从胸而出入，结于经脉之支，骨节之交，故支节疼痛，经气郁而欲疏，故微呕；不结于经脉之正络，而结于支络，故心下支结；外证未去者，以其寒热犹在也，以柴胡桂枝汤

主之。取其解外，又达太阳之气，而解支节之结。（《伤寒论浅注·卷三·辨太阳病脉证篇》）

柴胡桂枝干姜汤

【诗歌】

寒热往来头汗出，心烦胸胁满而窒，

柴芩姜蛎瓜蒌甘，花粉桂枝加减七。（《伤寒真方歌括》）

八柴二草蛎干姜，芩桂宜三瓜四尝，

不呕渴烦头汗出，少阳枢病要精详。（《长沙方歌括》）

【组成】柴胡半斤　桂枝三两　干姜二两　瓜蒌根四两　黄芩三两　牡蛎二两　甘草二两炙。

【用法】上七味，以水一斗二升，煮取六升，去滓再煎，取三升。温服一升。日三服。初服微烦，复服汗出便愈。

【主治】小柴胡汤证而见口干渴明显，但呕不甚，心下微结、气上冲或外不和者。

【注释】

张令韶曰：伤寒五六日，厥阴主气之期也。厥阴之上，中见少阳，已发汗而复下之，则逆其少阳之枢。不得外出，故胸胁满微结；不得下行，故小便不利。少阳之上，火气治之，故渴；无枢转外出之机，故不呕。但头汗出者，太阳之津液不能旁达，惟上蒸于头也。少阳欲枢转而不能，故有往来寒热之象也。厥阴内属心包而主脉络，故心烦。此病在太阳而涉厥阴之气，不得少阳之枢以外出，故曰此为未解也。用柴胡、桂枝、黄芩，转少阳之枢而达太阳之气，牡蛎启厥

阴之气以解胸胁之结；萎根引水液以上升而止烦渴；汗下后中气虚矣，故用干姜、甘草以理中。(《长沙方歌括•卷四•太阳方》)

少阳虽有汗、吐、下三禁，而法中又有口不渴、身有微热，以微热验其表邪尚在。去人参，加桂枝以取汗。伤寒六七日，发热微恶寒，支节烦疼，微呕，心下支结，支，撑也，若有物支撑在胸胁间。外症未去者，以柴胡桂枝汤汗之。

下后胸结胁满微结，小便不利，渴而不呕，头汗出，邪郁于经，不得外越，但升于头而汗出也。往来寒热，用柴胡桂枝干姜汤以汗之。(《伤寒真方歌括•卷三•少阳中篇方法》)

支结之外，又有微结。伤寒过五日而至六日，为厥阴主气之期。经云：厥阴之上，中见少阳。已发汗而复下之，则逆其少阳之枢不得外出，故胸胁满不似结胸证之大结，而为微结，气不得下行，故小便不利。经云：少阳之上，火气治之，故渴；无枢转外出之机，故渴而不呕；热结在上而不在下，故别处无汗而但头汗被蒸而出；少阳欲枢转而不能，故为往来寒热。心烦者，少阳与厥阴为表里，厥阴内属心包，而主脉络故也。总之，太阳之病，六日而涉厥阴之气，不能得少阳之枢以外出，若此，此为未解也，以柴胡桂枝干姜汤主之。此汤达表、转枢、解结、止渴、理中，各丝丝入扣。

此一节，言太阳病值厥阴主气之期而为微结也。(《伤寒论浅注•卷三•辨太阳病脉证篇》)

半夏泻心汤

【诗歌】

满而不痛则为痞，心膈难开何所以，

夏草参连芩枣姜，宣通胶滞同欢喜。（《伤寒真方歌括》）

三两姜参炙草芩，一连痞证呕多寻，

半升半夏枣十二，去滓重煎守古箴。（《长沙方歌括》）

【组成】半夏半升洗　黄芩三两　干姜三两　人参三两　黄连一两　大枣十二枚　甘草三两。

【用法】上七味，以水一斗，煮取六升，去滓。再煎，取三升。温服一升。日三服。

【主治】心下痞满，呕吐，肠鸣，下利。

【注释】

陈修园曰：半夏泻心汤，治伤寒五六日，呕而发热者，柴胡证俱在，而以他药下之，柴胡证仍在者，复与柴胡汤。此虽已下之，不为逆，必蒸蒸而振，却发汗热出而解。若心下满而硬痛者，此为结胸也，大陷胸汤主之；但满而不痛者，此为痞，柴胡不中与之，宜此汤。

陈蔚按：师于此证，开口即云伤寒五六日，呕而发热，柴胡证俱在者，五六日乃厥阴主气之期。厥阴之上，中见少阳。太阳之气欲从少阳之枢以外出，医者以他药下之，心下满而硬痛者，为结胸；但满而不痛者，为痞。痞者，否也，天气不降，地气不升之义也。芩、连大苦，以降天气；姜、枣、人参，辛甘以升地气；所以转否而为泰也。君以半夏者，因此证起于呕，取半夏之降逆止呕如神，亦即小柴胡汤去柴胡加黄连，以生姜易干姜是也。古人治病，不离其宗如此。（《长沙方歌括·卷四·太阳方》）

陈蔚按：呕而肠鸣并无下利，以下痞不因误下，何以上下之阻隔若是？盖因饮停心下，上逆为呕，下干为肠鸣，饮不除则痞不消，欲蠲饮必资中气。方中参、枣、草以培中气，藉半夏之降逆，佐芩、连以消痞，复得干姜之温散，使痞者通，逆者降矣。妙在去滓再煎，取其轻清上浮，以成化痞降逆之用耳。(《金匮方歌括·卷五·呕吐哕下利方》)

阳不下交而上逆，则呕阴不上交而独走则肠鸣，其升降失常无非由于心下痞所致者，以半夏泻心汤主之。

此为呕证中有痞而肠鸣者出其方也。此虽三焦俱病，而中气为上下之枢，但治其中。而上呕下鸣之证俱愈也。(《金匮要略浅注·卷八·呕吐哕下利病脉证治第十七》)

十枣汤

【诗歌】

胸胁满痛徒干呕，水饮结搏成巨薮，

甘遂芫花大戟末，十枣汤调涎痰否。(《伤寒真方歌括》)

大戟芫花甘遂平，妙将十枣煮汤行。

中风表证全除尽，里气未和此法程。(《长沙方歌括》)

【组成】 芫花熬 甘遂 大戟 大枣十枚先煮。

【用法】 上三味，等分，各别捣为散。以水一升半，先煮大枣肥者十枚，取八合，去滓。纳药末。强人服一钱匕，羸者服半钱匕；温服之，平旦服。若下少病不除者，明日更服加半钱匕。得快下利后，糜粥自养。

【主治】 胸胁腹部积水停饮，其症心下痞硬满，呼吸咳唾引胁下痛，干呕短气。但必须体壮，脉实。

太阳中风，下利呕逆，表解者乃可攻之。其人漐漐汗出，发作有时，头痛，心下痞硬满，胁下痛，干呕短气，汗出不恶寒。

脉沉而弦者，悬饮内痛。

【注释】

陈蔚按：太阳为天，天连于水。太阳中风，风动水气，水气淫于上则呕逆，水气淫于下则下利，水气聚于心下则为痞，且硬满引胁而痛也。其人漐漐汗出，头痛，干呕，短气，汗出等证，宜辨。若恶寒为表未解，不可攻之；若不恶寒为表解，而里未和，宜用此汤。第三味皆辛苦寒毒之品，直决水邪，大伤元气。柯韵伯谓：参、术所不能君，甘草又与之相反，故选十枣以君之。一以顾其脾胃，一以缓其峻毒。得快利后糜粥自养，一以使谷气内充，一以使邪不复作。此仲景用毒攻病之法，尽美又尽善也。（《长沙方歌括·卷四·太阳方》）

有表邪未解而未尽之邪则为水饮，心下痞硬满，引胁下痛，干呕气短，汗出不恶寒者，以十枣汤主之。（《伤寒真方歌括·卷一·太阳救误变症方法》）

十枣汤歌方见《伤寒》脉沉而弦者，悬饮内痛，病悬饮者，此汤主之。

陈元犀按：脉沉主里，弦主饮，饮水凝结，悬于胸膈之间，致咳引内痛也，悬饮既成，缓必滋蔓，急用十枣直达病所，不嫌其峻。意谓始成而即攻之，使水饮下趋而无结痛之患，所谓毒药去病者是也；若畏其猛而不敢用，必迁延而成痼疾矣。

脉浮本中虚也，浮中而见细滑，则为伤饮，谓饮水过多所伤，乃客饮而非内饮也。弦为阴主寒，数为阳主热，前寒疝篇言数弦者，当下其寒，正可触类而旁通，今按其脉则弦数，察其证有寒饮，是脉与脉相左，脉与证又相左，相左者势相持，至冬之大寒，夏之火热，偏寒偏热之药，不能两全，故为难治。脉沉而弦者，沉主里而弦主饮，其为悬饮内痛，无疑，病悬饮者，十枣汤主之。

此一节分三小节。首节言伤于客饮，以跌起内饮，次节以数弦跌起沉弦，盖悬饮原为骤得之证。若不用此猛剂，而喘急肿胀诸证随作，恐滋蔓难图也。《三因方》以三味为末，枣肉和丸，名十枣丸，颇善变通。（《金匮要略浅注·卷五·痰饮咳嗽病脉证并治第十二》）

陈元犀按：十枣汤专主内饮而不及外邪，此方指小青龙汤，编者注 散外邪，涤内饮，为内外合邪之的方也。（《金匮方歌括·卷四·五脏风寒积聚方》）

痞证间有风激水气而成者，自当分别而观。太阳中风，动其寒水之气，水气淫于下则下利，水气淫于上则呕逆。然风邪在表，须待表解者，乃可从里攻之。若其人内水渗溢，则漐漐汗出；水有潮汐，则汗出亦发作有时。水搏则过颡，水激则在山，故为头痛。水饮填塞于胸胁，则心下痞而硬满，又引胁下而作痛。水邪在中，阻其升降之气，上不能下，则干呕；下不能上，则短气，历历验之，知里证之未和。惟此汗出之，不恶寒之另一证者，即于不恶寒中知表证之已解，因从而断之曰：如表解里未知也，以十枣汤主之。（《伤寒论浅注·卷三·辨太阳病脉证篇》）

咳嗽症，表里寒热虚实，七情劳伤俱致之，最为虚损大关头，然泛而求之，条绪纷繁，连篇累牍，不能尽也，切而求之，可以不烦言而喻，盖咳家，其脉弦，为有水，十枣汤主之。

喻嘉言云：咳嗽必因之痰饮，而五饮之中，独膈上支饮，最为咳嗽根底。外邪入而合之，因嗽、即无外邪，而支饮渍入肺中，自令人咳嗽不已，况支饮久蓄膈上，其下焦之气，逆冲而上者，尤易上下合邪也。以支饮之故，而令外邪可内，下邪可上，不去支饮，其咳终无宁宇矣。去支饮用十枣汤，不嫌其峻，岂但受病之初，即病蓄已久，亦不能舍此别求良法。其曰：咳家其脉弦为有水，十枣汤主之。正谓弦急之脉，必以治饮为急也。犹易治也。其曰：夫有支饮家，咳嗽烦，胸中痛，不卒死，至一百日，一岁，宜十枣汤。此则可以死而不死者，仍不外是方去其支饮，不几令人骇且疑乎！凡人胸膈孰无支饮，其害何以若此之大？其去害何必若此之力？盖膈上为阳气所治，心肺所居，支饮横据其中，动肺则咳，动心则烦，搏击阳气则痛，逼处其中，荣卫不行，神魄无依，则卒死耳。至一百日一年而不死，阳气未散，神魄未离可知，惟急去其邪，则可安其正，所以不嫌于峻攻也。扫除阴浊，俾清明在躬，较悠悠姑待其死，何得何失耶？

大黄黄连泻心汤

【诗歌】

汗下倒施邪遂痞，黄连加入大黄里，

取汁只用麻沸汤，气味轻清存妙理。（《伤寒真方歌括》）

痞证分歧辨向趋，关浮心痞按之濡，

大黄二两黄连一，麻沸汤调病缓驱。（《长沙方歌括》）

【组成】大黄二两　黄连一两。

【用法】上二味，以麻沸汤二升渍之，须臾，绞去滓，分温再服。

【主治】心下痞满证，按之硬，或按之软而大便不利。但必须具有口苦，或喜冷性饮食，或自觉内部有发热现象。

【注释】

试言其内热，伤寒大下之后，复发其汗，则太阳之气逆于心胸，故心下痞，而恶寒之症仍在者，为表未解也。夫从外而内者，先治其外，后治其内，故不可攻痞，当先解表，必俟不恶寒之表证尽解，乃可以攻其痞。解表宜桂枝汤，攻痞宜大黄黄连泻心汤。（《伤寒论浅注·卷三·辨太阳病脉证篇》）

陈蔚按：心下痞，按之濡而不硬，是内陷之邪与无形之气搏聚而不散也。脉浮在关以上，其势甚高，是君火亢于上不能下交于阴也。此感上焦君火之化而为热痞也。方用大黄、黄连，大苦大寒以降之，火降而水自升，亦所以转否为泰法也。最妙在不用煮而用渍，仅得其无形之气，不重其有形之味，使气味俱薄，能降而即能升，所谓圣而不可知之谓神也。（《长沙方歌括·卷四·太阳方》）

此方治虚痞，每令人疑。曰：仲景使人疑处，正是妙处。以麻沸汤渍取汁去滓，仅得其无形之气，不重其有形之味，是取其气味相薄，不大泻下。虽曰攻痞，而攻之之妙义无穷也。（《伤寒真方歌括·卷一·太阳救误变症·大黄黄连泻心汤》）

痞发于阴，实感少阴君火之气而成。故其病心下不通而痞，以手按之，却不硬而濡，此病在无形之气也。诊其脉却不同误下入里之紧。关脉之上浮者，以关上为寸，浮为上升。此少阴君火亢盛之象，以大黄黄连泻心汤主之。泻少阴亢盛之火而交于下，则痞结解矣。

此一节，言痞感少阴君火之气而成，出其正治之方也。

此外各泻心法，皆因其兼证而为加减也。（《伤寒论浅注·卷三·辨太阳病脉证篇》）

痞者，心下满塞不舒也。阳证心下痞，余处无汗，惟心下有汗，按之沾濡于手，脉关上浮者，以大黄黄连泻心汤主之。（《伤寒真方歌括·卷一·太阳救误变症方法》）

附子泻心汤

【诗歌】

气痞恶寒兼汗出，三黄加入附子吉，

回阳泻痞不相妨，始识长沙法度密。（《伤寒真方歌括》）

一枚附子泻心汤，一两连芩二大黄，

汗出恶寒心下痞，专煎轻渍要参详。（《长沙方歌括》）

【组成】 大黄二两　黄连一两　黄芩一两　附子一枚炮，去皮，破，别煮取汁。

【用法】 上四味，切三味，以麻沸汤二升渍之。须臾，绞去滓，纳附子汁。分温再服。愚按：麻沸汤渍者，微取气，不取其味也。

【主治】 心下痞硬兼恶寒汗出之证。

【注释】

陈蔚按：心下痞，是感少阴君火之本热也；复恶寒者，复呈太阳寒水之本寒也；汗出者，太阳本寒甚而标阳大虚而欲外撒也。治伤寒以阳气为主，此际岂敢轻用苦寒？然其痞不解。不得不取大黄、黄连、黄芩之大苦大寒，以解少阴之本热；又恐亡阳在即，急取附子之大温。以温太阳之标阳。并行不悖，分建奇功如此。最妙在附子专煮扶阳，欲其熟而

性重，三黄荡积开痞，欲其生而性轻也。（《长沙方歌括·卷四·太阳方》）

邪气盛则为实痞，阳明心下痞，余处无汗，惟心下有汗，按之沾濡于手，脉关上浮者，以大黄黄连泻心汤主之；若恶寒已罢，因痞而复恶寒，初无汗出，因痞而反汗出，是寒热相搏而成痞，以附子泻心汤主之。（《伤寒真方歌括·卷一·太阳救误变症方法》）

此法更精。附子用煎，三味用泡，扶阳欲其熟而性重，开痞欲其生而性轻也。（《伤寒真方歌括·卷一·太阳误救变证方法》）

生姜泻心汤

【诗歌】

腹内雷鸣心下痞，生姜芩半干姜枣，

黄连甘草枣同煎，辅正人参功莫比。（《伤寒真方歌括》）

汗余痞证四生姜，芩草人参三两行，

一两干姜枣十二，一连半夏半升量。（《长沙方歌括》）

【组成】生姜四两　甘草三两　人参三两　干姜一两　黄芩三两　半夏半升　黄连一两　大枣十二枚。

【用法】上八味，以水一斗，煮取六升。去滓再煎，取三升。温服一升。日三服。

【主治】误汗后肠胃寒热不调，心下痞满，呕吐或干噫食臭，或胁下有水气，或腹中雷鸣。

【注释】

陈元犀按：太阳为寒水之经。寒水之气伤于外者，可从汗而解之；寒水之气入于里者，不能从汗解之。汗出解后，而所现之证俱属水气用事，为本条之的证，惟心下痞硬，为诸泻心法统共之证。陈平伯云：君生姜之辛温善散者，宣泄水气；复以干姜、参、草之甘温守中者，培养中州；然后以芩、连之苦寒者，涤热泄痞。名曰生姜泻心，赖以泻心下之痞，而兼擅补中散水之长也。倘无水气，必不用半夏、生姜之辛散；不涉中虚，亦无取干姜、参、草之补中。要知仲景泻心汤有五，然除大黄黄连泻心汤正治之外，皆随证加减之方也。（《长沙方歌括·卷四·太阳方》）

旋覆代赭汤（旋覆花三两、代赭石一两、人参二两、甘草三两炙、半夏半升、生姜五两、大枣十二枚）：五两生姜夏半升，草旋三两噫堪凭，人参二两赭石一，枣十二枚力始胜。

俞麟州曰：此即生姜泻心汤之变法也。夫二条皆有心下痞硬句，而生姜泻心汤重在水气下趋而作利，旋覆代赭汤重在胃虚挟饮水气上逆而作噫。取治水气下趋而利者，必用生姜以散水；胃虚挟饮而噫者，必用赭石以镇逆。二条对勘，益见仲景制方之妙。

脾不和者既因以成痞矣，而胃不和者亦然。伤寒汗出，外邪已解之后，惟胃中不和，不和则气滞而内结，故为心下痞硬；不和则气逆而上冲，故为干噫。盖胃之所司者，水谷也，胃气和则谷消而水化矣。兹则谷不消而作腐，故为食臭；水不化而横流，故为胁下有水气。腹中雷鸣，下利者，水谷不消，糟粕未成而遽下。逆其势则不平，所谓物不得其平则鸣者是也。以生姜泻心汤主之。

上节言脾不转输而成痞，此节合下节皆言胃不和而亦成痞也。（《伤寒论浅注·卷三·辨太阳病脉证篇》）

若汗之而不能尽者，则为水。水在心下，干呕而咳，宜小青龙汤；发热而烦，渴欲饮水，水入即吐，名曰水逆，宜五苓散；汗后心下痞硬，干噫食臭，胁下有水气，腹中雷鸣，下利者，病势虽在腹中，而病根尤在心下，宜生姜泻心汤。此水气在上焦，在上者汗而散之也。（《时方妙用·卷四·伤寒》）

甘草泻心汤

【诗歌】

下利腹鸣干呕痞，大枣芩连姜夏使，

甘草泻心汤合宜，泄满降浊斯为美。（《伤寒真方歌括》）

下余痞作腹雷鸣，甘四姜芩三两平，

一两黄连半升夏，枣枚十二效同神。（《长沙方歌括》）

伤寒甘草泻心汤，却妙增参三两匡，

彼治痞成下利甚，此医狐惑探源方。（《金匮方歌括》）

【组成】甘草四两　干姜三两　黄芩三两　半夏半升　黄连一两大枣十二枚。

【用法】上六味，以水一斗，煮取六升，去滓再煎。取三升。温服一升。日三服按：上生姜泻心汤法。

【主治】

屡经误下心下痞硬，寒热虚夹杂者。

治狐惑病，状如伤寒，默默欲眠，目不得闭，卧起不安。

蚀于喉为惑，蚀于阴为狐。不欲饮食，恶闻食臭，其面目乍
赤、乍黑、乍白。蚀于上部则声嘎，宜此汤。

【注释】

治伤寒中风，医反下之，其人下利，日数十行，谷不化，
腹中雷鸣，心下痞硬而满，干噎，心烦不得安，医见其心下
痞，谓病不尽，复下之，其痞益甚。此非结热，但以胃中虚，
客气上逆故也。

陈平伯曰：心下痞，本非可下之实热，但以妄下胃虚，
客热内陷，上逆心下耳，是以胃气愈虚，痞结愈甚。夫虚者
宜补，故用甘温以补虚；客者宜除，必藉苦寒以泄热。方中
倍用甘草者，下利不止，完谷不化，此非禀九土之精者不能
和胃而缓中。方名甘草泻心，见泄热之品得补中之力，而其
用始神也。此《伊尹汤液》所制，治狐惑蚀于上部则声嘎者。
方中有人参三两。（《长沙方歌括·卷四·太阳方》）

然而胃不和中，又有误下之虚证。太阳病，或伤寒或中风，不应下者，医
反下之，虚其肠胃，则水寒在下而不得上交，故其人下利，日数十行，
谷不化，腹中雷鸣；火热在上而不得下济，故其人心下痞硬而满，干
呕，心烦不得安，此上下水火不交之理本来深奥，医者不知，只见其心下
痞，谓邪热之病不尽，复误下之，则下者益下，上者宜上，其痞益甚。
此非热结，但误下以致胃中虚，客气乘虚上逆，故使心下硬也，以
甘草泻心汤主之。此交上下者，调其中之法也。

此一节，承上节胃不和言胃中虚之证也。（《伤寒论浅
注·卷三·辨太阳病脉证篇》）

狐惑之为病，虫病也。状如伤寒，默默欲眠，目不得闭，
卧起不安，何其如此之躁，实因虫扰之为害也。虫蚀于喉为惑，蚀于阴

为狐，而且**不欲饮食，恶闻食臭**，虫闻食臭而动，动则令烦心有如此者，而且虫大动则交乱于胃中，胃主面目，其面目之**乍赤、乍黑、乍白**。赤随虫之聚散而变易，蚀于上部则喉伤而声自嗄，以甘草泻心汤主之。蚀于下部则邪伤厥阴，厥阴为阴之尽，其病自下而冲上，故**咽干**，以苦参汤主之。蚀于肛者，以雄黄熏之。熏洗二法，皆就其近治之也。

此言狐惑之病证治法也，《伤寒论》乌梅丸，亦可消息用之。（《金匮要略浅注·卷二·百合狐惑阴阳毒病脉证治第三》）

赤石脂禹余粮汤

【诗歌】

利在下焦防滑脱，余粮石脂两相遏，

理中未效此方奇，未止还从小便达。（《伤寒真方歌括》）

赤石余粮各一斤，下焦下利此汤欣，

理中不应宜斯法，炉底填来得所闻。（《长沙方歌括》）

【组成】赤石脂一斤　太一禹余粮一斤。

【用法】以上二味，以水六升，煮取二升，去滓。分三服。

【主治】下焦亏虚所致久泻久利。

【注释】

赤石脂禹余粮汤。治伤寒服汤药，下利不止，心下痞硬。服泻心汤已，复以他药下之，利不止。医以理中与之，利益甚。理中者，理中焦，此利在下焦，此方主之。复利不止者，当利其小便。

张令韶曰：石性坠下，故以治下焦之利，非仅固涩也。

下焦济泌别汁而渗入膀胱，故利不止者，又当利其小便，以分别其水谷焉。夫心下痞，属上、中二焦，此复言不特上中二焦不和而成，即下焦不和，而亦能成痞也。

柯韵伯曰：甘、姜、参、术，可以补中宫元气之虚，而不足以固下焦脂膏之脱。此利在下焦，故不得以理中之剂收功矣。然大肠之不固，仍责在胃；关门之不闭，仍责在脾。二石皆土之精气所结，实胃而涩肠，急以治下焦之标者，实以培中宫之本也。要知此证土虚而火不虚，故不宜于姜、附；若湿甚而虚不甚，复利不止者，故又当利小便也。

又曰：凡草木之药，皆禀甲乙之气，总不若禀戊己之化者，得同气相求之义，又有炉底补塞之功。

又有下利后，心下痞，服泻心汤已，复以他药下之，利不止，医以理中与之，利益甚，赤石脂禹余粮汤主之。复利不止者，当利小便。

此利在下焦，非理中汤所能治。二石皆土之精所结，治下焦之标，实以培中宫之本也。要知此症，土虚而火不虚，故不宜温补。

若温甚而虚不甚者，宜从小便利之。（《伤寒真方歌括·卷一·太阳救误变症方法》）

痞不特上中二焦之为病也，即下焦不和亦能致痞。伤寒，服攻下之汤药，下后则下焦之气下而不上，故下利不止；上焦之气上而不下，故心下痞硬。伊圣泻心汤所以导心下之火热而下交也。服泻心汤已，则心下之痞满既除，而上中之气亦和矣。复以他药下之，则下焦之气益下而不能上，故利不止。医又认为中焦虚寒，以理中汤与之，利益甚。盖理中者，温补脾胃，其效专理中焦，此利不在中焦，而在下焦，当以赤石脂禹余粮汤主之。复利不止者，<small>法在分其水谷</small>，当利其小便。

此一节，言下焦不和以致痞，发千古所未发。(《伤寒论浅注·卷三·辨太阳病脉证篇》)

旋覆代赭汤

【诗歌】

旋覆代赭汤甘草，半夏人参姜与枣，

心胸痞满噫不除，借有膈噎亦能好。(《伤寒真方歌括》)

五两生姜夏半升，草旋三两噫堪凭，

人参二两赭石一，枣十二枚力始胜。(《长沙方歌括》)

【组成】旋覆花<small>三两</small>　人参<small>二两</small>　生姜<small>五两</small>　代赭石<small>一两</small>　甘草<small>三两炙</small>　半夏<small>半升</small>　大枣<small>十二枚</small>。

【用法】上气味，以水一斗，煮取六升，去滓，再煎取三升，温服一升。日三服。<small>按《内台方》，代赭石五两，半夏只用二两。</small>

【主治】伤寒表证已解，或噫气，或呕吐，或呃逆，或兼心下痞满等证。但必须具有吐痰、不喜冷性饮食、脉虚或兼滑等现象。方能恰当。

【注释】

罗东逸云：此方治正气虚不归元，而承领上下之圣方也。盖发汗吐下后，邪虽去而胃气之亏损益多，胃气既亏，三焦亦因之而失职，阳无所归而不升，阴无所纳而不降。是以浊邪留滞，伏饮为逆，故心下痞硬，噫气不除。方中以人参、甘草养正补虚，姜、枣和脾养胃，所以定安中州者至矣。更以赭石得上气之甘而沉者，使之敛浮镇逆，领人参以归气于下；旋覆之辛而润者，用之开肺涤饮，佐半夏以蠲痰饮于上，苟非二物承领上下，则何能除噫气而消心下之痞硬乎？观仲景治下焦水气上凌振振欲擗地者，用真武汤镇之，利在下焦大肠滑脱者，用赤石脂禹余粮汤固之。此胃虚于中，气不及下，复用此法领之，而胸中转否为泰，其为归元固下之法，各极其妙如此。（《长沙方歌括·卷四·太阳方》）

此治大邪解后而心下痞硬之方，其不用泻心者，以心下无寒热之互结，故不用芩、连、干姜之辛苦，只用咸降之旋覆，佐诸药以补虚，散痞下逆，期于中病而止也。（《伤寒真方歌括·卷一·太阳救误变症方法》）

顾人气体有虚实之殊，脏腑有阴阳之异，或素有痰饮、痞气，以及咽燥、淋、疮、汗、衄之疾，或适当房室、金刃、产后、亡血之余，是虽同为伤寒之候，不得竟用麻、桂之法矣。于是有旋覆代赭石汤治伤寒汗、吐、下解后心下痞硬，噫气不除，是胃气弱而未和，痰气动而上逆之证。有茯苓桂枝白术甘草汤治吐下后邪解而为饮发之证。（《伤寒医诀串解·卷一·太阳篇》）

桂枝人参汤

【诗歌】

外证未除数下之，理中汤内桂枝施，

误攻致利兼心痞，补散合用内托奇。（《伤寒真方歌括》）

人参汤即理中汤，加桂后煎痞利尝，

桂草方中皆四两，同行三两术参姜。（《长沙方歌括》）

【组成】桂枝_{四两}　甘草_{四两}　白术_{三两}　人参_{三两}　干姜_{三两}。

【用法】上五味，以水九升，先煮四味，取五升。纳桂枝，更煮取三升，去滓。温服一升，日再，夜一服。

【主治】太阳病，误下后，胃脘痞满，下利，兼有身热恶寒之表证。但必须具有脉沉迟而虚和不喜冷性饮食等现象。桂枝汤症中见理中汤症者。

【注释】

陈蔚按：太阳外证未除而数下之，未有不致虚者，里虚则外热内陷，故为协热利不止。协，合也，同也。言但热不虚，但虚不热，皆不足以致此也。太阳之气出入于心胸，今太阳主阳之气因误下而陷于下，则寒水之阴气反居于阳位，故为心下痞硬，可与甘草泻心汤条，此非热结，但以胃中虚客气上逆，故使"硬句"互参。方用人参汤以治里虚，桂枝以解表邪，而煮法桂枝后纳者，欲其于治里药中，越出于表，以解邪也。

沈丹彩曰：此与葛根黄连汤同一误下，而利不止之证也。而寒热各别，虚实对待，可于此互参之。彼因实热而用清邪，此因虚邪而从补正；彼得芩、连而喘汗安，此得理中而痞硬解；彼得葛根以升下陷而利止，此藉桂枝以解表邪而利亦止矣。（《长沙方歌括·卷四·太阳方》）

桂枝独后煮，欲其于治里药中越出于表，以散其邪也。（《伤寒真方歌括·卷一·太阳救误变症方法》）

瓜蒂散

【诗歌】

胸中痞硬寸微浮，气上冲分热汗流，

小豆匀平瓜蒂散，稀糜承载出咽喉。（《伤寒真方歌括》）

病在胸中气分乖，咽喉息碍痞难排，

平行瓜豆还调豉，寸脉微浮涌吐佳。（《长沙方歌括》）

暍病阴阳认要真，热疼身重得其因，

暑为湿恋名阴暑，二七甜瓜蒂可珍。（《金匮方歌括》）

【组成】瓜蒂一分熬黄　赤小豆一分。

【用法】上二味，各别捣，筛为散，已合治之。取一钱
匕，以香豉一合，用热汤七合，煮作稀粥，去滓。取汁和散，
温，顿服之。不吐者，少少加，得快吐乃止。诸亡血、虚家，
不可用瓜蒂散。按:《内台方》有昏愦者亦不可用句。

【主治】

胸膈痰涎或上脘宿食。其症胸中痞满，气上冲咽喉，不
得息，或身热有汗如桂枝证，或心下满而烦，饥不能食，或
上脘部拒按。但必须具有痰和热相兼的症状，或有吐出为快
的感觉，或有停食的事实，脉必须浮而有力。

太阳中暍，身热疼重而脉微弱。此以夏月伤冷水，水行
皮中所致也。

【注释】

陈元犀按：此汤指栀子豉汤，编者注旧本有得吐止后服等字，
故相传为涌吐之方。高明如柯韵伯，亦因其说。惟张隐庵、

张令韶极辨其讹曰：瓜蒂散二条，本经必曰吐之；栀子汤六节，并不言一"吐"字。且吐下后虚烦，岂有复吐之理乎？此因瓜蒂散内用香豉二合，而误传之也。愚每用此方，服之不吐者多，亦或有时而吐。要之，吐与不吐，皆药力胜病之效也。其不吐者，所过者化，即雨露之用也；一服即吐者，战则必胜，即雷霆之用也。方非吐剂，而病间有因吐而愈者，所以为方之神妙。栀子色赤象心，味苦属火，性寒导火热之下行；豆形象肾，色黑入肾，制造为豉，轻浮引水液之上升。阴阳和，水火济，而烦热、懊憹、结痛等证俱解矣。原本列于"太阳"，主解烦，非吐剂，而有时亦能涌吐也。韵伯移入"阳明"，只知为吐剂，泄阳明之烦热。（《长沙方歌括·卷三·太阳方》）

陈蔚按：太阳之脉连风府，上头项。今云不痛不强者，不在经脉也。太阳之气，出入于心胸，今云胸中痞硬，气上冲咽喉不得息者，是邪气欲从太阳之气上越也。寸脉微浮者，气欲上越之象也。然欲越而不能剧越，其寒水之气不在经，亦不在表，而惟在胸中，故曰胸中寒。方取瓜蒂之苦涌，佐以赤小豆之色赤而性降，香豉之黑色而气升，能使心肾相交，即大吐之顷神志不愦，此所以为吐法之神也。又论云，病患手足厥冷，脉乍紧者，邪在胸中；心下满而烦，饥不能食者，病在胸中。当须吐也，宜瓜蒂散。诸家解互异，惟徐灵胎以邪在胸中阳气不能四达解之，甚为简妙。（《长沙方歌括·卷四·太阳方》）

胃有三脘，宿食在上脘者，膈间痛而吐，此可吐而不可下也。在中脘者，心中痛而吐，或痛而不吐，此可吐而亦可下也。在下脘者，脐上痛而不吐，此不可吐而可下也。

今宿食在上脘，当吐之，宜瓜蒂散。

此言宿食可吐之证也。(《金匮要略浅注·卷四·腹满寒疝宿食病脉证治第十》)

陈元犀按：瓜蒂散《伤寒论》三见，俱主胸中之病。《金匮》取之附治诸黄，何也？盖黄乃湿热相并，郁蒸不得外越，用瓜蒂散吐而越之，使上膈开而下窍达，湿热之邪自有出路矣，故曰治诸黄。(《金匮方歌括·卷五·黄疸病方》)

又即结胸之证而总论之，以见大小陷胸汤外，又有吐法，以补其所未及也。病如桂枝证，但头不痛，项不强，知其病不在太阳之经脉矣。寸脉主上而微浮，设是风邪，当从胸以及于头而俱痛。今头项如故，惟胸中痞硬，何也？胸中乃太阳出入之地，本寒之气塞其道路故也。气上冲咽喉，喘促而不得自布其鼻息者，此为胸有寒也。经云：太阳之上，寒气主之。寒气结于胸，则太阳之气不能从胸以出，当吐以从高越之，宜瓜蒂散。此可见结胸之证不一。因下而成者固多，因汗而成者亦复不少，不因汗下而成者亦有之，因其欲吐不得吐而成者亦有之。其治法亦不专主于大小陷胸汤等方也。(《伤寒论浅注·卷三·辨太阳病脉证篇》)

尤在泾云：暑虽阳邪，而气恒与湿相合，阳求阴之义也；暑因湿入，而暑反居湿之中，阴包阳之象也。

又云：暑之中人也，阴虚而多火者，暑即寓于火之中，为汗出而烦渴；阳虚而多湿者，暑即伏于湿之内，为身热而疼重。故暑病恒以湿为病，而治湿即所以治暑。瓜蒂苦寒，能吐能下，去身、面、四肢水气，水去而暑解。此治中暑兼湿者之法也。(《金匮方歌括·卷一·痉湿暍病方》)

黄芩汤、黄芩加半夏生姜汤

【诗歌】

黄芩汤用甘芍枣，太阳少阳合病讨，

下利只须用本方，兼呕姜夏加之好。（《伤寒真方歌括》）

枣枚十二守成箴，二两芍甘三两芩。

利用本方呕加味，姜三夏取半升斟。（《长沙方歌括》）

【组成】

黄芩汤：黄芩三两　芍药二两　甘草二两炙　大枣十二枚。

黄芩加半夏生姜汤：黄芩三两　芍药二两　甘草二两炙　大枣十二枚　半夏半升　生姜三两。

【用法】以水一斗，煮取三升，去滓。温服一升。日再，夜一服。

【主治】

黄芩汤：泄泻或痢疾。但必须具有口苦、喜冷等热证现象。

黄芩加半夏生姜汤：泄泻或痢疾兼呕吐。但必须具有寒热证夹杂现象，如单用热药，则呕吐轻而下利重；反之，则下利轻而呕吐重等。

【注释】

陈蔚按：仲景凡下利证，俱不用芍药。惟此方权用之，以泄陷里之热，非定法也。

张令韶曰：此治太阳与少阳合病而下利与呕也。合者，彼此合同，非如并者之归并于此也。太阳主开，少阳主枢；

太阳不能从枢以外出，而反从枢以内陷，故下利。与黄芩汤清陷里之热，而达太阳之气于外。若呕者，少阳之枢欲从太阳之开以上达也，故加半夏、生姜，宣达其逆气，以助太阳之开。(《长沙方歌括·卷四·太阳方》)

邪入少阳之里，胆火下攻于脾，故自下利；上逆于胃，故兼呕也。此汤苦甘相济，调中以存阴也。兼呕者，加半夏以降逆，生姜以散邪也。(《伤寒真方歌括·卷三·少阳上篇方法》)

合病又与并病不同。并病者，彼并于此；合病者，合同为病也。太阳与少阳合病，太阳主开，少阳主枢。今太阳不能从枢以外出，而反从枢而内陷，其自下利者，内陷之故，与黄芩汤清陷里之热，而太阳之气达于外矣；若呕者，乃少阳之枢欲从太阳之开以上达，宜顺其势而利导之，用黄芩加半夏生姜汤，宣其逆气而助其开以主之。(《伤寒论浅注·卷三·辨太阳病脉证篇》)

尤在泾云：此与前黄芩加半夏生姜汤治同，而无芍药、甘草、生姜，有人参、桂枝、干姜，则温里益气之意居多。凡中寒气少者，可于此取法焉。其小承气汤，即前下利谵语有燥屎之法，虽不赘可也。

黄连汤

【诗歌】

胸中有热胃邪丽，黄连甘草干姜桂，
人参夏草理阴阳，呕吐腹疼为妙剂。(《伤寒真方歌括》)
腹疼呕吐藉枢能，二两参甘夏半升，
连桂干姜各三两，枣枚十二妙层层。(《长沙方歌括》)

【组成】黄连三两　甘草二两炙　干姜三两　桂枝三两　人参二两　半夏半升　大枣十二枚。

【用法】上七味，以水一斗，煮取五升，去滓。温服一升。日三，夜二服。

【主治】腹痛呕吐，有口苦、不能食冷、腹部喜按、脉象沉迟无力等表现。

【注释】

治伤寒胸中有热，胃中有邪气，腹中痛，欲呕吐者，此方主之。

王晋三曰：此即小柴胡汤变法。以桂枝易柴胡，以黄连易黄芩，以干姜易生姜。胸中热，呕吐，腹中痛者，全因胃中有邪气，阻遏阴阳升降之机。故用人参、大枣、干姜、半夏、甘草专和胃气，使入胃之后，听胃气之上下敷布，交通阴阳，再用桂枝宣发太阳之气，载黄连从上焦阳分泻热，不使其深入太阴，有碍虚寒腹痛。（《长沙方歌括·卷四·太阳方》）

太阳之病既归并于少阳，则以少阳为主矣。然亦知少阳三焦之气游行于上中下者乎？上焦主胸，中焦主胃，下焦主腹。伤寒，胸中有热，逆于上焦也；胃中有寒邪之气，逆于中焦也；腹中痛，逆于下焦也；欲呕者，少阳三焦之气逆于上中下之间，欲从枢转而外出也。治宜取小柴胡转枢之意而加减之，俾于寒热宣补，内外上下，丝丝入扣则愈，以黄连汤主之。（《伤寒论浅注·卷三·辨太阳病脉证篇》）

黄连汤重于清火，因有腹痛，不离辛热之姜桂以开阳。此理甚微，非熟于《内经》者，不可与语也。（《医学实在易·卷三·里证》）

黄连汤，为经纬。喻嘉言用进退黄连汤（姜汁炒黄连、炮干姜、人乳拌蒸人参、桂枝、姜制半夏、大枣。进法：用本方七味俱不制，水三茶杯，煎一杯温服。退法：不宜用桂枝，黄连减半，或加肉桂五分。如上逐味制熟，煎服法同。但空腹服崔氏八味丸三钱，半饥服煎剂耳），柯韵伯用干姜黄连黄芩人参汤，推之泻心汤亦可借用，以此数汤为经纬。

眩苦呕，少阳编。少阳居太阳阳明之界，谓之阳枢，寒热相杂。若寒热往来于外，为胸胁满烦，宜大小柴胡汤。若寒热互搏于中，呕吐腹痛，宜黄连汤。痞满呕逆，宜半夏泻心汤。拒格食不入，宜干姜黄连人参汤。若邪全入于胆府，下攻于脾为自利，宜黄芩汤。上逆于胃，利又兼呕，宜黄芩加半夏生姜汤。论以口苦、咽干、目眩为提纲。（《医学三字经·卷二·伤寒温疫第二十二》）

桂枝附子汤

【诗歌】

三姜二草附枚三，四桂同投是指南，

大枣方中十二粒，痛难转侧此方探。（《长沙方歌括》）

【组成】桂枝四两　附子三枚炮　生姜三两　大枣十二枚　甘草二两。

【用法】上五味，以水六升，煮取二升，去滓。分温三服。

【主治】本方主治风湿搏结所致身体疼痛而难于转侧者。

【注释】

风湿相搏，有从伤寒所致者，其证奈何？ 伤寒八日，当阳明主气之期；九日，当少阳主气之期，宜从少阳之枢而外出矣。乃不解而复感风湿，合而相搏，寒邪拘束，故身体疼；风邪煽火，故心烦；湿邪沉著，故不能自转侧；邪未入里，故不呕、不渴。脉浮虚而涩者，以浮虚为风，涩则为湿也。此风多于湿，而相搏于外，以桂枝附子汤主之。若患前证，其人脾受湿伤，不能为胃行其津液，故大便硬，愈硬而小便愈觉其自利者，脾受伤而津液不能还入胃中故也。此为湿多于风，而相搏于内，即于前方去桂枝加白术汤主之。湿若去，则风无所恋而自解矣。

此节合下节，皆言风湿相搏之病也。但此节宜分两截看："风湿相搏"至"桂枝附子汤主之"作一截，言风湿相搏于外也；"若其人"至"去桂枝加白术汤主之"又作一截。言风湿相搏于内也。要知此节桂枝附子汤是从外驱邪之表剂，去桂加白术汤是从内撤邪之里剂，下节甘草附子汤是通行内外之表里剂也。（《伤寒论浅注·卷三·辨太阳病脉证篇》）

用附子之辛，亦有三法：桂枝附子汤、桂枝附子去桂加白术汤、甘草附子汤，辛燥以祛除风湿也；附子汤、芍药甘草附子汤，辛润以温补水脏也；若白通汤、通脉四逆汤加人尿猪胆汁，则取西方秋收之气，保复元阳，则有大封大固之妙矣。（清·陈修园《神农本草经读·卷之四·下品》）

桂枝附子去桂加白术汤

【诗歌】

桂枝附子姜甘枣，身体疼痛风湿扫，

小便自利大便坚，去桂加术润枯槁。(《伤寒真方歌括》)

大便如硬小便通，脉涩虚浮湿胜风，

即用前方须去桂，术加四两有神功。(《长沙方歌括》)

【组成】附子三枚炮　白术四两　生姜三两　大枣十二枚擘　甘草二两炙。

【用法】上五味，以水七升，煮取三升，去滓，分温三服。初服，其人身如痹；半日许，复服之；三服都尽，其人如冒状。勿怪。此以附子、术并走皮内逐水气，未得除，故使之耳。法当加桂四两。此本一方二法：以大便硬。小便自利。去桂也。以大不便硬。小便不利。当加桂。附子三枚恐多也。虚弱及产妇宜减之。

【主治】风寒湿痹，身体疼痛较甚，不能转侧，大便溏，小便利，脉浮虚而涩等。但必须具有不喜冷性饮食或不渴的寒证或阳虚现象。

【注释】

陈蔚按：师云，伤寒八九日，风湿相搏，身体疼烦，不能自转侧者，风湿之邪盛也。湿淫于中，无上达之势，故不呕。湿为阴邪，无阳热之化，故不渴，邪胜则正虚，故脉浮虚而涩。但前方主桂枝，为风胜于湿；风为天之阳邪，主桂枝之辛以化之。后方去桂加术，为湿胜于风；湿为地之阴邪，主白术之苦以燥之。或问，苦燥之品不更令大便硬，小便自利乎？曰：太阴湿土喜燥而恶湿，湿伤脾土，而不能输其津液以入胃，师所以去解表之桂，而加补中之术也，且湿既去，而风亦无所恋而自除。经方无不面面周到也。(《长沙方歌括·卷四·太阳方》)

桂枝附子去桂加白术汤。此湿胜风之主方。

论云：伤寒八九日，风湿相搏，身体疼痛，不能自转侧，不呕不渴，脉浮虚而涩者，与桂枝附子汤主之。若其人大便硬，小便自利者，去桂加白术汤主之。（《伤寒真方歌括·卷一·太阳下篇方法》）

甘草附子汤

【诗歌】

桂枝甘草化表风，附子白术驱里湿，

甘草冠此三味前，义取缓行勿迫急。（《伤寒真方歌括》）

术附甘今二两平，桂枝四两亦须明，

方中主药推甘草，风湿同驱要缓行。（《长沙方歌括》）

【组成】甘草二两　附子二枚炮　白术二两　桂枝四两。

【用法】上四味，以水六升，煮取三升，去滓。温服一升，日三服。初服得微汗则解。能食汗止复烦者，服五合。恐一升多者，宜服六七合为始。言初服始。

【主治】风寒湿之邪客于骨节所致痹证，病位较深者。

【注释】

王晋三曰：甘草附子汤，两表两里之偶药。风淫于表，湿流关节，治宜两顾。白术、附子，顾里胜湿；桂枝、甘草，顾表胜风。独以甘草冠其名者，病深关节，义在缓而行之，若驱之太急，风去而湿仍留，反遗后患矣。（《长沙方歌括·卷四·太阳方》）

论云：伤寒八九日，风湿相搏，身体痛，不能转侧，宜桂枝附子汤。若其人大便硬，小便自利者，去桂加术主之。

　　若烦疼深入骨节之间，四肢掣痛，近之则痛剧，汗出气短，小便不利，恶风不欲去衣，身或微肿者，宜甘草附子汤温通散湿。（《伤寒真方歌括·卷一·太阳下篇方法》）

　　风湿相搏之病，见证较剧者，用药又宜较缓。风湿相搏，业已深入，其骨节烦疼，掣痛不得屈伸，近之则痛剧，此风寒湿三气之邪阻遏正气，不令宣通之象也。汗出气短，小便不利，恶风不欲去衣，或身微肿者，卫气、营气、三焦之气俱病，总由于坎中元阳之气失职也。务使阳回气暖，而经脉柔和，阴气得煦，而水泉流动矣，以甘草附子汤主之。

　　此一节，承上节言风湿相搏病尚浅者，利在速去；深入者，妙在缓攻。恐前方附子三枚过多，其性猛急，筋节未必骤开，风湿未必遽去，徒使大汗出而邪不尽耳。故减去一枚，并去姜、枣，而以甘草为君者，欲其缓也。（《伤寒论浅注·卷三·辨太阳病脉证篇》）

白虎汤

【诗歌】

白虎知甘米石膏，阳明大热汗滔滔，

加参补气生津液，热逼亡阳此最高。（《伤寒真方歌括》）

阳明白虎辨非难，难在阳邪背恶寒，

知六膏斤甘二两，米加六合服之安。（《长沙方歌括》）

【组成】知母六两　石膏一斤碎绵裹　甘草二两炙　粳米六合。

【用法】上四味，以水一斗，煮米熟汤成，去滓。温服一升。日三服。

【**主治**】阳明经病，大热、大汗、大烦，喜冷饮，恶热，脉洪大有力，舌苔黄或黑而燥。

【**注释**】

陈蔚按：白虎汤，《伤寒论》凡三见：太阳条治脉浮滑；厥阴条治脉滑而厥；又治三阳合病，腹满，身重难以转侧，口不仁而面垢，谵语遗尿等证。而原本此方列于太阳条"甘草附子汤"之下者，言外见风寒湿燥火之气，俱括于太阳之内，且下一条"炙甘草汤"，亦即润燥之剂，可知《伤寒论》非止治风寒二气也。

柯韵伯曰：阳明邪从热化，故不恶寒而恶热；热蒸外越，故热汗自出；热灼胃中，故渴欲饮水；邪盛而实，故脉滑，然犹在经，故兼浮也。盖阳明属胃，外主肌肉，虽有大热而未成实，终非苦寒之味所能治也。石膏辛寒，辛能解肌热，寒能胜胃火，寒性沉降，辛能走外，两擅内外之能，故以为君；知母苦润，苦以泄火，润以滋燥，故以为臣；用甘草、粳米，调和于中宫，且能土中泻火，作甘稼穑，寒剂得之缓其寒，苦药得之化其苦，使沉降之性皆得留连于中也，得二味为佐，庶大寒之品无伤脾胃之虑也。煮汤入胃，输脾归肺，大烦大渴可除矣。白虎为西方金神，所以名汤，秋金得令而炎暑自解矣。（《长沙方歌括·卷四·太阳方》）

虽然解络热者，白虎为其所长，而表热则不可以概用。伤寒脉浮，发热无汗，其表不解者，与络无也，不可与白虎汤；若渴欲饮水，为热极伤络，可以直断其无表证者，以白虎加人参汤主之。

此申明白虎汤能解络热，而不能解表热也。

受业侄道著按：白虎证其脉必洪大，若浮而不大，或浮而兼数，是脾气不濡，水津不布，则为五苓散证。

魏子千曰：入于肌络者，宜桂枝汤；肌气之在里者，宜越婢汤；络气之入里者，宜白虎汤。（《伤寒论浅注·卷三·辨太阳病脉证篇》）

按：前云不可下者，指承气等方而言也；此云应下之，指热证轻有四逆散，重有白虎汤，寒证有乌梅丸是也。（《伤寒论浅注·卷六·辨厥阴病脉证篇》）

伤寒脉滑而厥者，阳气内郁，而不得外达，外虽厥而里有热也，白虎汤主之。

此言厥证之热也。脉滑为热，然必烦渴引饮，乃为白虎汤之对证。

受业何鹤龄按：白虎汤论中两见：一见于阳明篇，曰伤寒脉浮滑，表有热里有寒也；此篇曰伤寒脉滑而厥者，里有热也。盖以脉滑为热，彼滑脉从浮分而见，故主表热；而此为里热，其滑脉从沉分而见可知也。（《伤寒论浅注·卷六·辨厥阴病脉证篇》）

无形之热伤其肺金，用白虎汤救之；有形之湿壅其肺气，用瓜蒂汤通之。（《伤寒论浅注·卷六·辨痉湿暍脉证》）

伤寒里证。伤寒病，阳明经大渴、大热，法用白虎汤，为表中之里证。及其传里，谵语、胸腹满、不大便，为里中之里证，宜三承气汤择用。

若无头痛恶寒，但见壮热口渴，是已罢太阳，为阳明经之本证，宜白虎汤主之。（《时方妙用·卷四·伤寒》）

季楚重曰：火热伤气，救肺之治有三：伤寒邪热侮肺，用白虎汤除烦，此治其标；内症虚火烁金，用生脉益阴，此

治其本；若夫正气不伤，郁火又甚，则泻白散之清肺调中，标本兼治，又补二方之不及也。(《时方歌括·卷下·寒能胜热》)

如白虎汤治三阳合病，其云腹满者，为阳明经热合于前也；其云身重者，为太阳经热合于后也；其云难以转侧者，为少阳经热合于侧也；其云口不仁而面垢者，热合少阳之腑也；其云谵语者，热合阳明之腑也；其云遗尿者，热合太阳之腑也。既审其为三阳之合，又必得自汗出之的证，而后用白虎汤之的方，斯邪分而病解，此为正治之法。(《伤寒医诀串解·卷一·太阳篇》)

炙甘草汤

【诗歌】

益虚参麦炙甘草，和调桂枝姜枣好，
生地阿胶麻子仁，结成心悸此方宝。(《伤寒真方歌括》)
结代脉须四两甘，枣枚三十桂姜三，
半升麻麦一斤地，二两参胶酒水涵。(《长沙方歌括》)
东方之气在于肝，肝木敷荣五气安，
仲景遗来炙甘草，滋阴真谛已开端。(《医学实在易》)

【组成】甘草四两炙 生姜三两 人参二两 桂枝三两 生地黄一斤 阿胶二两 麦门冬半升 麻子仁半升 大枣三十枚。

【用法】上九味，以清酒七升，水八升，先煮八味，取三升，去滓。纳胶烊消尽。温服一升。日三服。

【主治】心悸，脉结代之证，兼有不喜冷性饮食的阳虚

寒证现象。

【注释】

陈蔚按：周禹载云，本条不言外证，寒热已罢可知；不言内证，二便自调可知。第以病人，正气大亏，无阳以宣其气，更无阴以养其心，此脉结代、心动悸所由来也。方中人参、地黄、阿胶、麦冬、大枣、麻仁，皆柔润之品以养阴，必得桂枝、生姜之辛以行阳气，而结代之脉乃复。尤重在炙甘草一味，主持胃气以资脉之本原，佐以清酒使其捷行于脉道也。其煮法用酒七升、水八升，只取三升者，以煎良久，方得炉底变化之功，步步是法。要之，师第言结代者用此方以复之，非谓脉脱者以此方救之也。学者切不可泥其方名，致误危证。

陈元犀按：此证必缘发汗过多所致。汗为心液，心液伤则血虚不能养心，故心动悸；心液伤则血不能荣脉，故脉结代。取地黄、阿胶等，为有形之品，补有形之血，另立法门。（《长沙方歌括·卷四·太阳方》）

浮滑恒脉之外，又有剧脉曰结，危脉曰代，不可不知矣。伤寒之脉，何以结代？非洞悉乎造化阴阳之本者，不可与言。盖脉始于足少阴肾，生于足阳明胃，主于手少阴心。少阴之气不与阳明相合，阳明之气不与少阴相合，上下不交，血液不生，经脉不通，是以心气虚常作动悸，以炙甘草汤主之。补养阳明，从中宫以分布上下。

陈师亮曰：代为难治之脉，而有治法者何？凡病气血骤脱者，可以骤复；若积久而虚脱者，不可复。盖久病渐损于内，脏气日亏，其脉代者，乃五脏元气之候。伤寒为暴病，死生之机在于反掌，亦有垂绝而亦可救者。此其代脉，乃一时气乏，然亦救于万死一生之途，而未可必其生也。

其结代之脉状何如？结能还而代不能还也。脉按之来缓，不及四至，而时一止复来者，是阴气结，阳气不能相将，此名曰结。然不特缓而中止为结，又脉来动而中止，更来小数，中有还者反动，是阴气固结已甚，而阳气不得至，故小数而动也，亦名曰结，此为阴盛也。结脉之止，时或一止；其止却无常数。若脉来动而中止，止有常数，既止逆不能自还，阳不能自还而阴代之，因而复动者，俨如更代交代之象，名曰代。此独阴无阳也。得此脉者，必难治。此毫厘之分，学者于此判之，指下则可言脉矣，岂独太阳已哉！（《伤寒论浅注·卷三·辨太阳病脉证篇》）

伤寒用理中丸，所以补脾，调和阴阳之方也；附子汤所以补肾，扶坎中之阳也；炙甘草汤所以补经中之阴也。

复脉汤一名炙甘草汤，见伤寒。治诸虚不足，汗出而闷，脉结悸，行动如常，不出百日，危急者十一日死。此治血脉空竭力之。用之所以和血，凡脉见结悸者，虽行动如常，不出百日必死。若复危急，不能行动，则过十日必死。语极明白，以前解者多误。

喻嘉言曰：此仲景治伤寒脉结代，心动悸、邪少虚多之圣方也。《金匮》不载，以《千金翼》常用此方治虚劳，则实可征信，是以得名为《千金方》也。虚劳之体，多有表热夹其阴虚，所以本论汗出而闷，表之固非，即治其阴虚亦非，惟用此方，得汗而脉出热解，俾其人快然，真圣法也。但虚劳之人，胃中津液素虚，匪伤寒暴病，邪少虚多之比。桂枝、生姜分两之多，服之津液每随热势外越，津既外越，难以复收，多有淋漓沾濡一昼夜者，透此一关，亟以本方去桂枝、生姜二味，三倍加入人参，随继其后，庶几津液复生，乃致营卫盛而诸虚复，岂小补哉！

小建中汤及加黄芪、加人参、加当归、加白术等汤，皆急建其中气，俾饮食增而津液旺，以至充血生精，而复其真阴之不足。但用稼穑作甘之本味，而酸辛苦咸在所不用，盖舍此别无良法也。

按：炙甘草汤即此汤化为润剂，喻氏清燥汤即此汤化为凉剂。（《医学三字经·卷一·虚痨第三》）

愚按：他经亦有此症，是阳气大虚，虚极生寒，非姜、附、肉桂不为功。若用此药，是速其死也。惟厥阴证，肝中之相火本少阳之生气，而少阳实出坎宫之真阴，即经所谓"阳予之正，阴为之主"是也。按：前言表证而手足厥逆，此言里证而脉结代，虽为厥阴寒化，终不用姜、附大热之品，以厥阴之脏相火游行于其间故也。（《时方妙用·卷四·伤寒》）

大承气汤

【诗歌】

燥坚痞满大承气，枳朴硝黄共四味，

未硬去硝先探试，邪轻小实小承气。（《伤寒真方歌括》）

大黄四两朴半斤，枳五硝三急下云，

朴枳先熬黄后入，去滓硝入火微熏。（《长沙方歌括》）

【组成】大黄四两酒洗　厚朴半斤炙，去皮　枳实五枚炙　芒硝三合《内台方》三两。

【用法】上四味，以水一斗，先煮枳、朴，取五升，去滓。纳大黄，煮取二升，去滓。纳芒硝，更上微火一两沸。

分温再服。得下，余勿服。

【主治】

（1）阳明腑实重证，主要表现为发热不恶寒反恶热，谵语，日晡潮热，舌苔干燥，或黄，或黑，或有芒刺，大便燥结。

（2）真热假寒、真实假虚证。如神昏不知人，身不热，脉沉有力，但舌苔干燥有芒刺；或自利清水，色青。

【注释】

陈蔚按：承气汤有起死回生之功，惟善读仲景书者方知其妙。俗医以滋润之脂麻油、当归、火麻仁、郁李仁、肉苁蓉代之，徒下其粪而不能荡涤其邪，其正气不复；不能大泻其火，则真阴不复，往往死于粪出之后。于是咸相戒曰，润肠之品，且能杀人，而大承气汤，更无论矣。甚矣哉！大承气汤之功用，尽为那庸耳俗目所掩也。

张隐庵曰：伤寒六经，止阳明、少阴有急下证。盖阳明秉悍热之气，少阴为君火之化。在阳明而燥热太甚，缓则阴绝矣；在少阴而火气猛烈，勿戢将自焚矣。非肠胃之实满也。若实在肠胃者，虽十日不更衣，无若苦也。仲师所云急下六证，若究省不到不敢急下，致病此者鲜有能生之。且予尝闻之曰，痞、满、燥、实、坚五证皆备，然后可下。噫，当下者全不在此五证。（《长沙方歌括·卷五·阳明方》）

陈元犀按：胸满、口噤、脚挛急、龂齿等证，皆热甚灼筋，筋急而甚之象，以此汤急下而救阴。（《金匮方歌括·卷一·痉湿暍病方·大承气汤》）

大柴胡汤_{歌见《伤寒》}。按之心下满痛者，此为实也，当下之，宜此汤。

陈元犀按：实者当下症，大承气汤尤恐不及，况大柴胡汤乎？按之心下满痛者，太阳之邪逆而内干少阳，枢机阻而不利也。用大柴胡汤宣外达内，使少阳之气从太阳之开而解矣。（《金匮方歌括·卷三·腹满寒疝宿食方·大柴胡汤》）

大承气汤歌见《伤寒浅注》。寸口脉浮而大，按之反涩，尺中亦微而涩者，有宿食也。此汤主之。

数而滑者，实也，此有宿食，下之愈，宜此汤。

下利不欲食者，此有宿食，当下之，宜此汤。（《金匮方歌括·卷三·腹满寒疝宿食方·大承气汤》）

治产后七八日，无太阳证，少腹坚痛，此恶露不尽；不大便，烦躁发热，切脉微实，再倍发热，日晡时烦躁者，不食，食则谵语，至夜即愈，宜此汤主之。热在里，结在膀胱也。

孙男陈心典按：无太阳证者，外无病也。脉微实、烦躁发热、食则谵语者，胃热也。恶露不尽者，主太阳之气随经也。盖膀胱接胃，连于少腹，血结其所，热聚其中，宜此汤以下瘀除热。（《金匮方歌括·卷六·妇人产后方·大承气汤》）

武陵陈氏云：方名承气，殆即"亢则害，承乃制"之义乎？亢极反兼胜己之化，承者以下承上也。夫天地一理，万物一气，故寒极生热，热极生寒，物穷则变，未有亢极而不变者。伤寒邪热入胃，津液耗，真阴虚，阳盛阴病。所谓阳盛阴虚，汗之则死，下之则愈。急以苦寒胜热之剂，救将绝之阴，泻亢盛之阳，承气所以有挽回造化之功也。然不言承亢，而言承气，何战？夫寒热流转，不过一气之变迁而已。

用药制方，彼气机之不可变者，力难矫之。亦第就气机之必变者，而一承之耳。设其气有阳无阴，一亢而不可复，则为脉涩、直视、喘满者死。何则？以其气机已绝，更无可承之气也。由是言之，圣人虽尽人工之妙，止合乎天运之常耳，不云承气而云何？

按：陈氏此注，必须熟读。

有亡阴谵语者。伤寒，若吐若下后不解，其阴液亡矣。阴液亡，故不大便，五六日上至于十余日。阳明旺于申酉之间，其时名为日晡所，邪气随旺时而发潮热，且全显出本来燥气之象而不恶寒，且热甚神昏，无问答而一人独语，无所见而如见鬼状。若剧者，神识不为我用，发则不识人。阳奔于外而躁扰，故循衣摸床；阴孤于内而无所依，故心惕而不安；阳脱于上，故微喘；精不荣于目，故直视。此阳热甚而阴液亡，其生死只在一瞬之间，须于脉候决之。弦为阴脉，若脉弦者，为阴气未绝，可生；涩则无血，若涩者，为阴血已竭，必死。而苟病势尚微者，无以上之剧证，但见发热谵语者，以大承气汤主之。若一服利，即止后服。盖以大承气用之得当可以养阴，不当亦所以亡阴也。可不慎欤！

此言亡阴谵语也。

且有在胃在肠，亦须分别。《内经》云：胃病则肠虚，肠满则胃虚。阳明病，若谵语，有潮热，反不能食者，胃满也，胃满则胃中必有燥屎五六枚也。若谵语潮热而能食者，肠满也，肠满则胃无燥屎，故但大便硬尔，俱宜大承气汤下之。

间有因风致燥而谵语者，奈何？夫汗多亡液，以致胃燥谵语固也。今汗出不见其多，而亦谵语者，以有燥屎有胃中，此为风也。谓风木之邪干于中土，风燥而非热燥也。燥实必须议下之，然亦俟其过经，俾有余不尽之风邪悉归胃中，并于燥屎，乃可下之。下之若早，风性涣动，善行数变，内伤神气，其语言必乱。以风邪尽入于里，邪盛则实，此为**表虚里实故也**。盖风燥症，俟过经宜下，下早以致里实证亦宜下。统其法曰**下之则愈**，统其方曰**宜大承气汤**。

此言风木之邪，燥其津液，而为谵语也。（《伤寒论浅注·卷四·辨阳明病脉证篇》）

前言腹满时减，当与温药矣。若腹常满而不减，当责其实，时减者，当防其虚，故曰不足言，即无余议之辞，然满而不减者，当下之，宜大承气汤。

此言满在腹部，与在心下者不同，故用大承气汤以急攻之。此三主均是下药，当分别于几微而用之。（《金匮要略浅注·卷四·腹满寒疝宿食病脉证治第十》）

小承气汤

【诗歌】

燥坚痞满大承气，枳朴硝黄共四味，

未硬去硝先探试，邪轻小实小承气。（《伤寒真方歌括》）

朴二枳三四两黄，小承微结好商量，

长沙下法分轻重，妙在同煎切勿忘。（《长沙方歌括》）

【组成】大黄四两　厚朴二两炙，去皮　枳实三枚炙。

【用法】上三味，以水四升，煮取一升二合，去滓。分温二服。初服汤，当更衣；不尔者，尽饮之；若更衣者，勿服之。

【主治】阳明病，肠胃积滞，腹部胀满，拒按，大便不利，但没有舌苔芒刺等燥热较重之证。

【注释】

张令韶云：胃与大肠、小肠交相贯通者也。胃接小肠，小肠接大肠。胃主消磨水谷，化其精微，内灌溉于脏腑，外充溢于皮毛，其糟粕下入于小肠，小肠受其糟粕，复加运化，传入于大肠，大肠方变化传导于直肠而出，故曰：小肠者，受盛之官，化物出焉；大肠者，传道之官，变化出焉。是大承气者，所以通泄大肠，而上承热气者也；故用朴、实以去留滞，大黄以涤腐秽，芒硝上承热气。小承气者，所以通泄小肠，而上承胃气者也；故曰微和胃气，是承制胃腑太过之气者也。不用芒硝而亦名承气者以此。若调胃承气，乃调和胃气而上承君火之热者也，以未成糟粕，故无用枳、朴之消留滞。此三承气之义也。承者，制也，谓制其太过之气也。故曰：亢则害，承乃制。

有太阳阳明，阳气素盛，或有宿食，太阳之邪，一传阳明，遂入胃腑，致大便不通，论谓"实"，以三承气汤随轻、重下之。此阳明病在腑之方法也。

大承气汤。生者气锐而先行，熟者气钝和缓。仲景欲芒硝先化燥屎，大黄继通地道，而后枳、朴去其痞满。此本方之煎法也。若小承气汤，则三味同煎，即寓微和之意。

大承气，厚朴倍大黄，是气药为君；分煎，取其后来居上，欲急下燥屎也。小承气，大黄倍厚朴，是气药为臣；同煎，取其气味浑匀，欲微和胃气也。（《伤寒真方歌括·卷二·阳明中篇方法·大承气汤》）

厚朴七物汤（厚朴、甘草、大黄、大枣、枳实、桂枝、生姜），治腹满发热十日，脉浮而数，饮食如故者，此汤主之。

阳明病，脉迟，为阳邪入于里阴。然止言脉，犹不足凭也，必以汗出，知阳热之内蒸。然止言汗，亦不足凭也。**虽汗出，**为阳热之内蒸，而表未罢者，亦恒多汗出之症，**必以不恶寒者，**定其表证之已罢。然表证已罢，尤当再验其里证。阳明主肌肉，邪在表阳，则身轻易以转侧；若入于里阴，则**其身必重。**邪结于中，必碍呼吸而**短气，腹满**难以下通，势必上逆**而为喘，**此已属大承气证矣。然犹必身热变为潮热，知其热邪尽入于胃，乃可以指其实在。曰：**有潮热者，此外欲解，可攻里也。**又必通身热蒸之汗，变为手足濈然之汗，热与汗俱敛，止露出胃所主之四肢，为本证真面目，乃可指其实在。曰**手足濈然而汗出者，此大便已硬也，**以**大承气汤主之。若**其人**汗出**虽多，**微发热恶寒者，外未解也，**不可攻里。即不恶寒，**而其热不潮，**为胃未全实，未可与大**承气汤，若**其人**腹大满，**大便不通者，凡不见潮热之证，止可与小承气汤微和胃气，勿令大泄下。

猪苓汤

【诗歌】

少阴不眠烦呕逆，阳明热渴小便赤，

利水药中寓育阴，阿胶猪茯泽滑石。（《伤寒真方歌括》）

泽胶猪茯滑相连，咳呕心烦渴不眠，

煮好去滓胶后入，育阴利水法兼全。（《长沙方歌括》

【组成】猪苓　茯苓　泽泻　阿胶　滑石各一两。

【用法】上五味，以水四升，先煮四味取二升，去滓。纳阿胶，烊消。温服七合。日三服。

【主治】

少阴病，阴虚有热，水邪停蓄，或下利咳呕，心烦不眠。但都必须具有小便不利、口渴、喜冷性饮食等症。

脉浮发热，渴欲饮水，小便不利者宜之。

【注释】

且胃热为脉浮，为热，为渴，为小便不利，与太阳五苓散证不同。阳明之脉大而浮，肌肉上蒸蒸发热，渴则欲饮冷水，小便因热甚液干而不利者，与太阳五苓散证，发汗利水，两解其表里者迥别，故不用五苓散，而以猪苓汤主之。

陈元犀按：此与五苓散症迥别。五苓散主脾不转输而水停，故发汗利水，为两解表里法；此则胃热甚而津液干，故以清热而滋燥，用育阴利水法，二者只差一粟，学者自当细察焉。（《金匮方歌括·卷四·消渴小便不利淋病方》）

陈元犀按：少阴咳下利，治有两法：寒剂猪苓汤，热剂真武汤之类，皆可按脉证而神明之。（《伤寒论浅注·卷五·辨少阴病脉证篇》）

猪苓汤助脾气之转输、肺气之通调，利小便，甚为得法矣。若阳明病，汗出过多而渴者，为津液外越，以致中干作渴，非水津不布而渴也。即小便不利，不可与猪苓汤，以汗多胃中燥，恐猪苓汤复利其小便，更走其津液故也。（《伤寒论浅注·卷四·辨阳明病脉证篇》）

凡少阴下利，俱属下焦虚寒，然亦有脾不转输，水津不布而利者。少阴病下利，六日为六经已遍，又交太阳所主之七日，乃阴尽出阳之期也。而利竟未止，且见肺气不调而咳，胃气不和而呕，水津不上布而渴，君火不得下交而心烦。至此，变但欲寐之本证而为不得眠者，其为热甚而躁动明矣。兹亦不用寒凉之剂，惟助脾气之转输，水津四布而诸证俱愈，如云行雨施，乾坤自有一番新景象矣，以猪苓汤主之。（《伤寒论浅注·卷五·辨少阴病脉证篇》）

且胃热为脉浮，为热，为渴，为小便不利，与太阳五苓散证不同。阳明之脉大而浮，肌肉上蒸蒸发热，渴则欲饮冷水，小便因热甚液干而不利者，与太阳五苓散证，发汗利水，两解其表里者迥别，故不用五苓散。而以猪苓汤主之。

　　此因脉浮发热，小便不利二句，与五苓节文同，故又分别为猪苓汤之方治，并二证二汤，毫厘千里，学者不可不细心研究。（《金匮要略浅注·卷五·消渴小便不利淋病脉证治第十三》）

　　吐血，有不尽由于气虚不摄者，亦有不尽由于阴虚火盛者。夫不有酒客热积于胃，而上熏于肺者乎？熏于肺，则肺为热伤，未有不咳者，咳则击动络脉，必致吐血，此与上言吐血分途，以其因极饮过度所致也。

　　此汤（猪苓汤）与五苓之用，有天渊之别。五苓散治太阳之本，太阳司寒水，故加桂以温之，是暖肾以行水也。此汤治阳明、少阴结热，二经两关津液，惟取滋阴以行水。盖伤寒表证最忌亡阳，而里热又患亡阴。亡阴者，亡肾中之阴与胃之津液也。若过于渗利，则津液反致耗竭。方中阿胶，即从利水中育阴，是滋养无形以行有形也。故仲景云，汗多胃燥，虽渴而里无热者，不可与也。（《长沙方歌括·卷五·阳明方》）

　　此与五苓散有天渊之别。彼治太阳入本。太阳同寒水，故以桂温之；此治阳明、少阴结热，二经两关津液，故以甘凉之药滋之。二症若汗多胃燥，即此方亦不可与，恐利水伤其津液也。（《伤寒真方歌括·卷二·阳明上篇方法·猪苓汤》）

　　抑又知救阴之中，更有补正攻邪之别乎？

　　心烦不卧，用黄连阿胶汤；不眠烦渴，小便短赤，用猪苓汤。（《伤寒真方歌括·卷五·少阴全篇方法》）

　　白虎加人参汤止清阳明经气之燥热，若脉浮，发热，渴欲饮水，如前证外，更加小便不利一证者，为阳明累及太阴脾气，不能散精归肺，通调水道，下

输膀胱所致也。第运脾调肺以导水，又必以清热滋阴为本，方不失为阳明之治法。以**猪**
苓汤主之。

此承白虎加人参汤又进一步言也。

自阳明脉浮而紧至此，看似四节，实是一节。细玩其段段相承，上下联络，以见伤寒不可执定一法，用药当如转环也。（《伤寒论浅注·卷四·辨阳明病脉证篇》）

第三十九节谓：少阴下利六七日，咳而呕渴，心烦不得眠者，猪苓汤主之。此承下利虽属于下焦，至六七日寒变为热，而气复上行，病见咳、呕、渴、烦、不眠等症，所谓下行极而上也。复设一清利法，遵经旨邪气自下而上者仍须从下引而出之，亦所以暗补出主枢之义也。（《伤寒医诀串解·卷五·少阴篇》）

唐宗海补正：此方主下利，全是引水复行故道，入三焦膜中，使从小便出，则不流走肠间而利自止矣。凡不利者，仲景言皆当利其小便，此必小便不利；水不入于膜中，则膜中少阳之火上逆为咳为呕；膜中无水，则不能化气升津，是为口渴；阴津不上交于心，则烦不得眠。皆因水不入膜，不能化津，小便不利故也。用猪苓、茯苓从脾以利水，然不引水入于膜中，则脾亦无功，故先用滑石，色白入肺，以导水之上源，使入膜中也；继用阿胶，秉阿井伏流之性，使其复归故道；再用泽泻，生于水中者，以引水气归根。水既引归膜中，而二苓乃渗利之化，其质为气以上升，是为津液，津液上升则渴、咳、呕、烦，自此等精义，岂易知哉。（《伤寒浅注补正·卷五·辨少阴病脉证篇》）

蜜煎导方、猪胆汁方

【诗歌】

蜜煎熟后样如饴，温纳肛门法本奇，

更有醋调胆汁灌，外通二法审谁宜。（《长沙方歌括》）

津液内涸不宜攻，须得欲便以法通，

蜜主润肠胆泄热，两方引导有神功。（《伤寒真方歌括》）

【组成】

蜜煎导方：食蜜七合。

猪胆汁方：大猪胆一枚。

【用法】

蜜煎导方：上一味，于铜器内微火煎之。稍凝如饴状，搅之，勿令焦著，欲可丸。并手捻作挺，令头锐大如指，长二寸许。当热时急作，冷则硬。以纳谷道中，以手急抱。欲大便时乃去之。"著"字，《正韵》直略切。粘也。

猪胆汁方：大猪胆一枚，泻汁，和醋少许，以灌谷道内。如一食顷，当大便。出宿食恶物，甚效。原本无宿食一句。近本增之，必有所据。

【主治】

蜜煎导方：大便燥结，急欲大便不得下。

猪胆汁方：欲大便而不得出，有热证现象者。欲大便而不得出，有热证现象者。

【注释】

陈蔚按：津液内竭，便虽硬而不宜攻。取蜜之甘润，导大肠之气下行。若热结于下，取猪为水畜以制火，胆为甲木以制土，引以苦酒之酸收，先收而后放，其力始大。其宿食等有形之物一下，而无形之热亦荡涤无余矣。（《长沙方歌括·卷五·阳明方》）

蜜煎导方。治阳明病自汗出，若发汗，小便自利者，此为津液内竭也，大便虽硬，不可攻之，当须自欲大便，宜蜜煎导而通之。若土瓜根及与大猪胆汁；皆可为导也。《内台方》原文。

按：《内台方》云，将蜜于铜器内微火煎之，稍凝似饴状，搅之勿令焦，滴水中坚凝，可用。蘸皂角末捻作挺，以猪胆汁或油润谷道，纳之，少顷欲大便，乃去之。又猪胆方：以猪胆汁二枚，以小竹管插入胆口，留一截用油润，纳入谷道中，以手将胆捻之，其汁自内出。一食顷，当大便下。又用土瓜根，削如指状，蘸猪胆汁，纳入谷道中，亦可用。（《长沙方歌括·卷五·阳明方》）

以上各法，无非使气机之旋转也。至于下法之穷，又有导法以济之。阳明病，自汗出，不可再发其汗，若再发其汗，兼见小便自利者，此为津液内竭。津液既竭，则大便硬不待言矣。然大便虽硬不可攻之，当须自欲大便，宜蜜煎导而通之；若土瓜根与大猪胆汁皆可为导。

【述】此言阳明气机总要其旋转，津液内竭者不宜内攻而宜外取也。盖以外无潮热，内无谵语，与可攻之证不同须待也。（《伤寒论浅注·卷四·辨阳明病脉证篇》）

茵陈蒿汤

【诗歌】

黄如橘色腹微满，余处无汗小便短，

三倍茵陈栀大黄，内外瘀热如洗盥。（《伤寒真方歌括》）

二两大黄十四栀，茵陈六两早煎宜，

身黄尿短腹微满，解自前阴法最奇。（《长沙方歌括》）

黄疸皆由湿热成，色分暗滞与鲜明，

理中小建阴黄主，阳证茵陈栀子行。（《医学实在易》）

【组成】茵陈蒿六两　栀子十四枚　大黄二两去皮。

【用法】上三味，以水一斗，先煮茵陈，减六升。纳二味，煎取三升，去滓。分温三服。小便当利，尿如皂角汁状，色正赤。一宿腹减，黄从小便去也。（《金匮方歌括》）

【主治】

治谷疸，寒热不食，食即头眩，心胸不安，久久发黄。

黄疸小便不利。必须兼有腹部拒按或大便不利之里证现象，和喜冷或口渴之热证现象。

【注释】

茵陈蒿汤。治阳明病发热汗出，此为热越，不能发黄也。但头汗出，身无汗，剂颈而还，小便不利，渴欲饮水浆者，此为瘀热在里，身必发黄，此方主之。又，伤寒七八日，身黄如橘子色，小便不利，腹微满者，此方主之。

陈元犀按：太阴，湿土也；阳明，燥土也。经云：谷入于胃，游溢精气，其上输下转，藉脾气之能也。谷疸者，食谷入胃，脾气不输，湿与热并，久则熏蒸成黄，黄成则荣卫流行之机为之阻而不利，故有寒热不食之病。经云：食入于阴，长气于阳。食则头眩，心胸不安者，谷入于胃，挟浊气以上干也。主以茵陈蒿汤者，茵陈禀冬令寒水之气，寒能胜热；佐以栀子味苦泻火，色黄入胃；挟大黄以涤胃肠之郁热，

使之屈曲下行，则谷疸之邪悉从二便而解矣。（《金匮方歌括·卷五·黄疸病方·茵陈蒿汤》）

湿热之黄，治法何如？伤寒七八日，又当再经之期，湿热现于外，故身黄如橘子色；湿热郁于里，故小便不利。其腹微满者，因小便不利所致也，以茵陈蒿汤主之。（《伤寒论浅注·卷四·辨阳明病脉证篇》）

按：熏黄如烟熏之状，黄而带黑也。黄家有阴阳之别：阳黄明亮，阴黄暗黑。师于《金匮》有五苓散加茵陈，与《论》中茵陈蒿汤等方，寒热不同，不可不辨。（《伤寒论浅注·卷六·辨痉湿暍脉证》）

黄疸诗：黄疸皆由湿热成，色分黯滞与鲜明，阴黄色暗滞，阳黄色鲜明。理中汤小建中汤阴黄主，阳证茵陈蒿汤栀子柏皮甘草汤行。

黄疸证，已食如饥，但欲安卧，一身面目及小便俱黄是也。此为胃热脾寒，寒则生湿；或胃得风而热，脾得寒而湿。湿热内郁，则膀胱之气不化，膀胱主一身之肌表，不化气则湿热无去路而成疸矣，《金匮浅注》言之最详，今惟以阴阳提其大纲。凡阴黄疸，色暗如熏黄、短气、小便自利，证多虚，宜理中汤、建中汤之类主之。阳黄疸，色明如橘子、气逆、小便不利，证多实，宜茵陈蒿汤、栀子柏皮汤之类主之。（《医学实在易·卷三·里证》）

麻仁丸

【诗歌】

素常脾约感风寒，须用麻仁润下丸，

杏芍大黄兼枳朴，脾阴得润胃肠宽。（《伤寒真方歌括》）

一升杏子二升麻，枳芍半斤效可夸，

黄朴一斤丸饮下，缓通脾约是专家。(《长沙方歌括》)

【组成】麻子仁二升　芍药半斤　枳实半斤炙　大黄一斤去皮

厚朴一尺炙，去皮　杏仁一升去皮尖，熬，别作脂。

【用法】上六味，为末，炼蜜和丸，如梧桐子大。每服十丸，渐加，以知为度。

【主治】大便燥结，小便频数，腹稍胀满，拒按，余热未尽。但没有谵语、神昏等热甚之表现。

【注释】

陈元犀按：脾为胃行其津液也。今胃热而津液枯，脾无所行而为穷约，故取麻仁、杏仁多脂之物以润燥，大黄、芍药苦泄之药以破结，枳实、厚朴顺气之药以行滞。以蜜为丸者，治在脾而取缓，欲脾不下泄其津液，而小便数已还津液于胃中，而大便难已也。

有太阳阳明，因汗、吐、下、利小便，亡津液，胃中干燥，太阳之邪，乘胃燥而转属阳明，致小便数，大便硬，论谓为"脾约"，以麻仁丸主之。(《伤寒真方歌括·卷二·阳明中篇方法·麻仁丸》)

按：脉浮者阳盛，脉涩者阴伤，脾为胃行其律液，阴伤则脾无所运矣。又约者弱也。脾弱不运，胃中谷食不化，则为积聚症也。(《金匮方歌括·卷四·五脏风寒积聚方·麻仁丸》)

阴虚不能以和阳，诊之于手之气口则芤，诊之于足之趺阳则涩。趺阳者，胃脉也。胃为阳，脾为阴。今趺阳脉浮而涩，浮则胃之阳气强，涩则脾之津液泄而小便数。浮涩相搏，其津液不能返入胃中，而大便则难。夫脾土为胃行

其津液者也。津液鲜少，则其脾无可奈何为穷约，麻仁丸主之。泻胃之阳即扶脾之阴也。（《伤寒论浅注·卷四·辨阳明病脉证篇》）

本太阳证，治之失法，亡其津液，致太阳之热乘胃燥而转属阳明。其证小便数，大便硬，《伤寒论》谓之脾约，宜麻仁丸。以上言太阳阳明之证也。（《伤寒医诀串解·卷二·阳明篇》）

至于治法，阖者恐其终阖，实者虑其大实，故以三承气汤之重剂为主。麻仁丸为润下之轻剂也。蜜煎导为外取之尤轻者也。其调胃承气汤，方中芒硝上承火气，大黄下通地道，不用枳、朴之破泄，而用甘草之和中，所以名为调胃也。其小承气汤，专取通其燥屎，故不用芒硝之上承火气，配不炙之枳、朴而疏达壅滞。多与为攻，少与为和，故名之曰小也。若夫大承气汤，乃大无不该，主承通体之火热而下行。（《伤寒医诀串解·卷二·阳明篇》）

今试诊之趺阳，趺阳为胃脉，今脉浮而涩，浮则为胃气强，涩则为脾阴虚，脾阴虚，不能为胃上输精气，水独下行，故小便数，浮涩相搏，大便则坚，其病因脾虚为胃所管约，以麻仁丸主之。此言脾约之证治也。（《金匮要略浅注·卷四·五脏风寒积聚病脉证并治第十一》）

秘结诗：秘结三承气汤慎用之，麻仁丸，又名脾约丸。润泽不支离，须知肾脏为阴主，补泻寒温总是滋。

秘结症。《金匮真言》曰：北方黑色，入通于肾，开窍二阴。《气厥论》曰：膀胱移热于小肠，隔肠不便。《脏气法时论》曰：肾苦燥，急食辛以润之，开腠理，致津液通气也。《杂病篇》曰：厥气走喉而不能言，手足清，大便不利，取足少阴。读此则知秘结之症，除阳明结热，轻者用脾约丸，重者择用三承气汤外，无不由之肾。盖肾主二阴，而司开阖，彼大小便不禁者，责其开而不阖，而大小便不通者，又当责其阖而不开。故肾热者，凉而滋之；肾寒者，温而滋之；肾虚者，补而滋之；肾干燥者，润而滋之；且滋肾而膀胱亦治，移热隔肠之病自己矣。秘结多由于肾，故列于里证。（《医学实在易·卷三·里证》）

栀子柏皮汤

【诗歌】

身黄栀子柏皮汤，苦蘖甘和甘草良，

热达肤间势外出，散邪渗湿两无妨。（《伤寒真方歌括》）

里郁业经向外驱，身黄发热四言规，

草须一两二黄柏，十五枚栀不去皮。（《长沙方歌括》）

【组成】栀子十五枚　甘草一两　黄柏二两。

【用法】上三味，以水四升，煮取一升半，去滓，分温再服。

【主治】黄疸，没有可汗之表证（如发热，无汗恶寒等），没有可下之里证（如腹满拒按，大便不利等），而只有内热喜冷等现象。

【注释】

按柯韵伯云：阳明表证，不特发热恶寒，目痛鼻干等症，一切虚烦，咽干口燥，舌胎腹满，烦躁懊憹不得卧，凡在胃之外者，悉是阳明表证。仲景制汗剂，是开太阳表证之出路；

制栀豉汤吐剂，是引阳明表邪之出路，但使心腹之浊邪上出于口，一吐而心腹得舒，表里之烦热悉除矣。热伤气者，少加甘草以益气；虚热相搏者多呕，加生姜以散邪。若下后而心腹满，起卧不安，是热已入胃，便不当吐，故去香豉，加枳、朴以泄满，合栀子两解心腹之妙，又小承气之轻剂也。若以丸药下之，身热不去，知表未解也；心下结痛，知寒留于中也。故任栀子之苦以除热，倍干姜之辛以逐寒，然非吐不能达表，故用此以探吐之。此又寒热并用，为和中解表之剂矣。内外热炽，肌肉发黄，必须苦甘之剂以调之。柏皮、甘草，色黄而润，助栀子以除内烦外热。形色之病，仍假形色以通之。此皆用栀豉加减以御阳明表证之变幻也。韵伯此论，诚千古之特见，学者宜熟读之。(《伤寒真方歌括·卷二·阳明上篇方法》)

柯韵伯曰：太阳阳明俱有发黄证。但头汗出而身无汗，则热不得外越；小便不利，则热不得下利，故瘀热在里而发黄。按：太阳之发黄，乃太阳之标阳下合太阴之湿气；阳明之发黄。亦阳明之燥热内合太阴之湿化。若止病本气，不合太阴，则不发黄。故曰：太阴者身当发黄，若小便自利者，则不能发黄也。张令韶之说最妙。然里有不同，肌肉是太阳之里，当汗而发之，故用麻黄连翘赤小豆汤。按：柯韵伯移此方于"太阳篇"，亦有见解。然原本系是阳明，圣经必不可擅改。心胸是太阳之里、阳明之表，当寒以胜之，故用栀子柏皮汤，乃清火法。肠胃是阳明之里，当泻之于内，故立本方，是逐秽法。茵陈禀北方之色，经冬不凋，傲霜凌雪，偏受大寒之气，故能除热邪留结。率栀子以通水源，大黄以调胃实，令一身内外瘀热，悉从小便而出。腹满自减，肠胃无伤，乃合引而竭之法，此阳明利

水之圣剂也。(《长沙方歌括·卷五·阳明方》)

陈蔚按：栀子柏皮汤，治湿热已发于外，只有身黄发热，而无内瘀之证。(《长沙方歌括·卷五·阳明方》)

伤寒，_{湿热已发于外，而不郁于里，故}只身黄发热，_{而无别证者，}以栀子柏皮汤主之。(《伤寒论浅注·卷四·辨阳明病脉证篇》)

麻黄连翘赤小豆汤

【诗歌】

瘀热在里黄遂发，渗泄之中兼疏越，

麻翘甘豆杏梓皮，更加姜枣莫恍惚。(《伤寒真方歌括》)

黄病姜翘二两麻，一升赤豆梓皮夸，

枣须十二能通窍，四十杏仁二草嘉。(《长沙方歌括》)

【组成】麻黄_{二两去节}　连翘_{二两}　杏仁_{四十枚去皮尖}　赤小豆_{一升}　大枣_{十二枚}　生梓白皮_{一升一本一斤《内台》三两}　生姜_{二两}　甘草_{二两}。

【用法】上八味，以潦水一斗，先煮麻黄数沸，去上沫，纳诸药，煮取三升，去滓。分温三服。半日服尽。

【主治】身黄，发热，无汗，有表证者。

【注释】

陈蔚按：栀子柏皮汤，治湿热已发于外，只有身黄发热，而无内瘀之证。此治瘀热在里，迫其湿气外蒸而为黄也。麻黄能通泄阳气于至阴之下以发之；加连翘、梓皮之苦寒以清火；赤小豆利水以导湿；杏仁利肺气而达诸药之气于皮毛；姜、枣调营卫以行诸药之气于肌腠；甘草奠安太阴，俾病气

合于太阴而为黄者，仍助太阴之气，使其外出，下出而悉出
也。潦水者，雨后水行洿地，取其同气相求，地气升而为雨，
亦取其从下而上之义也。（《长沙方歌括·卷五·阳明方》）

伤寒，_{表证未解而}瘀热在里，_{与太阴之湿气混合，}身必发黄，_{以麻}
黄连翘赤小豆汤主之。

此言湿热之瘀于内也。

【述】太阳之发黄，乃太阳之标热下合太阴之湿气。阳
明之发黄，亦阳明之燥热内合太阴之湿化。若止病本气而不
合太阴，俱不发黄，故曰太阴者，身当发黄；若小便自利者，
不能发黄也。（《伤寒论浅注·卷四·辨阳明病脉证篇》）

七十九节云：伤寒瘀热在里，身必发黄，麻黄连翘赤小
豆汤主之。此言伤寒表证未解，而湿热瘀于里而形于外，藉
麻黄以取发汗也。此所谓源一而流则分也。（《伤寒医诀串
解·卷二·阳明篇》）

桂枝加芍药汤、桂枝加大黄汤

【诗歌】
腹痛桂枝倍芍药，大黄枳实更加酌，
病从太阳误下来，仍用太阳方斟酌。（《伤寒真方歌括》）
桂枝倍芍转输脾，泄满升邪止痛宜，
大实痛因反下误，黄加二两下无疑。（《长沙方歌括》）

【组成】
桂枝加芍药汤：桂枝_{三两}　芍药_{六两}　甘草_{二两}　生姜_{三两}
大枣_{十二枚}。

桂枝加大黄汤：桂枝_{三两}　大黄_{二两}　芍药_{六两}　甘草_{二两}
生姜_{三两}　大枣_{十二枚}。

【用法】以水七升，煮取三升，去滓。分温三服。

【主治】

桂枝加芍药汤：太阴病，腹痛或兼表寒，或不兼表寒，有腹不拒按、不喜冷性饮食、等症。

桂枝加大黄汤：太阴寒邪腹痛，或兼表寒，或不兼表寒，有腹部拒按、大便不利、喜热性饮食、脉沉迟有力等症。

【注释】

太阴为湿土，纯阴之脏也。故病一入太阴，邪从阴化者多，从阳化者少。从阴化者，如论中腹满吐食，自利不渴，手足自温，时腹自痛，宜四逆汤、理中汤之类主之。从阳化者，如论中发汗不解，腹满痛者，急下之，宜大承气汤。腹时痛者，桂枝加芍药汤。大实痛者，桂枝加大黄汤是也。

桂枝加芍药汤。桂枝汤加芍药一倍。倍芍药者，能监桂枝深入阴分，升举误下之邪出于阳分，而腹痛自愈。

桂枝加大黄汤。桂枝汤加芍药一倍，大黄七分。倍芍药者，苦以泄其坚；加大黄者，通以导其滞也。（《伤寒真方歌括·卷四·太阴全篇方法》）

论云：本太阳病，医反下之，因以腹满时痛者，属太阴也，桂枝加芍药汤主之；大实痛，桂枝加大黄主之。此言误下转属之证也。又云，太阴为病，脉弱，其人续自便利，设当行大黄、芍药者，宜减之，以其人胃弱易动故也。此承上节脾家实宜芍药、大黄以行腐秽，而脉弱者，大便陆续而利出，宜减芍药、大黄以存胃气。甚矣！伤寒之治，首重在胃气也。

【述】桂枝加芍药汤，倍用芍药之苦降，能令桂枝深入于至阴之分，举误陷之邪，而腹痛自止。桂枝加大黄者，以桂、姜升邪，倍芍药引入太阴，鼓其陷邪，加大黄运其中枢，通地道，去实满，枣、草助转输，使其邪悉从外解下行，各不相背。（《长沙方歌括·卷五·太阴方》）

又有太阳转属之证。本太阳病，医反下之，太阳之气陷于太阴之地中，因而腹满时痛时止者，乃太阳转属太阴也。宜启下陷之阳以和不通之络，以桂枝加芍药汤主之。若满甚而为大实，常痛不定以时者，此脾胃相连，不为太阴之开，便为阳明之合。以桂枝加大黄汤主之。权开阳明之捷径，以去脾家之腐秽。

此言太阳转属太阴之病也。

受业汪桂小山云：太阳标热误下之，不特转属于太阴，亦转属于阳明也。腹满时痛，脾气不濡也，宜桂枝汤加芍药，入太阴出太阳也。大实痛者，转属阳明也。桂枝汤加大黄者，入阳明出太阳也。

大实痛，权借大黄、芍药之力，以行腐秽固已。然脾胃相连，而脾气又资藉于胃气也。胃之气贯于脉，胃之强弱，征于便之利不利。太阴为病，脉弱，其人陆续自便利，其胃弱可知矣。设或不得已而通因通用，当行大黄、芍药者，亦宜减少其分两而用之。以其人胃气弱，大便易动故也。胃气为生人之本，太阴然，即六经亦莫不然也。

此一节承上节而言，减用大黄、芍药者，以胃气之不可妄伤也。

陈平伯谓：桂枝加芍药汤为太阴经之和剂。又谓三阴皆有经病，仲景各立主方，太阴经病主以桂枝加芍药汤，少阴

经病主以麻黄附子细辛汤，厥阴经病主以当归四逆汤。(《伤寒论浅注·卷五·辨太阴病脉证篇》)

何谓太阴之邪从阳化？《伤寒论》云：发汗后不解，腹痛，急下之，宜大承气汤是也。又曰：腹满时痛，属太阴也。时痛者，谓腹时痛时止，桂枝加芍药汤主之。大实痛者，大便坚实而痛，桂枝加大黄汤主之(《时方妙用·卷四·伤寒》也有同样论述。编者注)。(《伤寒医诀串解·卷四·太阴篇》)

麻黄附子细辛汤

【诗歌】

发热脉迟属少阴，麻黄附子细辛寻，

细辛不用加甘草，温肾驱寒用意深。(《伤寒真方歌括》)

麻黄二两细辛同，附子一枚力最雄，

始得少阴反发热，脉沉的证奏奇功。(《长沙方歌括》)

【组成】麻黄二两　细辛二两　附子一枚炮。

【用法】上三味，以水一斗，先煮麻黄减二升，去上沫。纳诸药，煮取三升，去滓。温服一升。日三服。

【主治】少阴病，发热恶寒，头痛，脉沉微。

【注释】

陈蔚按：少阴病始得之，是当无热，而反发热，为太阳标阳外呈，脉沉为少阴之生气不升。恐阴阳内外不相接，故以熟附子助太阳之表阳而内合于少阴，麻黄、细辛启少阴之水阴而外合于太阳。须知此汤非发汗法，乃交阴阳法。(《长

沙方歌括·卷五·少阴方》)

又云：少阴病，得之二三日，麻黄附子甘草汤微发汗，以二三日无里证，故微发汗也。

盖二症俱以少阴而得太阳之热，故用麻黄以发汗。因二症之脉俱沉，用附子以固肾，肾固则津液内守，汗不伤阴。一合细辛，犹麻黄汤急汗峻剂；一合甘草，犹桂枝缓汗之和剂也。（《伤寒真方歌括·卷五·少阴全篇方法》）

少阴标寒而本热，太阳标热而本寒。少阴病，始得之，当不发热，今反发热，是少阴而得太阳标热之化也。既得太阳之标热，其脉应浮。今诊其脉沉者，为虽得太阳之标，而仍陷少阴之里也。以麻黄附子细辛汤主之。使少阴、太阳交和于内外则愈。

此言少阴得太阳之标阳，而太阳之标阳又陷于少阴之里阴也。（《伤寒论浅注·卷五·辨少阴病脉证篇》）

存津液，是真诠。存津液是全书宗旨，善读书者，读于无字处。如桂枝汤甘温以解肌养液也；即麻黄汤直入皮毛，不加姜之辛热，枣之甘壅，从外治外，不伤营气，亦养液也；承气汤急下之，不使邪火灼阴，亦养液也；即麻黄附子细辛汤用附子以固少阴之根，令津液内守，不随汗涣，亦养液也；麻黄附子甘草汤以甘草易细辛，缓麻黄于中焦，取水谷之津而为汗，毫不伤阴，更养液也。推之理中汤、五苓散，必啜粥饮。小柴胡汤、吴茱萸汤皆用人参，何一而非养液之法乎？（《医学三字经·卷二·伤寒瘟疫第二十二》）

少阴病，寒邪始伤，是当无热，而反发热，为太阳之标阳外呈；脉沉，为少阴之生气不升。恐阴阳内外不相接，故以熟附助太阳之表阳，而内合于少阴；麻、辛启少阴之水阴，而外合于太阳。仲景麻黄附子细辛汤非发汗法，乃交阴阳法。（《时方妙用·卷四·伤寒》）

麻黄附子甘草汤

【诗歌】

发热脉迟属少阴，麻黄附子细辛寻，

细辛不用加甘草，温肾驱寒用意深。（《伤寒真方歌括》）

甘草麻黄二两佳，一枚附子固根荄，

少阴得病二三日，里证全无汗岂乖。（《长沙方歌括》）

【组成】麻黄二两　甘草二两炙　附子一枚炮。

【用法】上三味，以水七升，先煮麻黄一两沸，去上沫。纳诸药，煮取三升，去滓。温服一升。日三服。

【主治】少阴病，恶寒，脉沉微，不喜冷性饮食，病程略长，病势稍缓，或头痛轻等症。

【注释】

少阴病反发热，自始得之以及二三日，值少阳主气之期，阴枢藉阳枢以转出，宜麻黄附子甘草汤微发其汗。夫太阳主表，而内合于少阴；少阴主里，而外合于太阳。今以二三日无少阴之里证，止是发热得太阳之表证，故微发汗也。

此言少阴得太阳之表证，二三日可微发汗。（《伤寒论浅注·卷五·辨少阴病脉证篇》）

少阴病，自始得以至于二三日，俱无里证，可知太阳之表热非汗不解，而又恐过汗以伤肾液，另出加减法，取中

焦水谷之津而为汗，则内不伤阴，邪从表解矣。仲景麻黄附子甘草汤，变交阴阳法而为微发汗法。（《时方妙用·卷四·伤寒》）

黄连阿胶汤

【诗歌】

心烦不卧主阿胶，鸡子芩连芍药交，

邪入少阴从热化，坎离交媾在中爻。（《伤寒真方歌括》）

四两黄连三两胶，二枚鸡子取黄敲，

一芩二芍心烦治，更治难眠睫不交。（《长沙方歌括》）

【组成】黄连_{四两} 黄芩_{一两} 芍药_{二两} 鸡子_{黄二枚} 阿胶_{三两}。

【用法】上五味，以水六升，先煮三物，取二升，去滓。纳胶烊尽，小冷。纳鸡子黄，搅令相得。温服七合。日三服。

【主治】心烦不得眠卧，可有口苦、喜冷、脉细等象。

【注释】

治少阴病得之二三日以上，心中烦，不得卧者，主之。

陈元犀按：少阴病但欲寐为提纲。此节云心中烦不得卧，是但欲寐之病情而变为心中烦，可知水阴之气不能上交于君火也。心烦之极而为不得卧，可知君火之气不能下入于水阴也。此为少阴热化之证，方中用黄连、黄芩之苦寒以折之，芍药之苦平以降之，又以鸡子黄补离中之气，阿胶补坎中之精，俾气血有情之物，交媾其水火，斯心烦止而得卧矣。此回天手段。（《长沙方歌括·卷五·少阴方》）

少阴病，得之二三日以上，<small>自二日以及三日，各随三阳主气之期，以助上焦君火之热化也。下焦水阴之气不能上交于君火，故</small>心中烦<small>；上焦君火之气不能下入于水阴，故</small>不得卧。<small>法宜壮水之主以制阳光，</small>以黄连阿胶汤主之。

此言少阴上焦君火之热化也。(《伤寒论浅注·卷五·辨少阴病脉证篇》)

桃花汤

【诗歌】

少阴下利便脓血，粳米干姜赤脂啜，
阳明截住肾亦变，腹痛尿短痛如撖。(《伤寒真方歌括》)
一升粳米一斤脂，脂半磨研法亦奇，
一两干姜同煮服，少阴脓血是良规。(《长沙方歌括》)

【组成】赤石脂<small>一斤一半全用，一半筛末</small>　干姜<small>一两</small>　粳米<small>一升</small>。

【用法】上三味，以水七升，煮米令熟，去滓。纳石脂末方寸匕。日三服。若一服愈，余勿服。

【主治】下利脓血，见脉微细、喜热恶寒，甚至滑脱不禁等表现。

【注释】

桃花汤。治少阴病下利便脓血者，此汤主之。又，少阴病二三日，腹痛，小便不利，下利不止，便脓血者，主之。

张令韶曰：少阴病下利脓血，桃花汤主之。此感少阴君火之热，不病无形之气化，而病有形之经脉也。经谓心之合脉也；又谓阴络伤则便血。赤石脂色赤而性涩，故能止下利脓血；干姜、粳米温补中焦，以资养血脉之源，所以治之。

论又云，少阴二三日到四五日，腹痛，小便不利，下利不止，便脓血者，桃花汤主之。此言二三日至四五日，值太阴主气之期，而脾络不通则为腹痛；脾络不通不能转输，则为小便不利：小便不利则水谷不分，则为利不止，阴络伤则为脓血。石脂为山之血脉凝结而成，故治经脉之病。下节言便脓血可刺者，所以申明病在经脉之义也。（《长沙方歌括·卷五·少阴方》）

少阴下利便脓血，粳米干姜赤脂啜；阳明截住_{石脂入手阳明，姜、米入足阳明。}肾亦变，腹痛尿短痛如撒。

赤石脂一两六钱，留少许筛末，干姜一钱，粳米四钱。水四杯，煎二杯，入赤脂末方寸匕，分两服，若一服愈，余勿服。

此是手、足阳明感少阴君火，热化太过，闭藏失职，开合尽撤，缓则亡阴，故只涩阳明之道路，利止而肾亦安。（《伤寒真方歌括·卷五·少阴全篇方法·桃花汤》）

经云：食入于胃，散精于肝。又土得木而疏，阳明土胜，少阳木屈，则为顽土。故木不可太胜，土亦不可太旺，平则治，偏则病也。

此论邪干阳阴之络，处方宜详慎而灵活也。（《伤寒论浅注·卷四·辨阳明病脉证篇》）

感君火之化，而病有形之经脉，奈何？少阴病，热化太过，则闭藏失职而下利；热化太过，则阴络受伤而便脓血。须知便脓血者，大肠郁化之腐脓与阴络之血相并而出，与下利清谷不同也，以桃花汤主之。（《伤寒论浅注·卷五·辨少阴病脉证篇》）

下利便脓血者，由寒郁转为湿热，因而动血也。以桃花汤主之。

此为利伤中气，及于血分，即《内经》阴络伤则便血之旨也。桃花汤姜、米以安中益气；赤石脂入血分而利湿热。后人以过涩疑之，是未读《本草经》之过也。(《金匮要略浅注·卷八·呕吐哕下利病脉证治第十七》)

吴茱萸汤

【诗歌】

阳明吐谷喜茱萸，姜枣人参却并驱，

吐利躁烦手足冷，吐涎头痛立殊功。(《伤寒真方歌括》)

升许吴萸三两参，生姜六两救寒侵，

枣投十二中宫主，吐利头疼烦躁寻。(《长沙方歌括》)(《金匮方歌括》)

【组成】 吴茱萸一斤一洗　人参三两　生姜六两　大枣十二枚。

【用法】 上四味，以水七升，煮取二升，去滓。温服七合。日三服。

【主治】 呕而胸满，干呕，吐涎沫，头痛。

【注释】

吴茱萸汤。治厥阴病，干呕吐涎沫，头痛者主之。又，少阴病吐利，手足厥冷，烦躁欲死者主之。又，食谷欲呕者，属阳明也，吴茱萸汤主之。得汤反剧者，属上焦也。

受业林礼丰按：胸为阳位，旷若太空。呕而胸满者，阴邪占据阳位也，故重用生姜、吴萸之大辛大温，以通胸中之阳，以破阴霾之气；佐以人参、大枣之一阴一阳，以建脾胃之气，以镇逆上之阴，使阳光普照，而阴翳自消，有何干

呕、胸满、涎沫之患哉？（《金匮方歌括·卷五·呕吐哕下利方·吴茱萸汤》）

陈修园曰：虽然阳明实热之证固多，而虚寒者亦复不少。胃主容谷，今食谷欲呕者，属阳明胃气虚寒也，以吴茱萸汤主之；若得此汤而呕反剧者，人必疑此汤之误，而不知阳明与太阴相表里，其食谷欲呕者是阳明虚甚，中见太阴，为中焦之胃气虚寒也。服吴茱萸汤之后反剧者，是太阴虚回，中见阳明，为上焦之胃口转热也。此为从阴出阳，寒去热生之吉兆，可以析其疑曰：太阴湿土，喜得阳明之燥气，其病机属上焦而向愈也。书曰：若药不瞑眩，厥疾不瘳，其斯之谓欤？（《伤寒论浅注·卷四》）

反胃诗

食入反出胃家寒，信服吴茱萸汤治不难；

更有下焦之火化，理中汤加入椒附令加餐。（《医学实在易·卷三》）

又有朝食暮吐，名反胃，为中焦虚寒，下焦无火宜吴茱萸汤、附子理中汤，加茯苓、半夏、川椒之类；或以真武汤、八味丸间服。然《金匮》有大半夏汤，主降冲脉之逆，为膈症反胃初起之神方。（《医学实在易·卷三》）

伤寒六经俱有头痛：太阳痛在脑后，必连项强，宜九味羌活汤加葱白三根；阳明痛在额前，必连目眶，宜升麻葛根汤；少阳痛在侧，必兼两胁痛，多呕，宜逍遥散去白术，加半夏、黄芩、川芎；太阴无头痛，然湿土动而生痰，亦为头痛，宜二陈汤加制南星、苍术、川芎；少阴头痛，脉细，但欲寐，宜五积散加细辛、附子。厥阴头痛如破，干呕，吐涎沫，宜吴茱萸二钱，人参一钱五分，生姜四钱，大枣四枚，水煎服，名吴茱萸汤。（《时方妙用·卷三》）

猪肤汤

【诗歌】

利余咽痛用猪肤，蜜粉和中助转输，

豕主肾经肤主肺，谁将妙谛反三隅？（《伤寒真方歌括》）

斤许猪肤斗水煎，水煎减半滓须捐，

再投粉蜜熬香服，烦利咽痛胸满瘥。（《长沙方歌括》）

【组成】猪肤一斤　白蜜　白粉。

【用法】以水一斗，煮取五升，去滓；加白蜜一升、白粉五合，熬香，和令相得。温分六服。

【主治】咽喉疼痛下利。但须具有心烦咽燥、脉细数等表现。

【注释】

张令韶曰：此方合下四方，皆以少阴主枢，旋转内外，无有止息，逆则病也。夫少阴上火下水而主枢机，下利者，水在下而火不得下济也；咽痛者，火在上而水不得上交也；上下水火不交，则神机枢转不出，故胸满；神机内郁，故心烦。猪为水畜，肤取其遍达周身，从内而外，亦从外而内之义也。蜜乃稼穑之味，粉为五谷之精。熬香者，取香气助中土以交合水火，转运枢机者也。（清·《长沙方歌括·卷五·少阴方》）

少阴之脉，循喉咙，挟舌本，少阴二三日咽痛，是阴火上冲，可与甘草汤，甘凉泻火，以缓其热。不差者，配以桔梗，兼辛以散之之义也。至下利咽痛，是肾液下泄，不能上濡于肺，络燥而为咽痛者，又非甘、桔所能治，当以猪肤润肺肾，白粉、白蜜缓之于中，而上、中、下之燥邪解矣。此三方为正治之轻剂也。（《伤寒真方歌括·卷五·少阴全篇方法》）

少阴上火下水而主枢机。今少阴病，水在下而火不能下济，故下利；火在上而水不能上交，故咽痛；上下水火不交，则神机枢转不出，故胸满。且神机枢转不出，都于内则心未有不烦者，以猪肤汤主之。（《伤寒论浅注·卷五·辨少阴病脉证篇》）

然而少阴上火下水而主枢也。主枢则旋转无有止息。第三十节云：少阴病，下利，火不下交而下寒。咽痛，水不上交而上热。胸满，心烦者，上下神机枢转不出，内都而为烦满。猪肤汤主之。此上下而合言也。（《伤寒医诀串解·卷五·少阴篇》）

甘草汤

【诗歌】

缓以甘草开桔梗，少阴客热不须猛，

咽痛分合先后宜，淡而不厌须静领。（《伤寒真方歌括》）

甘草名汤咽痛求，方教二两不多收，

后人只认中焦药，谁识少阴主治优。（《长沙方歌括》）

【组成】甘草二两生用。

【用法】上一味，以水一升，煮取升半，去滓。分温再服。

【主治】轻度咽喉疼痛初起时。

【注释】

少阴之脉，循喉咙，挟舌本，少阴二三日咽痛，是阴火上冲，可与甘草汤，甘凉泻火，以缓其热。不差者，配以桔梗，兼辛以散之之义也。(《伤寒真方歌括·卷五·少阴全篇方法》)

少阴之脉，从心系上挟咽。今少阴病二三日，乃三阳主气之期。少阴君火，外合三阳，上循经脉而及咽。其咽痛者，可与甘草汤；服汤后不差者，与桔梗汤。

【述】此言少阴之气循经而上逆于咽也。(《伤寒论浅注·卷五·辨少阴病脉证篇》)

苦酒汤

【诗歌】

少阴咽痛且生疮，半夏鸡清苦酒汤，

涤饮消疮除伏热，发声润燥有专长。(《伤寒真方歌括》)

生夏一枚十四开洗、破，十四枚，鸡清苦酒搅几回；

刀环捧壳煎三沸，咽痛频吞绝妙哉。(《长沙方歌括》)

【组成】半夏十四枚洗、破　鸡子一枚去黄。

【用法】上二味，纳半夏著苦酒中。以鸡子壳置刀环中，安火上，令三沸，去滓。少少含咽之。不差，更作三剂。

【主治】少阴病，咽中伤，生疮，不能语言，声不出之证。

【注释】

张令韶曰：此治少阴水阴之气，不能上济君火也。君火在上，热伤经络，故咽中伤、生疮。经曰：诸痛疮痒，皆属心火是也。在心主言，在肺主声，皆由肾间之生气所出。少阴枢机不能环转而上达，故不能语言声不出也。张隐庵有云，人之声音，藉阴中之生气而出。半夏生于夏半，感一阴之气而生，故能开发声音；破十四枚者，七为奇数，偶七而成十四，是偶中之奇，取阴中之生阳也。鸡卵属金而白象天，肺主金主天，助肺以滋水之上源也。刀为金器，环声还也，取金声环转之义也。苦酒醋也，书曰："曲直作酸"。经曰：少阳属肾。一以达少阳初生之气，一以金遇木击而鸣矣。火上三沸者，金遇火而三伏，三伏已过，金气复矣。枢转利，水气升，金气清，则咽痛愈而声音出矣。（清·《长沙方歌括·卷五·少阴方》）

少阴病，咽中伤而溃烂生疮，不能语言，声不出者，奈何？盖少阴之脉，入肺循咽喉。肺属金主声，金空则鸣。肺受火气所烁，而喉咙为之窒塞故也。以苦酒汤主之。

半夏散及汤

【诗歌】

阴火攻咽必挟痰，风邪内薄势相参，

桂枝半夏及甘草，经训当遵勿妄谈。（《伤寒真方歌括》）

半夏桂甘等分施，散须寸匕饮调宜，

若煎少与当微冷，咽痛求枢法亦奇。（《长沙方歌括》）

【组成】半夏洗　桂枝　甘草。

【用法】上三味，等分，各别捣，筛已，合治之。白饮和服方寸匕。日三服。不能服散者，以水一升，煎七沸。纳散两方寸匕，更煮三沸。下火，令少冷，少少咽之。半夏有毒，不当散服。

【主治】咽喉疼痛，必须具有外感风寒表证现象，兼有痰涎、不喜冷性饮食等症。

【注释】

陈蔚按：少阴主枢，热气不能从枢而出，逆于经脉而咽痛，为甘草汤证。寒气不能从枢而出，逆于经脉而咽中痛，为半夏散及汤证。半夏运枢，桂枝解肌，甘草缓痛，和以白饮者，即桂枝汤啜粥之义。从中以达外，俾内外之经脉通，而少阴之枢机出入矣。如咽痛不能服散，以汤少少咽之，取其轻捷，即汤亦同于散也。（清·《长沙方歌括·卷五·少阴方》）

《本经》：半夏治咽喉肿痛，桂枝治喉痹。此乃咽喉之主药，后人以二味为禁药，何也？（《伤寒真方歌括·卷五·少阴全篇·半夏散及汤》）

少阴主枢。少阴病，热气不能从枢而出者，既有甘草汤、桔梗汤之治法矣。而寒气不能从枢而出，逆于经脉之中，而为咽中痛，非甘草、桔梗二汤所能治也，以半夏散及汤主之。

【述】此言少阴枢机逆于经脉，不能环转而四散也。（《伤寒论浅注·卷五·辨少阴病脉证篇》）

白通汤、白通加猪胆汁汤

【诗歌】

少阴下利白通汤，无脉呕烦胆汁将，

葱白入阴通否隔，回阳附子与干姜。(《伤寒真方歌括》)

葱白四茎一两姜，全枚生附白通汤，

脉微下利肢兼厥，干呕心烦尿胆襄。(《长沙方歌括》)

【组成】

白通汤：葱白四茎　干姜一两　附子一枚生用。

白通加猪胆汁汤：葱白四茎　干姜一两　附子一枚生用　人尿五合　猪胆汁一合。

【用法】以水三升，煮取一升，去滓。纳猪胆汁、人尿，和令相得，温服。若无胆汁亦可。

【主治】

白通汤：此温中回阳，散寒止利，兼治头痛之方。

白通加猪胆汁汤：少阴病，下利脉微，服白通汤后，利仍未止，反发现厥逆无脉，干呕烦躁之证。此阴盛格阳也，但必须是寒邪直中之急性证方宜。

【注释】

陈元犀按：白通汤主少阴水火不交，中虚不运者也。用生附启水脏之阳，以上承于心；葱白引君主之火，以下交于肾；干姜温中焦之土，以通上下。上下交，水火济，中土和，利自止矣。

陈蔚按：白通加猪胆汁汤，张令韶之注甚妙。令韶谓，脉始于足少阴肾，主于手少阴心，生于足阳明胃。诚见道之言。少阴下利脉微者，肾脏之生阳不升也。与白通汤以启下陷之阳。若利不止，厥逆无脉，干呕烦者，心无所主，胃无所生，肾无所始也。白通汤三面俱到，加胆汁、人尿调和后入，生气俱在，为效倍速，苦咸合为一家。入咽之顷，苦先入心，即随咸味而直交于肾，肾得心君之助，则生阳之气升，又有附子在下以启之，干姜从中而接之，葱白自上以通之，利止厥回，不烦不呕，脉可微续，危证必仗此大方也。若服此汤后，脉不微续而暴出，灯光之回焰，吾亦无如之何矣！（《长沙方歌括·卷五·少阴方》）

　　姜、附燥肾之所苦，须藉葱白之辛以通之。葱白通上焦之阳，下交于肾；附子启下焦之阳，上承于心；干姜温中土之阳，以通上下。上下交，水火济，利自止矣。

　　寒盛格热，当用监制之法。人尿之咸，胜猪胆汁之苦；猪胆汁之苦，胜姜、附之辛；辛受制于咸苦，则咸苦为之向导，便能下入于少阴，俾冷性消而热性发，其功乃成。又为外护法也。（《伤寒真方歌括·卷五·少阴全篇方法》）

　　陈修园曰：葱白辛平发汗。太阳为寒水之经，寒伤于表则发热恶寒，得葱白之发汗而解矣。风为阳邪，多伤于上，风胜则面目浮肿，得葱白之发汗而消矣。此犹人所易知也，至于仲景通脉四逆汤，面赤者加葱，非取其引阳气以归根乎？白通汤以之命名者，非取其叶下之白，领姜、附以入肾宫，急救自利无脉，命在顷刻乎？二方皆回阳之神剂，回阳先在固脱，仲师岂反用发汗之品？学者不参透此理，总属误人之庸医。（清·陈修园《神农本草经读·卷之三·中品》）

通脉四逆汤

【诗歌】

　　四逆倍姜名通脉，疾呼外阳归其宅，

更加猪胆汁些微，藉其苦寒通拒格。(《伤寒真方歌括》)
一枚生附草姜三，招纳亡阳此指南，
外热里寒面赤厥，脉微通脉法中探。(《金匮方歌括》)
面赤加葱茎用九，腹痛去葱真好手，
葱去换芍二两加，呕者生姜二两偶，
咽痛去芍桔须加，桔梗一两循经走，
脉若不出二两参，桔梗丢开莫掣肘。(《长沙方歌括》)

【组成】

甘草二两炙　附子一枚生用　干姜二两强人可四两。

附子一枚生用　干姜三两强人四两　甘草三两。

【用法】上三味，以水三升，煮取一升二合，去滓，分温再服。其脉即出者愈。

【主治】下利清谷，里寒外热，汗出而厥。

少阴病，下利清谷、手足厥逆、脉微欲绝，或兼面赤（戴阳证）等表现。

【注释】

通脉四逆汤。治少阴病下利清谷，里寒外热，手足厥逆，脉微欲绝，身反不恶寒，其人面色赤，或腹痛，或干呕，或咽痛，或利止脉不出者，此方主之。

参各家说：阳气不能运行，宜四逆汤；元阳虚甚，宜附子汤；阴盛于下，格阳于上，宜白通汤；阴盛于内，格阳于外，宜通脉四逆汤。盖以生气既离，亡在顷刻，若以柔缓之甘草为君，岂能疾呼散阳而使返耶？故倍用干姜，而仍不减甘草者，恐散涣之余，不能当姜、附之猛，还藉甘草以收全功也。若面赤者，虚阳上泛也，加葱白引阳气以下行；腹中痛者，脾络不和也，去葱加芍药以通脾络；呕者，胃气逆也，加生姜以宣逆气；咽痛者，少阴循经上逆也，去芍药之苦泄，加桔梗之开提；利止脉不出者，谷气内虚，脉无所禀而生，去桔梗加人参以生脉。（清·《长沙方歌括·卷五·少阴方》）

至云寒邪不相传，更为不经之说。仲景云：下利腹胀满，身体疼痛者，先温其里，乃攻其表。温里宜四逆汤，攻表宜桂枝汤主之。此三阳阳邪传入三阴，邪从阴化之寒证也。如少阴证下利，白通汤（附子、干姜）主之。此太阳寒邪传入少阴之寒证也。如下利清谷，里寒外热，汗出而厥者，通脉四逆汤（附子、干姜）主之。此少阴寒邪传入厥阴之寒证也。谁谓阴不相传，无阳从阴化之理乎？（《伤寒真方歌括·卷三·传经发明》）

名通脉者，以此时生气已离，亡在顷刻，若以柔缓甘草为君，岂能疾呼外阳而使返耶？故易以干姜。而仍不减甘草者，恐散涣之余，不能当干姜之猛，还藉甘草以收全功也。后方加猪胆汁者，速阳药下行。（《伤寒真方歌括·卷五·少阴全篇方法》）

厥阴，阴尽阳生之脏，与少阳为表里者也。故其为病，阴阳错杂，寒热混淆，邪至其经，从化各异。若其人素偏于热，则邪从阳化，故消渴，气上撞心，心中疼，口烂，咽痛，喉痹，喉痈，便血等阳证见矣。大法用乌梅丸，苦寒之中，杂以温补之品，以治其本。而厥深热亦深，必用大、小承气汤；厥微热亦微，只用四逆散；下利后重者，必白头翁汤，非一于苦寒者，不能胜之也。若其人素偏于寒，是邪从阴化，故手足厥冷，脉微欲绝，肤冷，脏厥，下利，除中等阴证见矣。大法以四逆汤（附子、干姜）、通脉四逆汤（附子、干姜）为主，不可杂以苦寒之品，以掣其肘也。如初起手足厥寒，脉细欲绝，以厥阴之脏，相火行其间，不遽用姜、附之热，只用当归四逆汤和之。内有久寒，再加生姜、吴萸以温之。如干呕，吐涎沫，吴茱萸汤主之。若夫乌梅丸，温补之中，加以苦寒，乃治寒以热，凉而行之之意，最得厥阴之和法。盖厥阴所重，在护其生气，不专参、术之补，姜、附之热，与太阴、少阳不同也。（《伤寒真方歌括·卷六·厥阴全篇·方法》）

厥证诗

医书论厥互相讥，寒热攸分辨细微。里热三承气汤表四逆散，内寒通脉四逆汤外当归当归四逆汤。同中互异明标本，症上筹方别范围。最是追魂汤先圣法，白薇汤又重闺闱。治妇人血厥如死人。

四逆散

【诗歌】

枳甘柴芍数相均，热厥能回察所因，
白饮和匀方寸匕，阴阳顺接用斯神。
咳加五味与干姜，五分平行为正路，
下利之病照此加，辛温酸收两相顾，
悸者桂枝五分加，补养心虚为独步，
小便不利加茯苓，五分此方为法度，
腹中痛者里气寒，炮附一枚加勿误，

泄利下重阳郁求，薤白三升水煮具，

水用五升取三升，去薤纳散寸匕数，

再煮一升有半成，分温两服法可悟。(《长沙方歌括》)

阳邪伤阴亦四逆，枳实芍草攻和策，

阴为阳伤不接阳，和其枢纽柴专责。(《伤寒真方歌括》)

【组成】甘草　枳实　芍药　柴胡。

【用法】上四味，各十分，捣筛。白饮和服方寸匕，日三服。

【主治】主治四肢厥逆，可有胸胁满痛，胁下拒按等。

【注释】

张令韶曰：凡少阴病四逆，俱为阳气虚寒，然亦有阳气内郁，不得外达而四逆者，又宜四逆散主之。枳实形圆臭香，胃家之宜品也，所以宣通胃络。芍药疏泄经络之血脉，甘草调中，柴胡启达阳气而外行，阳气通而四肢温矣。若咳者，肺寒气逆也，用五味、干姜温敛肺气；并主下利者，温以散之，酸以收之也。悸者，心气虚也，加桂枝以保心气。小便不利者，水道不行也，加茯苓以行水。腹中痛者，里寒也，加附子以温寒。泄利下重者，阳气郁于下也，用薤白以通阳气也。(《长沙方歌括·卷五·少阴方》)

四肢为诸阳之本，四逆俱属阳气虚寒，然亦有阳气内郁者。少阴病，枢机不利，不能转阳气以达于手足，以致四肢厥逆，医者宜认定四逆谓主证，而枢机无主，随见或然之证，亦以互参。其人于四逆见证中，或病涉于肺而咳，或涉于心而悸，或涉于腑而小便不利，或标寒病于内而腹中痛，或本无郁于下而泄利下重者，统以四逆散主之。

此言少阴四逆亦有里热而致也。或咳，或利，或小便不利，同小青龙证；厥而心悸，同茯苓甘草证；或咳，或利，或小便不利，又同真武证，种种是水气为患。肾为水脏，水性无定，变证处实不离其本相。

愚按：少阳为阳枢，小柴胡汤为转阳枢之专方；少阴为阴枢，此散为转阴枢之专方。学者于二方细细体会，并于两方加减处细细寻绎，知其异并知其同，知其同中之异，并知其异中之同，则于本经治法思过半矣。（《伤寒论浅注·卷五·辨少阴病脉证篇》）

脉微欲绝，不可下。若脉滑而厥，是内热郁闭，所谓厥应下之是也。下之是下其热，非下其实。泄利下重者，四逆散；欲饮水数升者，白虎汤，皆所以下无形之邪也。若以承气下之，利不止矣。（《伤寒医诀串解·卷六·厥阴篇》）

伤寒一二日至四五日而厥者，必发热也，是先厥后发热也。前热者后必厥，是先热后厥。厥之日期深者，则发热亦深；厥之日期微者，则发热亦微。厥应下之，前不可下，指承气等方；此应下，热证轻有四逆散，重有白虎汤，寒证有乌梅丸是也。（《伤寒医诀串解·卷六·厥阴篇》）

乌梅丸

【诗歌】

乌梅丸内柏连姜，参桂椒辛归附当，

寒热散收相互用，厥阴得此定安康。（《伤寒真方歌括》）

六两柏参桂附辛，黄连十六厥阴遵，

归椒四两梅三百，十两干姜记要真。（《长沙方歌括》）

【组成】乌梅三百枚　细辛六两　干姜十两　黄连一斤　附子六

两炮　**当归**四两　**蜀椒**四两去汗　**桂枝**六两　**人参**六两　**黄柏**六两。

【用法】上十味，异捣筛，合治之。以苦酒（即酸醋）浸乌梅一宿，去核，蒸之五升米下。饭熟捣成泥，和药令相得。纳臼中，与蜜，杵二千下，丸如梧桐子大。先食服十丸，日三服。稍加至二十丸。禁生冷、滑物、臭食等。

【主治】厥阴病，消渴，气上冲胸，心中疼热，饥不能食，食则吐蛔，下之利不止；蛔厥（包括肠寄生虫病）；久利等。但必须具有寒热夹杂或上热下寒，寒证较多，脉象微弱。

【注释】

论云：厥阴之为病，消渴，气上撞心，心中疼热，饥而不欲食，食则吐蛔，下之利不止。此厥阴病之提纲也。经云：厥阴之上，风气主之，中见少阳。是厥阴以风为本，以阴寒为标，而火热在中也。至厥阴而阴已极，故不从标本而从于中治。

沈尧封云：此厥阴证之提纲也。消渴等证外，更有厥热往来，或呕或利等证，犹之阳明病胃家实之外，更有身热汗出，不恶寒反恶热等证。故阳明病必须内外证合见，乃是真阳明；厥阴病亦必内外证合见，乃是真厥阴。其余或厥或利或呕，而内无气上撞心、心中疼热等证，皆似厥阴而非厥阴也。

陈元犀按：论云：伤寒脉微而厥，至七八日肤冷，其人躁无暂安时者，是以少阴证之脏厥，唤起厥阴之蛔厥也。然少阴证水火不交，则为烦躁，若真阳欲脱危证，则但躁不烦，与厥阴之但烦不躁者不同。故曰肤冷而躁，名曰脏厥，非蛔厥也。蛔厥为厥阴病之证。厥阴，阴极阳生，中为少阳相火，名曰蛔厥，此"蛔"字所包者广。厥阴主见风木，若名为风厥，则遗去"木"字；若名为木厥，又遗去"风"字，且用字亦不雅训；若名为风木厥，更见执著，第以"蛔厥"二字该之，盖以蛔者风木之虫也，而吐蛔为厥阴之真面目。拈此二字，而病源、病证俱在其中。其人当吐蛔者，以风木之病当有是证，亦必不泥于蛔之有无，如本节"静而复烦"，与上节"气上冲心、心中疼热"皆是也。曰蛔闻食臭出，其人当自吐蛔，又用一"当"字者，言吐蛔者其常，即不吐蛔而呕而又烦，风木之动亦可以吐蛔例之也。曰静而复烦，曰须臾复止，曰又烦者，风有作、止也。然通篇之眼目，在"此为脏寒"四字。言见证虽曰风木为病，相火上攻，而其脏则为寒。何也？厥阴为三阴之尽也。《周易·震卦》一阳居二阴之下，为厥阴木象，病则阳逆于上，阴陷于下。饥不欲食，下之利不止，是下寒之确证也；消渴，气上撞心，心中疼热，吐蛔，是上热之确证也。方用乌梅渍以苦酒，顺曲直作酸之本性，逆者顺之，还其所固有，去其所本无，治之所以臻于上理也。桂、椒、辛、附，辛温之品，导逆上之火，以还震卦下一划之奇；黄连、黄柏，苦寒之品，泻心胸之热，以还震卦上四划之偶，又佐以人参之甘寒，当归之苦温，干姜之辛温，三物合用，能令中焦受气而取汁；而乌梅蒸于米下，服丸送以米饮，无非补养中焦之法，所谓厥阴不治取之阳明者此也。此为厥阴证之总方。注家第谓蛔得酸则静，得辛则伏，得苦则下，犹浅之乎测乌梅丸也。（《长沙方歌括·卷六·厥阴方》）

厥阴为乙木，性宜沉，木中有火，沉则火下守而肾水温，升则火上撞冲而肾水寒。论云：消渴，心中疼热。皆火升之病也。论云：饥不能食，食则吐蛔。皆肾水寒，胃气因而不暖，致木气肆逆于胃口，则不食；木盛生风，则生虫也。论云：下之，利不止，亦肾中寒而不能闭纳也。此经为病，阴阳错杂，惟乌梅丸可以统治之。

厥阴，木中有火，此火为阴火，故有时而下，有时而上。厥为阴，阴下行极而上，则发热矣。热为阳，阳气上行极而下，则又厥矣。调和于二者之间，功在安胃。故乌梅丸蒸于饭上，佐以人参，下以白饮，皆安胃之意。程云：他症发热时不复厥，发厥时不复热，盖阴阳互为胜复也。惟此症孤阳操其胜势，厥自厥，热自热。厥深则热亦深，厥微则热亦微，而发热中兼夹烦渴下利之里证，总由阳陷于内，菀其阴于外而不相接也。

乌梅丸中，细辛一味最妙。乌梅丸破阴以行阳，于酸辛入肝药中，微加苦寒，纳逆上之阳邪，顺之使下，为厥阴证之总方。（《伤寒真方歌括·卷六·厥阴全篇·方法》）

《内经》云：伏其所主，先其所因。或收或散，或逆或从，随所利而行之。调其中气，使之和平。此方深得经旨，为厥阴病之总法。（《伤寒真方歌括·卷六·厥阴全篇·乌梅丸》）

徐忠可云：黄连之苦，可以安蛔，则前甘草与蜜，何以亦能安蛔也？不知上条之蛔，因燥而上逆，致使心痛，故以白粉杀蛔为主，而加甘、蜜以润其燥。若蛔厥，未尝攻心，且蛔因脏寒而上，故以乌梅酸收，黄连苦降，以收伏降蛔为主，而加辛热追脏寒。所以一心痛而不吐蛔，一吐蛔而不心

痛，此是二条大分别也。（《金匮方歌括·卷六·跌蹶手指臂肿转筋狐疝蛔虫方》）

沈尧封云：此正邪分争，一大往来寒热病也。厥深热亦深，厥微热亦微，犹言寒重则发热亦重，寒轻则发热亦轻，论其常理也。其有不然者，可以决病之进退矣。故下文即论厥少热多、厥多热少，不知注伤寒者，皆以"热"字作"伏热"解，遂令厥阴病有热无寒矣。不思乌梅丸是厥阴主方，如果有热无寒，何以方中任用姜、附、桂、辛、椒大辛热耶？盖厥阴为三阴之尽，病及此者，必阴阳错杂。况厥阴肝木于卦为震，一阳居二阴之下，是其本象。病则阳泛于上，阴伏于下，而下寒上热之证作矣。其病脏寒，蛔上入膈，是下寒之证据也；消渴，心中疼热，是上热之证据也。况厥者逆也，下气逆上，即是孤阳上泛，其病多升少降。凡吐蛔、气上撞心，皆是过升之病，治宜下降其逆上之阳，取《内经》高者抑之之义。其下之之法，非必硝、黄攻克实热方为下剂，即乌梅丸一方已具。方中无论黄连、乌梅、黄柏，苦、酸、咸纯阴为下降，即附子直达命门，亦莫非下降药也。下之而阳伏于下，则阴阳之气顺，而厥可愈矣。倘误认为外寒所束，而反发其汗，则心中疼热之阳尽升于上，而口伤烂赤矣。

受业周易图按：阴阳者，厥阴、少阳也。厥阴统诸阴之极，少阳总诸阳之始，一行阴道而接于阳，一行阳道而接于阴。阴阳相贯，如环无端，此顺接也；否则，阴阳之气不交，则为厥矣！

厥有相似者，必须细辨，吐蛔尤其显然者也。而躁而不烦与烦而不躁，为少阴、厥阴之真面目，亦生证、死证之大关头。伤寒病，脉微为少阴之本脉，而厥为少阴之阴证，至再复于太阳之七日、阳明之八日，不得阳热之化，不特手足厥冷，而周身之肤亦冷。其人躁动而无暂安时者，孤阳外脱，而阴亦不能为之守也。此为少阴之脏真将绝，而厥非为厥阴之蛔厥也。蛔厥者，其人当吐蛔。以吐蛔为厥阴主证之大眼目也。今病者不躁而静，静中而复有时发烦，与无暂安时者不同，此为脏寒，蛔不安而上入于膈，故因蛔之上膈而烦，又因蛔之下膈，须臾而烦复止，得食而呕，即所谓饥不能食是也。又烦者，即所谓气上撞心，心中热是也。蛔闻食臭出，其人当自吐蛔，即所谓食则吐蛔是也。厥阴为风木之脏，虫从风生，故凡厥阴之变证不一，无论见虫不见虫，辨其气化，不拘其形迹，皆可约其旨为蛔厥者，统以乌梅丸主之。又主久利方。何也？以厥阴证非厥见利，此方不特可以治厥，而并可以治利。凡阴阳不相顺接，厥而下利之证，亦不能舍此而求方。（《伤寒论浅注·卷六·辨厥阴病脉证篇》）

　　厥阴病，乌梅丸。方中甘、辛、苦、酸并用。甘以缓之，所以遂肝之志也。辛以散之，所以悦肝之神也。苦以降之，则逆上之火顺而下行矣。酸以收之，以还其曲直作酸之本性，则率性而行所无事矣。故此丸为厥阴症之总剂。治此症除此丸外，皆不用苦药，恐苦从火化也。（《医学三字经·卷二·消渴第二十一》）

当归四逆汤、当归四逆加吴茱萸生姜汤

【诗歌】

当归四逆木通草，桂芍细辛并大枣；
通脉养血此为神，素寒加入姜萸好。（《伤寒真方歌括》）
三两辛归桂芍行，枣须廿五脉重生；

甘通二两能回厥，寒入吴萸姜酒烹。(《长沙方歌括》)

【组成】

当归四逆汤：当归三两　桂枝三两　芍药三两　细辛三两　甘草二两　通草二两　大枣二十五枚。按：即今之木通，非肆中白松之通草。

当归四逆加吴茱萸生姜汤：当归三两　桂枝三两　芍药三两　细辛三两　甘草二两　通草二两　大枣二十五枚　生姜半斤　吴茱萸二升。

【用法】

当归四逆汤：上七味，以水八升，煮取三升，去滓。温分一升，日三服。

当归四逆加吴茱萸生姜汤：上九味，以水六升，清酒六升，温分五服。

【主治】

当归四逆汤：手足厥寒，脉细欲绝者。

当归四逆加吴茱萸生姜汤：手足厥寒，脉细欲绝兼平素阳虚者，如少腹冷痛，不敢服冷性饮食，或喜温恶寒等。

【注释】

罗东逸曰：厥阴为三阴之尽，阴尽阳生。若受寒邪，则阴阳之气不相顺接，故脉微而厥。然厥阴之脏，相火游行其间，经虽受寒，而脏不即寒，故先厥者后必发热。所以伤寒初起，见其手足厥冷、脉细欲绝者，不得遽认为寒而用姜、附也。此方用桂枝汤君以当归者，厥阴主肝，肝为血室也。佐细辛，其味极辛，能达三阴，外温经而内温脏。通草其性极通，善开关节，内通窍而外通荣。去生姜者，恐其过表也。倍大枣者，即建中加饴之义；用二十枚者，取五五之数也。

肝之志苦急，肝之神欲散，辛甘并举，则志遂而神悦；未有
厥阴神志遂悦，而脉微不出、手足不温者也。不须参、苓之
补，不用姜、附之峻，此厥阴厥逆与太少不同治也。若其人
内有久寒，非辛温之品不能兼治，则加吴萸、生姜之辛热，
更用酒煎，佐细辛，直通厥阴之脏，迅散内外之寒，是又救
厥阴内外两伤于寒之法也。（《长沙方歌括·卷六·厥阴方》）

经脉流行，常周不息。若经血虚少，则不能流通畅达，而手足为之厥寒，脉
细按之欲绝者，以当归四逆汤主之。若其人内有久寒者，宜当
归四逆加吴茱萸生姜汤主之。

此言经脉内虚，不能荣贯于手足，而为厥寒之证也。

沈尧封云：叔和释脉云细极谓之微，则此之脉细欲绝，
即与微脉混矣。不知微者薄也，属阳气虚；细者小也，属阴
血虚。薄者未必小，小者未必薄也。盖营行脉中，阴血虚，
则实其中者少，脉故小；卫行脉外，阳气虚，则约乎外者怯，
脉故薄。况前人用"微"字多取"薄"字意，试问"微云淡
河汉"薄乎细乎？故少阴论中，脉微欲绝用通脉四逆主治，
回阳之剂也。此之脉细欲绝，用当归四逆汤主治，补血之剂
也。两脉阴阳各异，岂堪混释？

受业何鹤龄按：此厥阴不能上合于心包也。心包主血亦
主脉，横通四布。今心包之血不四布，则手足厥寒，又不能
横通于经脉，则脉微欲绝，故以此汤养血通脉以主之。（《伤
寒论浅注·卷六·辨厥阴病脉证篇》）

陈平伯云：仲景治四逆，每用姜附。今当归四逆汤中，
并无温中助阳之品，即遇内有久寒之人，但加吴茱萸、生姜，
不用干姜、附子，何也？盖厥阴肝脏藏营血而应肝木，胆腑

内寄，风火同源。苟非寒邪内犯，一阳生气欲寂者，不得用大辛大热之品以扰动风火。不比少阴为寒水之脏，其在经之邪可麻、辛与附子合用也。是以虽有久寒，不现阴寒内犯之候者，加生姜以宣泄，不取干姜之温中；加吴茱萸以苦降，不取附子之助火。分经投治，法律精严，学者所当则效也。

程扶生云：不因汗下而厥冷者，用当归四逆；因汗下而厥冷者，用四逆，此缓急之机权也。（《伤寒论浅注·卷六·辨厥阴病脉证篇》）

厥证者，四肢逆冷是也。伤寒寒厥，初病即厥，表宜当归四逆汤，里宜通脉四逆汤。伤寒热厥，多见于传经之后，轻者宜四逆散，脉长者宜白虎汤，脉沉实大便闭者宜承气汤，详于伤寒门不赘。（《医学实在易·卷三·寒证》）

脐旁左右痛者，乃冲脉病。冲脉当脐左右，若寒气所凝，其冲脉之血，不能上行外达，则当脐左右而痛，当用血分之药，使胞中之血通达肌表，若用气药无裨也。<small>当归四逆汤加吴茱萸、生姜。</small>（《医学从众录·卷三·心痛续论》）

经云：肝，足厥阴也，是动则病腰痛，不可以俯仰。宜当归四逆汤治之。<small>方中细辛能遂肝性，木通能通络脉，以久痛必入络中。</small>（《医学从众录·卷六·腰痛》）

外疏通，内畅遂。此二句是解所以发汗之故也。张飞畴云：当归四逆汤治痢极效。若发热而呕者，小柴胡汤、葛根黄连黄芩甘草汤。口渴下重者，白头翁汤如神。（《医学三字经·卷一·痢症第六》）

病初起，手足厥冷，脉微欲绝，宜当归四逆汤。有久寒加生姜、吴茱萸，酒、水各半煎。以相火寄于肝经，虽寒而

脏不寒，故先厥者后必发热，手足愈冷，肝胆愈热，故云厥深热亦深也，姜、附不可妄投。(《时方妙用·卷四·伤寒》)

麻黄升麻汤

【诗歌】

邪深阳陷脉沉迟，姜术麻黄升桂枝，

归芍天冬苓石草，葳蕤润肺佐芩知。(《伤寒真方歌括》)

两半麻升一两归，六铢苓术芍冬依，

膏姜桂草同分两，十八铢兮芩母葳。一本：麻黄二两半，升麻、当归各一两一分。宋本：麻黄二两半，升麻、当归各二两六铢，有麦门冬，无天门冬，余俱同。(《长沙方歌括》)(《长沙方歌括》)

【组成】

麻黄二两半　升麻一两半　当归一两　知母十八铢　黄芩十八铢　葳蕤十八铢　芍药六铢　天冬六铢　桂枝六铢　茯苓六铢　甘草六铢　石膏六铢　白术六铢　干姜六铢。

【用法】上十四味，以水一斗，先煮麻黄一两沸，去上沫。纳诸药，煮取三升，去滓。分温三服。相去如炊三斗米顷，令尽。汗出愈。

【主治】上热下寒、热多寒少之证。

【注释】

厥阴有用吐法者。论云：手足厥冷，脉乍紧者，邪在胸中；心下满而烦，饥不能食者，病在胸中，须当吐之。宜瓜蒂散。有用利水法者。论云：厥而心下悸者，宜先治水，当服茯苓甘草汤，却治其厥；不尔，水渍其胃，必作利也。有热厥下后之危症者，论云：伤寒六七日，大下后，寸脉沉而迟，脾肺阳气下陷也。手足厥冷，下部脉不至，肝家之阴亦复衰竭，阴阳不相顺接，以故手足为之厥冷也。咽喉不利，唾脓血，厥阴之脉贯膈，上络肺，循喉咙之后，下后亡津液，遂成肺痿。泄利不止者，为难治，阳气下陷于阴分，阴分衰竭，故难治。麻黄升麻汤主之。升阳和阴，润肺补脾调肝，冀成万一之功。(《伤寒真方歌括·卷六·厥阴续篇方法》)

张令韶曰：伤寒六七日，乃由阴出阳之期也。粗工以为大热不解而大下之，虚其阳气，故寸脉沉迟，手足厥逆也。下为阴，下部脉不至，阴虚不能上通于阳也。咽喉不利，吐脓血，阳热在上也。泄利不止，阴寒在下也。阴阳两不相接，故为难治。与升麻、麻黄、桂枝以升阳，而复以茯苓、白术、干姜调其下利，与当归、白芍、天冬、萎蕤以止脓血，与知母、黄芩、甘草以利咽喉。石膏性重，引麻黄、升麻、桂枝直从里阴而透达于肌表，则阳气下行，阴气上升，阴阳和而汗出矣。

此方药虽驳杂，意义深长，学者宜潜心细玩可也。(《长沙方歌括·卷六·厥阴方》)

厥证以作利为大忌，未利宜预防其自利。若误下而利不止，不可不立救治之法，以尽人事。伤寒六七日，乃由阴出阳之期，医者不知，误施大下之后，虚其阳气，故寸口之阳脉沉而迟，阳虚不与阴相接，故手足厥逆。且大下之后，虚其阴气，故下部之阴脉不至，阴虚亦不与阳接。阴阳两不相接，此手足厥逆之所由来也。厥阴之脉，贯膈，上注肺，循喉咙之后。大下后亡其津液，遂成肺痿，故咽喉不利，而唾脓血。泄利不止者，厥阴首节以下之利不止为示戒，今误下为生气内陷之剧证矣，此为难治。然亦不忍置之而不治，姑以麻黄升麻汤主之。

此承上节必作利而言大下后之剧证也。钱天来云：厥阴为含阳之体，阳气藏于至阴之中，乃阴之极处。所以本篇首条即有下之利不止之禁。在阳经尚有表证未解者，况阴经本不可下而妄下之，使未解之经邪陷入于至阴之中乎？寸脉者，气口也，经云：气口独为五脏主胃，阳衰而寸脉沉迟也。手足，四肢也，经云：四肢为诸阳之本，阳虚故手足厥逆也。下后阳虚于下，故下部脉不至；下寒则热迫于上，故咽喉不利而吐脓血也。即前所谓厥后热不除者，必便脓血；热气有余，必发痈脓及口伤烂赤之变证也。泄利不止，寒邪在下，所谓厥者必利，亦即下之利不止之义也。正虚邪实，阴盛阳衰，寒多热胜，表里舛错，治寒则遗其热，治热必害于寒，补虚必助其实，泻实必益其虚，诚为难治。仲景不得已，立麻黄升麻汤主之。（《伤寒论浅注·卷六·辨厥阴病脉证篇》）

干姜黄芩黄连人参汤

【诗歌】

厥阴寒格用干姜，吐下芩连是所长，

误治致虚参可补，分途施治不相妨。（《伤寒真方歌括》）

芩连苦降藉姜开，济以人参绝妙哉，

四物平行各三两，诸凡拒格此方该。（《长沙方歌括》）

【组成】干姜　黄芩　黄连　人参各三两。

【用法】上四味，以水六升，煮取二升，去滓。分温再服。

【主治】本方主治饮食药物不能下咽，下咽即呕吐不止之证。

【注释】

陈蔚按：伤寒本自寒下者，以厥阴之标阴在下也。医复吐下之，在下益寒而反格热于上，以致食入即吐。方用干姜，辛温以救其寒；芩、连苦寒，降之且以坚之。然吐下之后，阴阳两伤，胃家索然，必藉人参以主之，俾胃气如分金之炉，寒热各不相碍也。方名以干姜冠首者。取干姜之温能除寒下，而辛烈之气又能开格而纳食也。家君每与及门论此方及甘草附子汤，谓古人不独审病有法，用方有法，即方名中药品之前后亦寓以法。善读书者，当读于无字处也。（《长沙方歌括·卷六·厥阴方》）

入口即吐，是火炎之象，故苦寒倍于辛热。但吐、下误后，中外之气索然，故以人参补其中气，并以助干姜之辛，冲开格逆，而吐止食入矣。凡呕家夹热不利于橘半者，服此方而晏如。（《伤寒真方歌括·卷三·少阳上篇方法》）

伤寒，人平日本自虚寒利下，医复吐下之，则上热为下寒所格，盖以寒本在下，而更逆之以吐下，下因下而愈寒，上因上而愈热。若火之上炎，食入口即吐，不宜于橘、半、甘草，以干姜黄连黄芩人参汤主之。

此言厥阴因吐下而为格阳证也。若汤水不得入口，去干姜加生姜汁少许，徐徐呷之。此少变古法，屡验。（《伤寒论浅注·卷六·辨厥阴病脉证篇》）

白头翁汤

【诗歌】

白头翁主厥阴利，下重喜水津耗类，

连柏秦皮四味煎，坚下兼平中热炽。(《伤寒真方歌括》)

三两黄连柏与秦，白头二两妙通神，

病缘热利时思水，下重难通此药真。(《长沙方歌括》)(《金匮方歌括》)

【组成】白头翁二两　黄连　黄柏　秦皮各三两。

【用法】上四味，以水七升，煮取二升，去滓。温服一升。不愈，更服一升。

【主治】热利下重。

【注释】

陈蔚按：厥阴标阴病，则为寒下；厥阴中见病则为热利下重者，即经所谓暴注是也。白头翁临风偏静，特立不挠，用以为君者，欲平走窍之火，必先定摇动之风也。秦皮浸水青蓝色，得厥阴风木之化，故用以为臣。以黄连、黄柏为佐使者，其性寒，能除热，其味苦，苦又能坚也。总使风木遂其上行之性，则热利下重自除；风火不相煽而燎原，则热渴饮水自止。(《长沙方歌括·卷六·厥阴方》)

厥阴协中见之火热而利，谓之热利下重者，热郁于下，气机不得上达也，以白头翁汤主之。

【述】上节言里寒下利而为清谷，此节言里热下利而为下重也，即《内经》所谓暴注下逼，皆属于热之旨也。《条辨》云：下重者，厥阴经邪热下入于大肠之间，肝性急速，邪热甚则气滞壅塞，其恶浊之物急欲出而不得，故下重也。(《伤寒论浅注·卷六·辨厥阴病脉证篇》)

下重是火邪下迫于肛门，见下白头翁汤证。然亦有木气不升，恐苦寒无以升达木气。喻嘉言借用小柴胡汤，亦是

巧思暗合。即局方人参败毒散，亦颇有意义。(《伤寒论浅注·卷六·辨厥阴病脉证篇》)

　　厥阴标阴病，则为下利清谷。厥阴中见得病，则为热利下重者，白头翁汤主之。《内经》所谓暴注下迫，皆属于热也。下重者，厥阴经邪热入下于大肠之间。肝性急速，邪热甚则气滞壅塞，其恶浊之物急欲出而不得，故下重也。下利腹满，身体疼痛，先温其里，乃攻其表。温里宜四逆汤，攻表宜桂枝汤。脏寒生满病，水谷之气下行，阴寒之气上逆，故先温其里寒，后去其表寒也。下利欲饮水者，以有热故也，白头翁汤主之。此申明白头翁汤能清火热以下降，而引阴液以上升也。(《伤寒医诀串解·卷六·厥阴篇》)

　　此为热痢之后重，出其方治也，辨证全在后重，而里急亦在其中。(《金匮要略浅注·卷八·呕吐哕下利病脉证治第十七》)

　　外疏通，内畅遂。此二句是解所以发汗之故也。张飞畴云：当归四逆汤治痢极效。若发热而呕者，小柴胡汤、葛根黄连黄芩甘草汤。口渴下重者，白头翁汤如神。(《医学三字经·卷一·痢症第六》)

四逆加人参汤

【诗歌】

　　脉微而利更憎寒，利止血亡气亦残，

　　四逆汤中参速配，重生津液渐恬安。(《伤寒真方歌括》)

　　四逆原方主救阳，加参一两救阴方，

利虽已止知亡血，须取中焦变化乡。《内经》谓：中焦取汁变化而赤是谓血。方用人参滋中焦之汁，非取其回阳也。（《长沙方歌括》）

【组成】甘草二两炙　附子一枚生用去皮，破八片　干姜一两半　人参一两。

【用法】上四味，以水三升，煮取一升二合，去滓，分温再服。

【主治】恶寒，脉微，四肢厥逆，下利，利自止伴无热恶寒。

【注释】

陈蔚按：论云：恶寒脉微而复利，利止无血也。言霍乱既利而复利，其证恶寒，其脉又微，可知阳气之虚也。然脉证如是，利虽止而非真止，知其血已亡，此亡血非脱血之谓，即下则亡阴之义也。《金匮》曰：水竭则无血，即为津液内竭。故以四逆汤救其阳气，又加人参生其津液。柯韵伯疑四逆汤原有人参，不知仲景于回阳方中迸绝此味，即偶用之，亦是制热药之太过，惟救阴方中乃加之。韵伯此言，可知未尝梦见《本草经》也。（《长沙方歌括·卷六·霍乱方》）

理中丸

【诗歌】

理中白术草姜参，益气驱寒走太阴，
只取中焦交上下，辛甘相辅意殊深。（《伤寒真方歌括》）
吐利腹疼用理中，丸汤分两各三同，
术姜参草刚柔济，服后还余啜粥功。

脐上筑者白术忌，去术加桂四两治，

吐多白术亦须除，再加生姜三两试，

若还下多术仍留，转输之功君须记，

悸者心下水气凌，茯苓二两堪为使，

渴欲饮水术多加，共投四两五钱饵，

腹中痛者加人参，四两半分足前备，

寒者方内加干姜，其数亦与加参类，

腹满应将白芍删，加附一枚无剩义，

服如食顷热粥尝，戒勿贪凉衣被置。（《长沙方歌括》）

阴阳平补理中汤，参草滋阴姜术阳，

统主五虚中布达，循环受气效难量。（《医学实在易》）

【组成】人参　干姜　甘草　白术各三两。

【用法】上四味，捣筛为末。蜜合为丸，如鸡子黄大。以沸汤数合和一丸，研碎，温服之，日三服，夜二服。

【主治】太阴病，呕吐下利，伴有腹满而痛、腹不拒按、小便清长、不喜冷性饮食等现象。

【注释】

陈元犀按：脐下动气，去术加桂，仲师理中丸法也。兹何以脐下悸而用白术乎？不知吐涎沫是水气盛，必得苦燥之白术方能制水；颠眩是土中湿气化为阴霾上弥清窍，必得温燥之白术方能胜湿。证有兼见，法须变通。（《金匮方歌括·卷四·痰饮咳嗽方》）

陈蔚按：论云：霍乱头痛，发热，身疼痛，热多饮水者，五苓散主之；寒多不用饮水者，理中丸主之。曰霍乱者，呕吐而利也。头痛发热，身疼痛者，内霍乱而外伤寒也。热渴者，以五苓散助脾土，以滋水津之四布；寒而不渴者，用理中丸理中焦，而交上下之阴阳。盖以上吐下利，不论寒热，治以专顾其中也。王晋三云：人参、甘草，甘以和阴，白术、干姜，辛以和阳。辛甘相辅以处中，则阴阳自然和顺矣。此为温补第一方。论中言四逆辈，则此汤俱在其中。又治大病瘥后喜唾，善读书者，于"喜唾"二字推广之，凡脾虚胃虚皆是，便可悟调理之善方矣。

程郊倩曰：参、术、炙草，所以固中州，干姜守中，必假之焰釜薪而腾阳气，是以谷入于阴，长气于阳，上输华盖，下摄州都，五脏六腑皆以受气矣。此理中之旨也。（《长沙方歌括·卷六·霍乱方》）

张路玉曰：经云：清气在阴，浊气在阳，营气顺行，卫气逆行，清浊相干，乱于肠胃，则为霍乱。多由寒邪传入下焦，中焦饮食因之不知，是即形寒饮冷者，三焦伤也。然质有阴阳偏胜，病有寒热乖揆，所以《伤寒论》首言热多欲饮水者五苓散；寒多不欲饮水者理中丸。《千金》更名"治中"，列之三焦。理是理寒热不和，治是治挥霍撩乱。总取干姜之辛温，以鼓舞参术之健运，行甘草之纡缓，与五苓散中用桂之意不殊，虽寒热多少不同，而温散之理则一。朱奉议加青橘二皮，以治饮食所伤，《千金》又增转筋一则，补《伤寒论》之未备。举世知转筋用木瓜，专取酸收夏秋之湿热伤脾。此因清气在阴，而走肠胃，故干姜；浊气在阳，而扰筋脉，故用石膏，至于理中丸加减诸法，并宜确遵。观吐利止，而身痛不休者，宜桂枝汤小和之，及四逆汤、通脉四逆汤、甘草泻心汤、附子粳米汤等方，端不出《伤寒》、《金匮》厥气上逆诸治也。（《医学实在易·卷三·寒证》）

伤寒用理中丸，所以补脾，调和阴阳之方也；附子汤所以补肾，扶坎中之阳也；炙甘草汤所以补经中之阴也。(《医学实在易·卷四·虚证》)

变通妙，燥热餐。有脾不能为胃行其津液，肺不能通调水道而为消渴者，人但知以清润治之，而不知脾喜燥而肺恶寒。试观泄泻者必渴，此因水津不能上输而惟下泄故尔。以燥脾之药治之，水液上升即不渴矣。余每用理中丸汤倍白术加瓜蒌根，神效。(《医学三字经·卷二·消渴第二十一》)

通脉四逆加猪胆汁汤

【诗歌】

生附一枚三两姜，炙甘二两《玉函》方，

脉微内竭资真汁，猪胆还加四合襄。(《长沙方歌括》)

【组成】甘草二两炙　附子大者一枚生用，去皮，破八片　干姜三两强人可四两　猪胆汁半合。

【用法】上三味，以水三升，煮取一升二合，去滓，纳猪胆汁，分温再服，其脉即来，无猪胆，以羊胆代之。

【主治】少阴病，吐下已止，汗出手足厥冷，四肢拘急，脉微欲绝。但必须兼有烦躁，或面赤身热，或有对热性药格拒不受等现象。

【注释】

陈蔚按：论云，吐已下断者，言阴阳气血俱虚，水谷俱竭，无有可吐而自已，无有可下而自断也。曰汗出而厥，脉微欲绝者，无阳气以主之也。曰四肢拘急者，无津液以养之也。此际，若用四逆汤，姜、附之温，未尝不可以回阳，倍

用甘草之甘，未尝不可以滋阴，然犹恐其缓而无济也。若用
通脉四逆汤，倍干姜之勇，似可追返元阳，然犹恐大吐大利
之余，骤投大辛之味，内而津液愈涸，外而筋脉愈挛，顷刻
死矣，师于万死中觅一生路，取通脉四逆汤以回其厥，以止
其汗，更佐以猪胆生调，取生气俱在，苦先入心而脉复，以
汁补中焦之汁，灌溉于筋则拘挛解。辛甘与苦甘相济，斯阴
阳二气顷刻调和，即四逆加人参汤之意。但人参亦无情之草
根，不如猪胆汁之异类有情，生调得其生气，为效倍神也。
诸家囿于白通加法，谓格阳不入，借苦寒以从治之，堪发一
笑。（《长沙方歌括·卷六·霍乱方》）

名通脉者，以此时生气已离，亡在顷刻，若以柔缓甘草
为君，岂能疾呼外阳而使返耶？故易以干姜。而仍不减甘草
者，恐散涣之余，不能当干姜之猛，还藉甘草以收全功也。
后方加猪胆汁者，速阳药下行。（《伤寒真方歌括·卷五·少
阴全篇方法》）

阴阳气血俱虚，水谷津液俱竭，无有可吐而吐自已，无有可下而下自断。亡
阴亡阳之证仍在，故汗出而厥。四肢拘急不解，脉微欲绝者，再宜通
脉四逆加猪胆汁汤主之。启下焦之生阳，助中焦之津液。

【述】此节气血两虚，又宜通脉四逆加猪胆汁汤，生气
而补血也。（《伤寒论浅注·卷六·辨霍乱病脉证并治法》）

枳实栀子豉汤

【诗歌】
劳复劳热多停滞，枳实山栀同豆豉，
水取清浆先后煎，按之若痛大黄煮。（《伤寒真方歌括》）
一升香豉枳三枚，十四山栀复病该，

浆水法煎微取汗，食停还藉大黄开。(《长沙方歌括》)

【组成】枳实三枚炙　栀子十四枚　香豉一升。

【用法】以清浆水七升空煮，取四升，纳栀子、枳实，煮取二升。下豉，更煮五六沸。去滓，温分再服。覆令微似汗，若有宿食者，内大黄如博棋子大五六枚，服之愈。

【主治】伤寒大病瘥后，因过劳或伤食致身热，心烦不眠，心下拒按。但必须根据过劳或伤食的事实，以定劳复、食复或劳而兼食之名称，根据脉象的浮、沉、虚、实决定诸药的运用轻重或取弃标准。因为单纯劳复没有心下拒按之证，即没有使用枳实的必要。

【注释】

张隐庵曰：大病瘥后，则阴阳水火始相交会。劳其形体，则气血内虚，其病复作，其证不一，故不著其病形，只以此方统治之。方中栀子清上焦之烦热，香豉散下焦之水津，枳实炙香宣中焦之土气。三焦和而津液生，津液生而气血复矣。若有宿食，则三焦未和，加大黄以行之，令燥屎行而三焦气血自相和矣。今之医辈，凡遇此证，无不以补中益气汤，误也！(《长沙方歌括·卷六·阴阳易差后劳复方》)

伤寒大病差后，营卫气血、阴阳水火始相调和而交会，若劳伤之而病复作者，以枳实栀子豉汤主之。胃气新复，运化不及，若有宿食者加大黄如博棋子大，五六枚。(《伤寒论浅注·卷六·辨阴阳易差后劳复脉证》)

牡蛎泽泻散

【诗歌】

病后土衰下部肿，瓜蒌蛎泽蜀葶勇，

商根海藻泄虚邪，热撒水消方不恐。（《伤寒真方歌括》）

病瘥腰下水偏停，泽泻葶根蜀漆葶，

牡蛎商陆同海藻，捣称等分饮调灵。（《长沙方歌括》）

【组成】 牡蛎　泽泻　蜀漆_{洗去腥}　葶苈子　商陆根_熬　海藻_{洗去盐}　瓜蒌根_{各等分}。

【用法】 上七味，异捣，筛下为散，更入白中治之。白饮和，服方寸匕，小便利，止后服，日三。

【主治】 热性病后，腰以下发肿。

【注释】

陈蔚按：太阳之气，因大病不能周行于一身，气不行而水聚之。今在腰以下，宜从小便利之。牡蛎、海藻生于水，故能行水，亦咸以软坚之义也。葶苈利肺气而导水之源，商陆攻水积而疏水之流。泽泻一茎直上，瓜蒌生而蔓延，二物皆引水液而上升，可升而后可降也。蜀漆乃常山之苗，自内而出外，自阴而出阳，所以引诸药而达于病所。又，散以散之，欲其散布而行速也。但其性甚烈，不可多服，故曰小便利止后服。此方用散，不可作汤，以商陆水煮服，杀人。（《长沙方歌括·卷六·阴阳易瘥后劳复方》）

太阳寒水之气从下而上运行于肤皮。今大病差后，太阳之气不能通行周遍于一身，止逆于下焦，从腰以下有水气者，以牡蛎泽泻散主之。盖腰以上属阳，阳水当从外泄；腰以下属阴，阴水当从下泄也。

【述】 大病后用诸药峻攻，何反不顾其虚耶？正因水势未犯半身以上，急排其水，所全甚大。设用缓药，则阴水必侵入阳界，治之无及矣！倘因大病后遽行温补，岂知其后且有大患哉？（《伤寒论浅注·卷六·辨阴阳易差后劳复脉证》）

竹叶石膏汤

【诗歌】

解后虚羸尚欲吐，人参粳米炙甘护，

麦冬半夏竹叶膏，清热解烦胃气布。（《伤寒真方歌括》）

三参二草一斤膏，病后虚羸呕逆叨，

粳夏半升叶二把，麦门还配一升熬。（《长沙方歌括》）

【组成】竹叶二把　石膏一斤　半夏半升　麦门冬一斤　人参二两　甘草二两　粳米半升。

【用法】上六味，以水一斗，煮取六升，去滓。纳粳米，煮米熟，汤成，去米。温服一升，日三服。

【主治】热性病后，身热不退，欲呕。但必须具有口渴、喜冷、脉虚等症状。

【注释】

竹叶石膏汤。治伤寒解后，虚羸少气，气逆欲呕，及虚烦客热不退者，主之。

张隐庵曰：竹叶凌冬青翠，得冬令寒水之气，半夏生当夏半，得一阴之气；参、草、粳米，资养胃气以生津液；麦冬通胃气之络；石膏纹肌色白，能通胃中之逆气达于肌腠。总令津液生而中气足，虚热解而吐自平矣。

陈元犀按：徐灵胎云，此仲景先生治伤寒愈后调养之方也。其法专于滋养肺胃之阴气以复津液。盖伤寒虽六经传遍，而汗吐下三者，皆肺胃当之。又《内经》云，人之伤于寒也，则为病热。故滋养肺胃，岐黄以至仲景之不易之法也。后之庸医，则用温热之药峻补脾肾，而千圣相传之精义，消亡尽矣。（《长沙方歌括·卷六·阴阳易瘥后劳复方》）

论云：伤寒解后，虚羸少气，气逆欲吐者，竹叶石膏汤主之。

愚按：人身天真之气，全在胃口，津液不足即是虚，生津液即是补虚。仲师以竹叶石膏汤治伤寒解后虚羸少气，以甘寒为主，以滋津为佐，是善后第一治法。余以炙甘草汤，与六经症亦不甚合，想亦是既愈善后之计。（《伤寒真方歌括·卷六·阴阳易差后劳复病方法》）

滋养肺胃之阴气以复津液，此仲景治伤寒愈后调养方也。后之庸医，温补脾肾，大违圣训。（《伤寒真方歌括·卷六·阴阳易差后劳复病方法》）

炙甘草汤。益虚参麦炙甘草，和调桂枝姜枣好；生地阿胶麻子仁，结成心悸此方宝。

此仲景另开一补阴之门，疑为邪尽正虚病后补养之法，与竹叶石膏汤，为一寒一温之对子。（《伤寒真方歌括·卷六·阴阳易差后劳复病方法》）

伤寒解后，气血虚少。血少不能充肌肉，渗皮毛，故形体消瘦而虚羸；中气虚，故少气。上言胃土有寒则喜唾，此证胃中有热则气逆欲吐者，以竹叶石膏汤主之。

【述】上节言虚寒证，此节言虚热证也。（《伤寒论浅注·卷六·辨明阳易差后劳复脉证》）

陈元犀禀按：竹叶石膏汤去粳米之逗留热气，并以竹沥半杯易竹叶，可从古法而变通之。（《金匮要略浅注·卷一·痉湿暍病脉证治第二》）

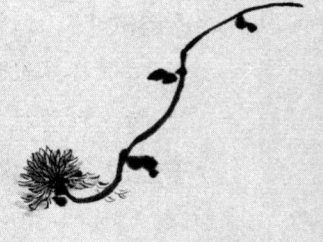

2

下卷

金匮方诗歌

瓜蒌桂枝汤

【诗歌】

太阳证备脉沉迟，身体几几欲痉时，

三两蒌根姜桂芍，二甘十二枣枚宜。(《金匮方歌括》)

【组成】瓜蒌根　桂枝　生姜切　芍药各三两　甘草二两炙

大枣十二枚擘。

【用法】上六味㕮咀，以水九升，微火煮取三升，温分

三服，微汗。汗不出，食顷，啜热粥发。

【主治】治太阳病，其证备，身体强几几，然脉反沉迟，

此为痉病，此汤主之。

【注释】

陈元犀按：痉是血虚筋燥为病，言湿者，是推其未成痉

之前，湿气挟风，而郁成内热也。本条云：太阳证备，脉反

沉迟者，此沉迟乃血虚所致，非脏寒症也。故以桂枝汤和营

卫以祛风；加瓜蒌根则清气分之热，而大润太阳既耗之液，

则经气流通，风邪自解，湿气自行，筋不燥而痉愈矣。

陈元犀又按：方中姜、桂合甘、枣，为辛甘化阳；芍药

合甘、枣，为苦甘化阴，阴阳和则得微汗而邪解矣。啜粥则

又资阳明之谷气以胜邪，更深一层立法。但项背几几、脉浮

数者，为风淫于外而内之津液未伤，故加葛根以宣外；脉沉

迟者，为风淫于外而内之津液已伤，故加瓜蒌根以滋内，以

瓜蒌根苦寒润燥之功大也。《内经》云：肺移热于肾，传为柔

痉。庞安常谓：此方瓜蒌根不主项强几几，其意以肺热不令

移于肾也。此解亦超。(《金匮方歌括·卷一·痉湿暍病方》)

麻黄加术汤

【诗歌】

烦疼湿气裹寒中，发汗为宜忌火攻，

莫诩麻黄汤走表，术加四两里相融。（《金匮方歌括》）

【组成】麻黄三两去节　桂枝二两　甘草一两炙　杏仁七十个去皮尖　白术四两。

【用法】上五味，以水九升，先煮麻黄，减二升，去上沫，内诸药，煮取二升半，去滓，温服八合，覆取微汗。

【主治】寒湿在表的痹证，身烦疼，无汗，舌淡苔薄白，脉浮或紧。慎不可以火攻之。

【注释】

陈元犀按：身烦疼者，寒湿之邪着于肤表也。肤表实，故无汗；无汗，则邪无从出矣。方用麻黄汤发肤表之汗，以散表寒，又恐大汗伤阴，寒去而湿反不去，加白术补土生液，而助除湿气，此发汗中寓缓汗之法也。又白术补脾驱湿之功甚大，且能助脾之转输而利水。观仲祖用术各方可知。今人炒燥、炒黑、上蒸、水漂等制，皆失经旨。（《金匮方歌括·卷一·痉湿暍病方》）

前言中湿，但当利其小便者，以湿之在内言之也。若湿家之表证其身烦疼，而不发黄，可知未郁于内而为热也。且无小便不利，可知未入于里而为痹也。表则宜汗，而不宜大汗，斟酌其适，可者，当与麻黄加术汤发其微似汗为宜，慎不可以火攻之。致火气逼汗，过多而变证也。况又有湿与热合，致衄增黄之虑乎！

此为湿之属表无汗者出一至当不易之方也。喻氏谓：麻黄得术，虽发汗而不至多汗；术得麻黄，行里湿而亦可行表

湿。止此一味加入，所谓方外之神方，法中之良法也。（《金匮要略浅注·卷一·痉湿暍病脉证第二》）

麻黄杏仁苡仁甘草汤

【诗歌】

风湿身疼日晡时，当风取冷病之基，

薏麻半两十枚杏，炙草扶中一两宜。

【组成】麻黄半两　杏仁十个去皮尖　薏苡半两　甘草一两炙。

【用法】上剉麻豆大，每服四钱匕，水一盏半，煎八分，去滓，温服，有微汗，避风。

【主治】病者一身尽痛，发热日晡所剧者，名风湿。此病伤于汗出当风，或久伤取冷所致也，可与此汤治疗。（《金匮方歌括·卷一·痉湿病方》）

【注释】

参：以上二方，为湿家立法也。又有风湿之证，其痛轻掣不可屈伸，非如湿家之痛，重着不能转侧，且湿家发热，旦暮不殊，风湿发热，日晡增甚（晡，申时也。阳明旺于申酉戌，土恶湿，今为风湿所干，当其旺时，邪正相搏，则反剧也），湿无去来，风有休作，故名风湿。然言风，寒亦在其中。观原文云：汗出当风，或久伤取冷，意可知矣。盖痉病非风不成，湿痹无寒不作，方中麻黄散寒；薏苡除湿；杏仁利气，助麻黄驱寒之力；甘草补中，予薏苡胜湿之权。制方之精密如此。（《金匮方歌括·卷一》）

风湿之证，前既详言，犹未言其致此风湿之因也。病者风湿相搏，一身尽疼，其发热，每在于申酉戌之日晡所剧者，以阳明旺于申酉戌，当其旺时，邪正相搏，则增也。此名风湿。然所以致此风湿之病乃伤于汗出当风，汗随风复入皮腠而为风湿也。或久伤取冷亦所以致此风湿也。致风湿者以此，而所以致寒湿，亦可类推矣。可与麻黄杏仁薏苡甘草汤。

此又为风湿无汗者而立其方也，寒湿亦可用之。

上节麻黄加术汤为大剂，此方为小剂，亦随其证之微甚而择用之。亦随其证之上下，而取亲上亲下之理也。（《金匮要略浅注·卷一·痉湿暍病脉证第二》）

防己黄芪汤

【诗歌】

身重脉浮汗恶风，七钱半术五甘通，
己芪一两磨分服，四片生姜一枣充。（《金匮方歌括》）

【加减歌】

喘者再入五钱麻，胃不和分芍药加，
三分分字去声读，七钱五分今不差。
寒取细辛气冲桂，俱照三分效可夸。
服后如虫行皮里，腰下如冰取被遮，
遮绕腰温得微汗，伊岐秘法阐长沙。

【组成】防己一两　甘草半两炙　白术七钱半　黄芪一两一分一本用一两　生姜四片　大枣一枚。

【用法】上剉麻豆大，每服五钱匕，生姜四片，大枣一枚，水盏半，煎八分，去滓温服。喘者加麻黄半两；胃中不和者加芍药三分；气上冲加桂枝三分；下有陈寒者加细辛三分。服后当如虫行皮中，从腰下如冰，后坐被上，又以一被绕腰下，温令微汗，差。

【主治】风湿，脉浮，身重，汗出，恶风者，此方主之。

【注释】

合参：上方治实邪无汗，即桂枝、麻黄二汤例也。虚汗自出，故不用麻黄以散之。只用防己以驱之。服后如虫行，及腰下如冰云云，皆湿气下行之征也。然非芪、术、甘草，焉能使卫阳复振而驱湿下行哉？

风湿之病，脉浮为风，身重为湿，若见此脉此证，汗不出而恶风者，为实邪。大剂有麻黄加术汤，小剂有麻黄杏仁薏苡甘草汤可用。若汗出恶风者，为虚邪，以防己黄芪汤主之。

此为风湿证汗自出者出其方也。合上二方，即《伤寒论》麻黄汤，大青龙汤，桂枝汤之意乎！钱天来云：病因汗出当风，夫汗出则腠理开，当风则风乘腠理矣。风邪既入，汗不得出，以离经之汗液，既不得外出皮毛，又不能内返经络，留于肌腠而为湿，此即人身汗液之湿也。其或暑汗当出之时，伤于纳凉太过，使欲出之汗不得外泄，留著肌腠而致病，与汗出当风无异也。按《金匮》以痉、湿、暍三证合篇，痉证兼温，暍证亦兼湿，湿证最重，必须如此活看方得。（《金匮要略浅注·卷一·痉湿暍病脉证第二》）

百合知母汤

【诗歌】

病非应汗汗伤阴，知母当遵三两箴，

渍去沫涎七百合，别煎泉水是金针。（《金匮方歌括》）

【**组成**】百合七枚　知母三两。

【**用法**】上先以水洗百合渍一宿，当白沫出，去其水。别以泉水二升煎取一升，去滓，别以泉水二升，煎知母取一升，去滓，后合和，煎取一升五合，分温再服。

【**主治**】百合病，发汗后者，此方主之。

【**注释**】

陈元犀按：百脉俱朝于肺，百脉俱病，病形错杂，不能悉治，只于肺治之。肺主气，气之为病，非实而不顺，即虚而不足。百合能治邪气之实，而补正气之虚；知母入肺金，益其水源，下通膀胱，使天水之气合，而所伤之阴，转则其邪从小便出矣。若误汗伤阴者，汗为阴液，阴液伤，故以此汤维其阳，维阳即所以救阴也。

王晋三云：本文云百脉一宗，明言病归于肺，君以百合，甘凉清肺，即此可疗此疾，再佐以各经清解络热之药，治其病所从来。当用先后煮法，使不悖于手足经各行之理。若误汗伤太阳者，溺时头痛，以知母救肺之阴，使膀胱水府知有母气，救肺即所以救膀胱，是阳病救阴之法也。（《金匮方歌括·卷一·百合狐惑阴阳毒方》）

论曰：百合病者，分为百脉，合为一宗，无经络可别，悉致其病也。第见其证，意欲食而复不能食，口欲言，而又不言，而常默默，欲卧而又躁，而不能卧，欲行而又懒，而不能行，欲饮食，或有美时，或有不欲闻食臭时，如寒无寒，如热无热，口苦，小便赤，诸药不能治。得药则剧吐利，如有神灵者。身形如和，以上诸证，全是恍惚去来不可为凭之象，惟凭之于脉与溺，确知其为热。其脉微数，数则主热也。溺出膀胱，膀胱为太阳之府，其脉上至巅顶，溺时头痛者，太阳乍虚，而热气乘之也。今每溺时而头每痛者，乃热气之甚者，必六十日之久，月再周而阴气复，阴气复而阳邪平，然后乃愈；若溺时头不痛，淅淅然者，则病稍浅矣，大约四十日可愈；若溺时快然，但头眩者，则更浅矣，不过二十日可愈。其百合证多于伤寒大病后见之，或未病而预见，热气先动也。或病四五日而出，或二十日或一月后见者，遗热不去也。各随证治之。

此详言百合病之证脉也。此证多见于伤寒大病前后，或为汗吐下失法而变，或平素多思不断，情志不遂，或偶触惊疑，猝临异遇，以致行住坐卧饮食等，皆若不能自主之势，此病最多，而医者不识耳。

唐宗海补正：百脉一宗，悉致其病。仲景主用百合，注家亦知肺朝百脉，是邪热伤肺症，然何以变怪莫名，如有神灵，此理无一知者，吾为揭出。曰：肺藏魄，肺金不清则魄不静，魄气变幻，是以如有神灵也。魂为阳，藏于肝，肝血不和则寐多梦扰；魄为阴，藏于肺，肺气不清则醒如神灵，此理可以互勘合。观此节曰小便赤，曰溺时，谆谆论溺，盖以肺主水道，水浊便是致病之由，水清即是去病之路。至辨症之浅深，一则曰头痛，再则曰头淅淅然，三则曰头眩，浅注就太阳经论。然玩文，殆指脑髓而言，故痛者病深，不痛者病浅，若太阳之头痛在表，不得为深也。盖肺之气管，上入脑而达于鼻，路最直捷，据脑髓以辨病之浅深，理极精到。下文程注，亦知论髓，惜其未透，末句各随证治之，所包者广，谓百合病见于各证之中者，仍当兼其各证也。仲景文法最活，全书皆当作如是观。

老人、小儿，溺时头摇，自是阳虚髓不足。若百合病溺赤头痛与头摇有别，是阳有余，髓受病设，西医剖而视之，必见其脑衣发炎也。程注论及于髓，不为不精，但谓百合病亦是阳虚，则辨证差矣。（唐宗海《金匮要略浅注补正·卷二·百合狐惑阴阳毒脉证并治第三》）

百合滑石代赭汤

【诗歌】

不应议下下之差，既下还当竭旧邪，

百合七枚赭弹大，滑须三两效堪夸。（《金匮方歌括》）

【组成】百合七枚擘　滑石三两碎，绵裹　代赭石如弹丸大一枚碎，绵裹。

【用法】上先煎百合如前法，别以泉水二升煎滑石、代赭石，取一升，去滓后合和重煎，取一升五合，分温服五合。

【主治】百合病，下之后者，此汤主之。

【注释】

陈元犀按：误下者，其热必陷，热陷必伤下焦之阴，故以百合清补肺金，引动水源；以代赭石镇离火，而不使其上腾；以滑石导热气，而能通水府，则所陷之邪从小便而出，自无灼阴之患矣，此即见阳救阴法也。

王晋三云：误下伤少阴者，溺时淅然，以滑石上通肺，下通太阳之阳，恐滑石通府利窍，仍蹈出汗之弊，乃复代赭石重镇心经之气，使无汗泄之虞，是阴病救阳之法也。（《金匮方歌括·卷一·百合狐惑阴阳毒方》）

百合鸡子黄汤

【诗歌】

不应议吐吐伤中，必伏阴精上奉功，

百合七枚洗去沫，鸡黄后入搅浑融。(《金匮方歌括》)

【组成】百合七枚　鸡子黄一枚。

【用法】上先煎百合如前法，取一升，去滓，内鸡子黄搅匀，煎五分，温服。

【主治】百合病，吐之后者，此方主之。

【注释】

陈元犀按：吐后伤中者，病在阴也。阴伤，故用鸡子黄养心胃之阴，百合滋肺气，下润其燥。胃为肺母，胃安则肺气和而令行，此亦用阴和阳，无犯攻阳之戒。

王晋三云：误吐伤阳明者，以鸡子黄救厥阴之阴，以安胃气，救厥阴，即所以奠阳明，救肺之母气，是亦阳病救阴之法也。(《金匮方歌括·卷一·百合狐惑阴阳毒方》)

百合地黄汤

【诗歌】

不经汗下吐诸伤，形但如初守太阳，

地汁一升百合七，阴柔最是化阳刚。(《金匮方歌括》)

【组成】百合七枚　生地黄汁一升。

【用法】上洗，煎百合如前法，取一升，去滓，内地黄汁，煎取一升五合，温分再服。中病勿更服，大便当如漆。

【主治】百合病，不经吐下发汗，病形如初者，此汤主之。

【注释】

陈元犀按：病久不经吐、下、发汗，病形如初者，是郁久生热，耗伤气血矣。主之百合地黄汤者，以百合苦寒清气分之热，地黄汁甘润泄血分之热，皆取阴柔之品以化阳刚，为泄热救阴法也。中病者，热邪下泄，由大便而出矣，故曰如漆色。（《金匮方歌括·卷一·百合狐惑阴阳毒方》）

百合病不经吐、下、发汗，病形如初者，即所谓未病预见是也。此固热气先动，以百合地黄汤主之。然亦有太阳病久久不愈，始终在太阳经者，亦用此汤。（《金匮要略浅注·卷二·百合狐惑阴阳毒病证治第三》）

百合洗方

【诗歌】

月周不解渴因成，邪热流连肺不清，

百合一升水一斗，洗身食饼不和羹。（《金匮方歌括》）

【组成】百合一升。

【用法】上以百合一升，以水一斗，渍之一宿，以洗身。洗已，食煮饼，勿以盐豉也。

【主治】百合病一月不解，变成渴者，此方主之。

【注释】

合参：皮毛为肺之合，洗其外，亦所以通其内也。又食

煮饼者，假麦气、谷气以输津。勿以盐豉者，恐盐味耗水以增渴也。（《金匮方歌括·卷一·百合狐惑阴阳毒方》）

瓜蒌牡蛎散

【诗歌】

洗而仍渴属浮阳，牡蛎蒌根并等量，

研末饮调方寸匕，寒兼咸苦效逾常。（《金匮方歌括》）

【组成】瓜蒌根　牡蛎熬等分。

【用法】上为细末，饮服方寸匕，日三服。

【主治】百合病渴不差者，此散主之。

【注释】

陈元犀按：洗后而渴不差，是内之阴气未复。阴气未复，由于阳气之亢，故用牡蛎以潜其阳，瓜蒌根以生其津，津生阳降，而渴愈矣。（《金匮方歌括·卷一·百合狐惑阴阳毒方·瓜蒌牡蛎散》）

百合滑石散

【诗歌】

前此寒无热亦无，变成发热热堪虞，

清疏滑石宜三两，百合烘筛一两需。（《金匮方歌括》）

【组成】百合一两炙　滑石三两。

【用法】上为散，饮服方寸匕，日三服。当微利者止服，热则除。

【主治】百合病，变发热者，此散主之。

【注释】

陈元犀按：百合病原无偏热之证，变发热者，内热充满，淫于肌肤，非如热之比。主以百合滑石散者，百合清金泻火降逆气，从高源以导之；滑石退表里之热，利小便，二味合为散者，取散以散之之义，散调络脉于周身，引内外之热气，悉从小便出矣。（《金匮方歌括·卷一·百合狐惑阴阳毒方·百合滑石散》）

百合病见于阴者，以阳法救之。即《内经》用阳和阴之道也。见于阳者，以阴法救之。即《内经》用阴和阳之道也。若见阳之病而攻其阴，则并伤其阴矣。乃复发其汗，是重伤其阳也。此为逆；见阴之病，次其阳，则并伤其阳矣。乃复下之，是重竭其阴也。此亦为逆。

程扶生云：前治皆用阴和阳法也。此复补以用阳和阴。故仲景用思，最为精密。（《金匮要略浅注·卷二·百合狐惑阴阳毒病证治第三》）

苦参汤　雄黄熏法

【诗歌】

苦参汤是洗前阴，下蚀咽干热最深，

更有雄黄熏法在，肛门虫蚀亦良箴。（《金匮方歌括》）

【组成】苦参　雄黄。

【用法】苦参一升，以水一斗，煎取七升，去滓，熏洗，日三。雄黄为末，筒瓦二枚合之，烧，向肛熏之。

【主治】蚀于下部则咽干，宜苦参汤洗之。蚀于肛者，雄黄熏之。

【注释】

陈元犀按：蚀于喉为惑，蚀于阴为狐。狐惑病乃感风木湿热之气而生，寒极而化也。苦参苦寒，气清属阳，洗之以通阳道；雄黄苦寒，气浊属阴，熏之以通浊道，但雄黄禀纯阳之色，取其阳能胜阴之义也。熏洗二法，按阴阳分配前后二阴，此又别其阴中之阴阳也。二味俱苦寒而燥者，苦以泻火，寒以退热，燥以除湿，湿热退而虫不生矣。（《金匮方歌括·卷一·百合狐惑阴阳毒方》）

赤小豆当归散

【诗歌】

眼眦赤黑变多般，小豆生芽曝令干，

豆取三升归十分，杵调浆水日三餐。（《金匮方歌括》）

【组成】赤小豆三升浸令芽出，曝干　当归十分。

【用法】上二味，杵为散，浆水服方寸匕，日三服。

【主治】治脉数，无热微烦，默默但欲卧，汗出。初得之三四日，目赤如鸠眼；七八日，目四眦黑。若能食者，脓已成也。并治先便后血。

【注释】

陈元犀按：此治湿热侵阴之病，大抵湿变为热，则偏重于热。少阴主君火，厥阴主风木，中见少阳相火。病入少阴，故见微烦，默默但欲卧等证；病入厥阴，故目赤现出火色，目眦黑，现出火极似水之色。主以赤豆去湿，清热解毒，治少阴之病；当归导热养血，治厥阴之病；下以浆水，以和胃气。胃气与少阴和，则为火土合德；胃气与厥阴和，则为土木无忤。微乎！微乎！

又按：或谓是狐惑病，或谓是阴阳毒病，然二者皆湿热蕴毒之病，《金匮》列于二证交界处，即是承上起下法。（《金匮方歌括·卷一·百合狐惑阴阳毒方》）

尤在泾云：脉数微烦，默默但欲卧，热盛于里也。无热汗出，病不在表也。三四日目赤如鸠眼者，肝脏血中之热，随经上注于目也。经热如此，脏热可知，其为蓄热不去，将成痈肿无疑；至七八日，目四眦黑，赤色极而变黑，则痈尤甚矣。夫肝与胃，互为胜负者也。肝方有热，势必以其热侵及于胃，而肝既成痈，胃即以其热并之于肝。故曰：若能食者，知脓已成也。且脓成则毒化，毒化则不特胃和，而肝亦和矣。赤豆、当归，乃排脓血、除湿热之良剂也。

又曰：此一条，注家有目为狐惑病者，有目为阴阳毒者，要之亦是湿热蕴毒之病。其不腐而为虫者，则积而为痈，不发于身面者，则发于肠脏，亦病机自然之势也。仲景意谓与狐惑阴阳毒同源而异流者，故特论例于此欤。（《金匮要略浅注·卷二·百合狐惑阴阳毒病证治第三》）

唐宗海补正：此言狐惑生虫，亦有喉咽、肛门兼酿脓血者，如痔漏有虫，复有脓血是矣。仲景治先血后便为近血，亦用赤豆当归散，则知近血是痔漏，有脓血之证以彼例，此便知狐惑亦有脓血之证也。不是此条另出一证，狐惑有脓血予曾见过。

赤豆发出芽，则能排脓，盖脉乃血从气而化者也。赤豆属血分，而既发出芽，则血从气而外出矣。故以治血从气化之脏，其治先血从便，亦是治痔毒之有脓者也。陈注立意求深，而不切实，有微乎其微之说，实则强词不足信也，狐惑有脓多矣。或又疑为阴阳毒，其所见者少也。（唐宗海《金匮要略浅注补正·卷二·百合狐惑阴阳毒脉证并治第三》）

升麻鳖甲汤

【诗歌】

赤斑咽痛毒为阳，鳖甲周围一指量，

半两雄黄升二两，椒归一两草同行。（《金匮方歌括》）

身疼咽痛面皮青，阴毒苛邪隶在经，

即用前方如法服，椒黄务去特叮咛。（《金匮方歌括》）

【组成】升麻二两　当归　甘草各一两　蜀椒一两炒去汗　鳖甲手指大一片炙　雄黄半两研。

【用法】上六味，以水四升，煮取一升，顿服之。老小再服，取汗。阴毒去蜀椒、雄黄。

【主治】

治阳毒病，面赤斑斑如锦纹，咽喉痛，唾脓血。五日可治，七日不可治。

治阴毒病，面目青，身痛如被杖，咽喉痛。五日可治，七日不可治。

【注释】

陈元犀按：非常灾疠之气，从口鼻而入咽喉，故阴阳二毒皆咽痛也。阴阳二证，不以寒热脏腑分之，但以面赤斑纹，吐脓血，其邪着于表者，谓之阳；面目青，身痛如被杖，其邪隐于表中之里者，为阴。

王晋三云：升麻入阳明、太阳二经，升清逐秽，辟百邪，解百毒，统治温疠阴阳二病。如阳毒为病，面赤斑如锦纹；阴毒为病，面青，身如被杖，咽喉痛，毋论阴阳二毒，皆已入营矣。但升麻仅走二经气分，故必佐当归通络中之血，甘草解络中之毒，微加鳖甲守护营神，俾椒、黄猛劣之品攻毒透表，不能乱其神明；阴毒去椒、黄者，太阳主内，不能透表，恐反动疠毒也。《肘后》《千金方》阳毒无鳖甲者，不欲其守，亦恐留恋疠毒也。（《金匮方歌括·卷一·百合狐惑阴阳毒方》）

阴阳二毒，是感非常灾疠之气，从口鼻而下入咽喉，致死甚速，试以阳毒言之。阳毒之为病，为异气中人之阳也。面赤斑斑如锦纹，咽喉痛，吐脓血。五日经气未遍，故尚可救治，五日之外，五脏相传俱受邪，至七日阴阳经气已周而再行，则不可治，升麻鳖甲汤主之。

异气适中人之阴，则为阴毒。阴毒之为病，面目青，身痛如被杖，咽喉痛，五日经气未遍，故尚可救治，至七日阴阳经气已周而再行，则不可治，升麻鳖甲汤去雄黄蜀椒主之。

唐宗海补正：或谓阴阳毒，即今之瘟疫，然细观方证又与瘟疫有异，今之瘟疫则更甚于阴阳毒，总见气运推迁证亦加厉。譬如古无痘，而今有痘，不得信，古非今也。故吴又可《瘟疫论》又是仲景之功臣。

鳖甲攻坚破结，以除留滞之毒；而升麻能吐蛊毒，亦见于南中记。足见升散攻去之用也，解为守护，非矣。（唐宗海《金匮要略浅注补正·卷二·百合狐惑阴阳毒脉证并治第三》）

鳖甲煎丸

【诗歌】

寒热虚实相来往，全凭阴阳为消长。

天气半月而一更，人身之气亦相仿。

否则天人气再更，邪行月尽差可想。

疟病一月不能差，疟母结成癥瘕象。

《金匮》急治特垂训，鳖甲赤硝十二分，

方中三分请详言，姜芩扇妇朴韦问，

葳胶桂黄亦相均，相均端令各相奋。

君不见十二减半六分数，柴胡蜣螂表里部，

一分参苈二瞿麦桃仁，牡夏芍䗪虫分各五，

方中四分独蜂窠，体本经清质水土，

另取灶下一斗灰，一斛半酒浸另取，

纳鳖甲酒内煮如胶，绞汁煎药末丸遵古。

空心七丸日三服，每服七丸，一日三服也。卢子繇疟疏方云，渐加一十一丸。老疟得此效桴鼓。(《金匮方歌括》)

【组成】鳖甲十二分炙　乌扇三分烧，即射干　黄芩三分　柴胡六分　鼠妇三分熬　干姜　大黄　桂枝　石韦去毛　厚朴　紫葳即凌霄　阿胶　半夏　芍药　牡丹皮　䗪虫各五分　葶苈　人参各一分　瞿麦二分　蜂窠四分炙　赤硝十二分　蜣螂六分熬　桃仁二分。

【用法】上二十三味，为末，取煅灶下灰一斗，清酒一斛五升，浸灰，俟酒尽一半，着鳖甲于中，煮令泛烂如胶漆，绞取汁，内诸药，煎为丸，如梧子大。空心服七丸，日三服。

附：《千金方》用鳖甲十二片，又有海藻三分，大戟一分，无鼠妇、赤硝二味。

【主治】疟病以月一日发，当以十五日愈。设不差，当月尽解。如其不差，结为癥瘕，名曰疟母。

【注释】

尤在泾云：天气十五日一更，人之气亦十五日一更，气更则邪当解也。否则，三十日天人之气再更，而邪自不能留矣。设更不愈，其邪必假血依痰，结为癥瘕，僻处胁下，将成负固不服之势，故宜急治。鳖甲煎丸行气逐血之药颇多，而不嫌其峻；一日三服，不嫌其急，所谓乘其未集而击之也。

王晋三云：鳖甲煎丸，都用异类灵动之物，若水陆，若飞潜，升者降者，走者伏者，咸备焉。但恐诸虫扰乱神明，取鳖甲为君守之，其泄厥阴破癥瘕之功，有非草木所能比者。阿胶达表息风，鳖甲入里守神，蜣螂动而性升，蜂房毒可引下，䗪虫破血，鼠妇走气，葶苈泄气闭，大黄泄血闭，赤硝软坚，桃仁破结，乌扇降厥阴相火，紫葳破厥阴血结，干姜和阳退寒，黄芩和阴退热，和表里则有柴胡、桂枝，调营卫则有人参、白芍，厚朴达原，劫去其邪，丹皮入阴，提出其热，石韦开上焦之水，瞿麦涤下焦之水，半夏和胃而通阴阳，灶灰性温走气，清酒性暖走血。统而言之，不越厥阴、阳明二经之药，故久疟邪去营卫而着脏腑者，即非疟母，亦可借以截之。按《金匮》惟此丸及薯蓣丸药品最多，皆治正虚邪着久而不去之病，非集血气之药，攻补兼施，未易奏功。（《金匮方歌括·卷二·疟病方》）

师曰：疟者，寒热往来之有定候也。虽有三阳三阴之异，而其舍总不外乎半表半里之间，少阳主乎半表半里，脉必弦。今为之提其大纲曰：疟脉自弦。而弦中之兼见者，弦数者多热，弦迟者多寒，一隅可以三反也。至于因证施治，弦小紧者，及其小而知其在里，可下之而差，弦迟者，多寒无有疑义，即可温之，弦紧而不小者，知其在表而不在里，可以发汗针灸也；弦而浮大者，知其邪在高分，可以吐而越之，弦数者多热，治则宜清，而热极生风，当知其为风发也，若以上因脉施治诸法，治之而犹不止，更当以饮食消息止之。即《难经》所谓损其脾者，调其饮食，适其寒温之旨也。

　　此方疟证不离少阳，以弦脉为主，随其兼见者而施治也。末一句言治之不愈，求之脾胃，是为久疟虚疟者立一大法也。徐忠可、尤在泾诸家之解俱误。

　　此言疟邪因人正气之衰旺，以为消长也。上节以饮食消息止之，为治久疟之正法。若有疟母，先急除其有形之癥瘕，再培其无形之元气，医者切不可托言小心，酿成姑息养奸之祸，如景岳方何人饮、休疟饮、追疟饮，皆调停两可，走江湖之套技。

　　病疟，以月计一日一发，当十五日愈，以五日为一候，三候为一气，一气十五日也。人受气于天，天气更则人身之气亦更，更气旺则不受邪而愈也。设不差，当月尽解；是又更一旺气也。如其更二气而不差，当云何？师曰：此疟邪不衰，与气血痰饮，结为癥瘕，名曰疟母，当急治之，宜鳖甲煎丸。

　　唐宗海补正：鳖甲、蜣螂皆主攻下，而云入里守神，性动而升。岂知二物入沙穿土，主攻下之性为多也。丹皮入血分，泻血中瘀热，其理甚明，乃云提出热气，提字不勉矫强。又云调营卫则有人参、白芍，是直不知营卫究系何物。夫疟邪本伏于营血之中，卫气会而始发，故久则营血结聚而为疟母，卫气不通而为留痰，是血为疟母之主，痰属卫气所生，乃疟母之兼有者也。故治疟母，以攻利营血为主，而行痰降气为辅，知此则知仲景此方，破血之药所以独多，总是治营以通卫也。王注逐味论药，而实未知其义。（唐宗海《金匮要略浅注补正·卷二·疟病脉证并治第四》）

白虎加桂枝汤

【诗歌】

白虎原汤论已详，桂加三两另名方，

无寒但热为温疟，骨节烦疼呕又妨。（《金匮方歌括》）

【组成】知母六两　甘草二两炙　石膏一斤　粳米六合　桂枝三两。

【用法】上五味，以水一斗，煮米熟，汤成，去滓，温服一升，日三服。

【主治】治温疟者，其脉如平，身无寒但热，骨节疼烦，时呕。

【注释】

王晋三云：《内经》论疟，以先热后寒、邪藏于骨髓者，为温、瘅二疟；仲景以但热不寒、邪藏于心者，为温、瘅二疟。《内经》所言，是邪之深者；仲景所言，是邪之浅者也，其殆补《内经》之未逮欤？治以白虎加桂枝汤，方义原在心营肺卫，白虎汤清营分热邪，加桂枝引领石膏、知母上行至肺，从卫分泄热，使邪之郁于表者，顷刻致和而疟已。至于《内经》温、瘅疟，虽未有方，然同是少阴之伏邪。在手经者为实邪，在足经者为虚邪。实邪尚不发表而用清降，何况虚邪有不顾虑其亡阴者耶？临证之生心化裁，是所望于用之者矣。（《金匮方歌括·卷二·疟病方》）

师曰：阴气孤绝，阳气独发，阳独发，气为火蚀，火无水济，则热少而气烦冤，阴孤绝，无以濡外，无以守中，则手足热而欲呕，名曰瘅疟。若欲知其但热不寒之所以然者，须知其邪气内藏于心，外舍分肉之间，令人消烁肌肉。肌肉为阴，阳极则消也。

按《内经》所论之瘅疟，撮其大略，以肺素有热，而偶受风寒，内藏于心，外舍分肉，表则寒而里则热，缘阴气内虚不能与阳相争，故但热而不作寒也。师不出方，余比例而用白虎加桂枝汤，以白虎清心救肺，以除里热，加桂枝调和营卫，以驱外邪，诚一方而两扼其要也。即先热后寒，名为热疟，亦以白虎清其先，桂枝却其后，极为对证，此法外之法也。然此节与《内经》稍异，师又略节经文，不言及外感风寒，以阴气孤绝，阳气独发二句为主，方内有桂枝，又未中的，师早已熟审矣。若明薛立斋、张景岳、赵养葵，用六味地黄汤及玉女煎之说，反致滞邪行热而增剧，俗传疟痢三方，为害更速，师于此等重症而不出方者，欲人寻绎而自得也。《伤寒论》自序云：若能寻余所集，思过半矣，此物此志也。

又有温疟者，冬不藏精，则水亏而火盛，火盛于内，外为寒气所格而不出，则火内郁，日盛一日，至春令感温气而发，夏令感热气而发。是病在伏气，与午感不同，故其脉如平，但此病当凭证而不凭脉。《难经》云：温病之脉，行在诸经。不知何经之病，即此意也。身无寒，但热，骨节烦疼，时呕，为热从肾出，外舍其合，而上并于阳明也，以白虎加桂枝汤主之。盖于大凉肺胃之中，加一辛

温之品，因其势而利导之也。(《金匮要略浅注·卷二·疟病脉证并治第四》)

蜀漆散

【诗歌】

阳为痰阻伏心间，牝疟阴邪自往还，

蜀漆云龙平等杵，先时浆服不逾闲。(《金匮方歌括》)

【组成】蜀漆_{烧去腥} 云母_{烧二日夜} 龙骨_{各等分}。

【用法】上三味杵为散，未发前，以浆水服半钱匕。

【主治】治疟多寒者。

【注释】

王晋三云：邪气结伏于心下，心阳郁遏不舒，疟发寒多热少，不可谓其阴寒也。主之以蜀漆散，通心经之阳，开发伏气而使营卫调和。蜀漆，常山苗也，苗性轻扬，生用能吐；云母在土中，蒸地气上升而为云，故能阴入分，逐邪外出于表；然邪气久留心，主之宫城，恐逐邪涌吐，内乱神明，故佐以龙骨镇心宁神，则吐法转为和法矣。(《金匮方歌括·卷二·疟病方》)

附《外台秘要》三方
牡蛎汤

【诗歌】

先煎三漆四麻黄，四蛎二甘后煮良，

邪郁胸中须吐越，驱寒散结并通阳。（《金匮方歌括》）

【组成】牡蛎 麻黄各四两 甘草二两 蜀漆三两。

【用法】上四味，以水八升，先煮蜀漆、麻黄，去上沫，得六升，内诸药，煮取二升，温服一升。若吐，则勿更服。

【主治】牝疟。

【注释】

尤在泾云：此系宋孙奇等所附，盖亦蜀漆散之意，而外攻之力较猛矣。赵氏云：牡蛎软坚消结，麻黄非独散寒，且可发越阳气，使通于外，结散阳通，其病自愈。（《金匮要略浅注·卷二·疟病脉证并治第四》）

陈元犀按：疟多寒者名牝疟，是痰饮填塞胸中，阻心阳之气不得外通故也。（唐宗海《金匮要略浅注补正·卷二·疟病脉证并治第四》）

编者注：此方载于《外台秘要》卷五"牝疟门"，具有祛痰散结，通阳截疟之功，主治寒多热少之牝疟。

柴胡去半夏加瓜蒌根汤

【诗歌】

柴胡去夏为伤阴，加入蒌根四两珍，

疟病渴因邪灼液，蒌根润燥可生津。（《金匮方歌括》）

【组成】柴胡八两 人参 黄芩 甘草各三两 瓜蒌根四两 生姜三两 大枣十二枚。

【用法】上七味，以水一斗二升，煮取六升，去滓，再煎，取三升，温服一升，日三服。

【主治】疟病发渴者，劳疟。

【注释】

王晋三云：正疟，寒热相间，邪发于少阳，与伤寒邪发于少阳者稍异。《内经》言：夏伤于大暑，秋伤于风，病以时作，名曰寒疟。《金匮》云：疟脉多弦，弦数者风发，正与凄怆之水寒，久伏于腠理皮肤之间，营气先伤，而后风伤卫，故仲景用柴胡去半夏，而加瓜蒌根，其义深且切矣。盖少阳疟病发渴者，由风火内淫，劫夺津液而然，奚堪半夏性滑利窍，重伤阴液，故去之。而加天花粉生津润燥，岂非与正伤寒半表半里之邪，当用半夏和胃而通阴阳者有别乎？（《金匮方歌括·卷二·疟病方》）

编者注：此方载《外台科要》卷五"疗疟方"门，具有和解少阳，生津止渴的作用，可治疗疟病津伤口渴而正气不足者。

柴胡桂姜汤

【诗歌】

八柴二草蛎干姜，芩桂宜三瓜四尝，

不呕渴烦头汗出，少阳枢病要精详。

【组成】柴胡半斤　桂枝三两　干姜二两　瓜蒌根四两　黄芩三两　甘草二两炙　牡蛎二两。

【用法】上七味，以水一斗二升。煮取六升，去滓再煎，取三升。温服一升。日三服。初服微烦，复服汗出便愈。

【主治】疟寒多微有热，或但寒不热。服一剂如神。

【注释】

王晋三云：夏月暑邪，先伤在内之伏阴，至秋复感凉风，更伤卫阳。其疟寒多微有热，显然阴阳无争，故疟邪从卫气行阴二十五度；内无捍格之状，是营卫俱病矣，故和其阳即当和其阴。用柴胡和少阳之阳，即用黄芩和里；用桂枝和太阳之阳，即用牡蛎和里；用干姜和阳明之阳，即用天花粉和里；使以甘草调和阴阳。其分两阳分独重柴胡者，以正疟不离乎少阳也；阴药独重于花粉者，阴亏之疟以救液为急务也。和之得其当，故一剂如神。

陈元犀按：先贤云，疟病不离少阳。少阳居半表半里之间，邪入与阴争则寒，出与阳争则热。争则病作，息则病止。止后其邪仍居于少阳之经。愚意外为阳，内为阴。先寒者，邪欲出，其气干于太阳，冲动寒水之气而作也。后热者，以胃为燥土，脾为湿土，湿从燥化，则木亦从其化，故为热为汗也。汗后木邪仍伏于阳明之中，应期而发者，土主信也，盖久疟胃虚，得补可愈，故先君用白术生姜汤多效。（《金匮方歌括·卷二·疟病方》）

赵氏曰：此与牝疟相类而实非。牝疟邪客心下，此风寒湿痹于肌表，肌表既痹，阳气不得通于外，遂郁伏于营血之中，阳气化热，血滞成瘀，著于其处，遇卫气行阳二十五度及之则病作；其邪之入营者，既无外出之势，而营之素痹者，亦不出而与阳争，故少热或无热也。是用柴胡为君，发其郁伏之阳；黄芩为佐，清其半里之热；桂枝干姜，所以通肌表之痹，瓜蒌根、牡蛎除留热，消瘀血；甘草和诸药，调阴阳也。得汗则痹邪散瘀热行，而病愈矣。（《金匮要略浅注·卷二·疟病脉证并治第四》）

侯氏黑散

【诗歌】

黑散辛苓归桂芎，参姜矾蛎各三同，

菊宜四十术防十，桔八芩须五分通。

【组成】菊花四十分 白术 防风各十分 桔梗八分 黄芩五分 细辛 干姜 人参 茯苓 当归 川芎 牡蛎 矾石 桂枝各三分。

【用法】上十四味，杵为散，酒服方寸匕，日一服，初服二十日，温酒调服，禁一切鱼肉大蒜等，常宜冷食，六十日止，即药积在腹中不下也。热食即下矣，冷食自能助药力。

【主治】治大风，四肢烦重，心中恶寒不足者。

【注释】

陈元犀按：王晋三云，程云来谓金匮侯氏黑散，系宋人校正附入唐人之方，因逸之，其辨论颇详。而喻嘉言独赞其立方之妙，驱风补虚，行堵截之法，良非思议可到。方中取用矾石以固涩诸药，冷服四十日，使之留积不散，以渐填其空窍，则风自息而不生矣。此段议论，独开千古之秘，诚为治中风之要旨。读方下云，初服二十日，用温酒调，是不欲其遽填也；后服六十日，并禁热食，则一任填空窍矣。夫填窍本之《内经》"久塞其空"，谓良工之语，煞有来历。(《金匮方歌括·卷二·中风历节方》)

徐忠可云：此为中风家挟寒而未变热者，治法之准则也。谓风从外入，挟寒作势，此为大风，证见四肢烦重，岂非四肢为诸阳之本，为邪所痹而阳气不运乎？然但见于四肢，不犹愈体重不胜乎？证又见心中恶寒不足，岂非渐欲凌心乎？然燥热犹未乘心，不犹愈于不识人乎？故侯氏黑散用参苓归芎，补其气血为君；菊花、白术、牡蛎，养肝脾肾为臣；而加防风、桂枝，以行痹著之气；细辛、干姜以驱内伏之寒，兼桔梗、黄芩，以开提肺热为佐；矾石所至，除湿解毒，收涩心气，酒力运行周身为使。庶旧风尽出，新风不受，且必为散，酒服至六十日止，又常冷食，使药积腹中不下，盖邪渐侵心，不恶热而恶寒，其由阴寒可知，若胸中之阳不治，风必不出，太阳之气，行于胸中，徐氏此注，精细之至，故先以药填塞胸中之空窍。壮其中气，而邪不内入，势必外消，此即《内经》所谓塞其空窍，是为良工之理，若专治其表里，风邪非不外出，而重门洞开，出而复入，势将莫御耳。

喻嘉言云：方中取用矾石以固涩诸药，使之积留不散，以渐填空窍，必服之日久，风自以渐而息。所以初服二十日，不得不用酒调下，以开其痹著，以后则禁诸热食，惟宜冷食，如此再四十日，则药积腹中不下，而空窍塞矣。空窍填则旧风尽出，新风不受矣。盖矾惟得冷即止，得热即行，故嘱云热食即下矣。冷食有能助药力，抑何用意之微耶？

风引汤

【诗歌】

四两大黄二牡甘，龙姜四两桂枝三，

滑寒赤白紫膏六，瘫痫诸风个里探。（《金匮方歌括》）

【**组成**】大黄　干姜　龙骨_{各四两}　桂枝_{三两}　甘草　牡蛎_{各二两}　寒水石　滑石　赤石脂　白石脂　紫石英　石膏_{各六两}。

【**用法**】上十二味，杵，粗筛，以苇囊盛之，取三指撮，井花水三升，煮三沸，温服一升。按：方中干姜、桂枝宜减半用之。

【**主治**】除热瘫痫，主大人风引，少小惊痫瘛疭，日数发，医所不疗。除热方。

【**注释**】

陈元犀按：大人中风牵引，小儿惊痫瘛疭，正火热生风，五脏亢盛，及其归迸入心，其治同也。此方用大黄为君，以荡涤风火热湿之邪，随用干姜之止，而不行者以补之；用桂枝、甘草以缓其势，又用石药之涩以堵其路；而石药之中又取滑石、石膏清金以平其木；赤白石脂厚土以除其湿；龙骨、牡蛎以敛其精神魂魄之纷驰；用寒水石以助肾之真阴，不为阳光所劫；更用紫石英以补心神之虚，恐心不明而十二经危也。明此以治入脏之风，游刃有余矣。后人以石药过多而弃之，昧孰甚焉！（《金匮方歌括·卷二·中风历节方》）

又有中风而偏于风者，亦辨其脉于寸口，寸口脉迟而缓，迟者，行之不及，不及则为寒，缓者，至而无力，无力则为虚，营行脉中，沉而见缓，则为之血，卫行脉外，浮而见缓则为中风。然营卫俱在肤表与肌腠，尚未中经也。若邪所中经，营卫气弱，津血凝滞，则身痒而瘾；若心气不足，邪气入中，则邪混胸中，阻遏正气，为胸满而短气。

此为中风之偏于风者，而详其证之递深也。风为阳邪，其脉主缓，师未出方。徐忠可云：此节下即以风引汤攻之，疑系此证之方。余甚服其识，然与驱风至宝膏互服亦妙。此节以迟脉托出缓脉，言迟则为寒者，以扇动之气虽寒而自人受之，则为阳邪，故分疏营卫二句，单承缓而不言迟，则可知其所独重矣。

徐忠可云：风邪内进，则火热内生，五脏亢甚，进归入心，故以桂甘龙牡通阳气安心肾，为君；然厥阴风木与少阳相火同居，火发必风生，风生心挟木势侮其脾土，故脾气不行，聚液成痰，流注四末，因成瘫痪，故用大黄以荡涤风火湿热之邪，为臣；随用干姜之止而不行者以补之，为反佐；又取滑石、石膏，清金以伐其木，赤白石脂，厚土以除其湿，寒水石以助肾水之阴，紫石英以补心神之虚，为使。故大人小儿风引惊痫，皆主之。何后世以为石药过多而不用，反用脑麝以散真气、花蛇以增恶毒耶？（《金匮要略浅注·卷二·中风历节病脉证并治第五》）

防己地黄汤

【诗歌】

妄行独语病如狂，一分己甘三桂防，

杯酒淋来取精汁，二斤蒸地绞和尝。（《金匮方歌括》）

【组成】 防己　甘草各一分　桂枝　防风各三分　生地黄二斤。

【用法】 前四味，以酒一杯渍之，绞取汁，生地黄二斤，㕮咀，蒸之如斗米饭久，以铜器盛药汁，更绞地黄汁，和，分再服。

【主治】治中风，病如狂状，妄行，独语不休，无热，其脉浮者。

【注释】

徐灵胎云：生渍取清汁归之于阳，以散邪热，蒸取浓汁归之于阴，以养血。此皆治风邪归并于心，而为癫痫惊狂之病，与中风、风痹自当另看。（《金匮方歌括·卷二·中风历节方》）

更有防己地黄汤，治风逆入心，风乘火势，火藉风威其病如狂状，妄行，独语不休，热迸于内而外反无热，浮为风之本脉，而风火交扇，其脉益浮。

此亦风逆入心之治法也。徐灵胎云：此方他药轻而生地独重，乃治血中之风也，此等法最宜细玩。

头风摩散

【诗歌】

头风偏痛治如何？附子和盐等分摩，

躯壳病生须外治，马膏桑引亦同科。

【组成】大附子一枚　盐等分。

【用法】上二味为散，沐了，以方寸匕摩头上，令药力行。

【主治】治头风。

【注释】

《灵枢》：马膏、白酒和桂，桑钩钩之，醇酒入椒、姜，绵絮熨之，三十遍而止。皆外法也。特于此推论之。（《金匮

方歌括·卷二·中风历节方》)

此方偏头风之治法也。附子辛热以劫之，盐之咸寒以清之，内服恐助其火，火动而风愈乘其势矣。兹用外摩之法，法捷而无他弊，且躯壳之病，《内经》多用外法，如马膏桑钩及烫法皆是，今人不讲之矣。

桂枝芍药知母汤

【诗歌】

脚肿身羸欲吐形，芍三姜五是前型，

知防术桂均须四，附子麻甘二两停。(《金匮方歌括》)

【组成】桂枝四两　芍药三两　甘草　麻黄　附子各二两　白术　知母　防风各四两　生姜五两。

【用法】上九味，以水七升，先煮麻黄减二升，去上沫，内诸药同煎取二升，温服七合，日三服。

【主治】诸肢节疼痛，身体尪羸，脚肿如脱，头眩短气，温温欲吐者。

【注释】

陈元犀按：用桂枝汤去枣加麻黄，以助其通阳；加白术、防风，以伸其脾气；加附子、知母，以调其阴阳；多用生姜，以平其呕逆。(《金匮方歌括·卷二·中风历节方》)

病有递历关节而痛者，名曰历节。大抵由于肝肾先虚，而心阳复郁而起，诊其两手寸关尺之寸口脉沉而弱，沉即主骨，弱即主筋，沉即为肾，弱即为肝；脉象如此，肝肾之虚可知也，然人身之汗，由于心液所化，今汗出入浴水中，虽有形之水，不能直入，而无形之寒气，从汗孔而内侵，如水伤心，盖心火也，水火也，外水内火，郁为湿热，则病成**历节**痛而**黄汗**亦时出，然此非中风不遂者比，故但曰历节。

此言历节之病，明其病因，大抵寒郁其热，究其病源，大抵虚致邪聚也。然汗出入水四字，言寒热互搏，不过于最易见者示其端，惟善读《易》者，可以悟其理也。

尤在泾云：此证若非肝肾先虚，则虽水气，未必便入筋骨，非水湿内侵，则肝肾虽虚，未必便成历节，仲景明其委而先溯其源，以为历节多从虚得之也。又云：后《水气篇》中云黄汗之病，以汗出入水中浴，水从汗孔入得之。合观二条，知历节黄汗，为同源异流之病，其瘀郁上焦者，则为黄汗，其并伤筋骨者，则为历节也。

上言脉沉而弱，沉即主骨，弱即主筋等，尚未出方，兹更申言其虚极之证，而补其方。**诸肢节疼痛**，历节之证既成也。**身体尪羸**其虚证一望便见，**而且脚肿如脱**，气绝于下，**头眩短气**，气虚于上，**温温欲吐**，气逆于中，此三焦气血两虚，**以桂枝芍药知母汤主之**。

此方肝肾俱虚，虚极而营卫三焦亦因之而俱病也。徐忠可云：桂枝行阳，知、芍养阴，方中药品颇多，独挈此三味以名方者，以此证阴阳俱痹也。又云：欲制其寒，则上之郁热已甚，欲治其热，则下之肝肾已痹，故桂芍知附，寒热辛苦并用而各当也。

乌头汤

【诗歌】

历节疼来不屈伸，或加脚气痛维均，

芍芪麻草皆三两，五粒乌头煮蜜匀。（《金匮方歌括》）

【组成】麻黄　芍药　黄芪　甘草炙各三两　乌头五枚。

【用法】上将乌头咬咀，以蜜二升，煎取一升，即出乌头；另四味，以水三升，煮取一升，去滓，内蜜煎中，更煎之，服七合，不知，尽服之。

【主治】治历节病，不可屈伸，疼痛者，此方主之。又主脚气疼痛，不可屈伸。

【注释】

尤在泾云：此治寒湿历节之正法也。寒湿之邪，非麻黄、乌头不能去；而病在筋节，又非皮毛之邪，可一汗而散者。故以黄芪之补，白芍之平，甘草之缓，牵制二物，俾得深入而去留邪，如卫瓘监钟、邓人蜀，使其成功而不及于乱，乃制方之要妙也。（《金匮方歌括·卷二·中风历节方》）

徐忠可云：病历节，括足肿发热言，承上文也。按足肿而膝胫不冷，似可加黄柏、知母。（《金匮要略浅注·卷二·中风历节病脉证并治第五》）

唐宗海补正：徐注以此节为承上文，非也。仲景一部书，每于正证，多不出方。盖当时医学尚明，正病正法，人人易知，惟变证变法，人多不知。故仲景之文，每详于变而略于证，亦是春秋正例，公羊多略之，而春秋变例特加详焉，同一意也。此乌头汤，即纯治寒湿历节之变证，历节多是风湿挟热，此则纯是寒，曰不可屈伸，则历节而兼拘急，证亦略异，乃历节之变证也，故以乌头汤主之。徐注以此方，合于上节则大刺谬，在已亦知其非，又迁就曰：似可加黄柏、知母，安知仲景书意哉？修园以为承上饮酒汗出节，然彼有脉涩短气汗出等证，与此又不同。（唐宗海《金匮要略浅注补正·卷二·中风历节病脉证并治第五》）

矾石汤

【诗歌】

脚气冲心矾石汤，煮须浆水浸之良，

湿收毒解兼除热，补却《灵枢》外法彰。（《金匮方歌括》）

【组成】矾石二两。

【用法】上一味，以浆水一斗五升，煎三五沸，浸脚良。

【主治】治脚气冲心。

【注释】

此脚气外治之方也。前云疼痛不可屈伸，以乌头汤主之。至于冲心重证，似难以外法倖功。然冲心是肾水挟脚气以凌心，而矾能却水，兼能护心，所以为妙，想必以乌头汤内服后，又以此汤外浸也。（《金匮要略浅注·卷二·中风历节病脉证并治第五》）

尤在泾云：脚气之病，湿伤于下而气冲于上。矾石味酸涩性燥，能却水，收湿，解毒，毒解湿收，上冲自止。（《金匮方歌括·卷二·中风历节方》）

唐宗海补正：此章论历节，而附及脚气者，借以辨历节之证，有似脚气而非脚气也。乃主中之宾，故治亦仅见一斑，非矾石一味，便足尽脚气之治，读者当会言外之意。盖脚气证，仲景又详于跌蹶转筋门，便知此是主中之宾也。必牵乌头汤解，谬矣。（唐宗海《金匮要略浅注补正·卷二·中风历节病脉证并治第五》）

《古今录验》续命汤

【诗歌】

姜归参桂草膏麻，三两均匀切莫差，

四十杏仁芎两半，《古今录验》主风邪。（《金匮方歌括》）

【组成】 麻黄　桂枝　人参　甘草　干姜　石膏　当归各三两　　川芎一两五钱　杏仁四十枚。

【用法】 上九味，以水一斗，煮取四升，温服一升，当小汗，薄覆脊，凭几坐，汗出则愈；不汗，更服；无所禁，勿当风。并治但伏不得卧，咳逆上气，面目浮肿。

【主治】 治中风痱，身体不能自收持，口不能言，冒昧不知痛处，或拘急不得转侧。

【注释】

陈元犀按：风，阳邪也。气通于肝。痱，闭也。风入闭塞其毛窍，阻滞荣卫不行也。盖风多挟寒，初中时由皮肤而入，以渐而深入于内，郁久则化热，热则伤阴，阴伤内无以养其脏腑，外不能充于形骸，此即身体不能自收持，口不能言，冒昧不知痛处所由来也。主以古今录验续命汤者，取其祛风走表，安内攘外，旋转上下也。方中麻黄、桂枝、干姜、杏仁、石膏、甘草，以发其肌表之风邪，兼理其内蕴之热；又以人参、当归、川芎补血调气，领麻黄、石膏等药，穿筋骨，通经络，调荣卫，出肌表之邪。是则此方从内达外，圆转周身，驱邪开痹，无有不到。称曰《古今录验》续命汤，其命名岂浅哉！（《金匮方歌括·卷二·中风历节方》）

考岐伯谓中风有四：一曰偏枯，半身不遂；二曰风痱，于身无所痛，四肢不收；三曰风懿，奄忽不知人；四曰风痹，诸痹类风状。风懿，即该中风卒倒内，《金匮》不重举。

徐忠可云：痱者，痹之别名也。因营卫素虚，风入而痹之。故外之营卫痹，而身体不能自收持，或拘急不得转侧；内之营卫痹，而口不能言，冒昧不知痛处，因从外感来，故以麻黄汤行其营卫，干姜、石膏调其寒热，而加芎、归、参、草，以养其虚。必得小汗者，使邪仍从表出也。若但伏不得卧，咳逆上气，面目浮肿，此风入而痹其胸膈之气，使肺气不得通行，独逆而上攻面目，故亦主之。（《金匮要略浅注·卷二·中风历节病脉证并治第五》）

《千金》三黄汤

【诗歌】

风乘火势乱心中，节痛肢拘络不通，
二分芪辛四分独，黄芩三分五麻攻。
加减歌曰：
二分黄加心热端，消除腹满枳枚单，
虚而气逆宜参补，牡蛎潜阳悸可安。
增入蒌根能止渴，各加三分效堪观，
病前先有寒邪在，附子一枚仔细看。（《金匮方歌括》）

【组成】麻黄五分　独活四分　细辛二分　黄芪二分　黄芩

三分。

【**用法**】上五味，以水六升，煮取二升，分温三服，一服小汗，二服大汗。心热加大黄二分，腹满加枳实一枚，气逆加人参三分，悸加牡蛎三分，渴加瓜蒌根三分，先有寒加附子一枚。

【**主治**】中风手足拘急，百节疼痛，烦热心乱，恶寒，经日不欲饮食。

【**注释**】

陈元犀按：此附子治风中太少，通护阴阳，驱邪之方也。足太阴属脾，主四肢，手足拘急，恶寒。经日不欲饮食者，脾不运也。手少阴属心，主神，心病则神昏，故心乱而发烦热也。足少阴属肾，主筋骨，病则百节疼痛也。方用麻黄、黄芪入太阴，宣阳发表，净脾中之邪，以黄芩清其心热以止烦，又用细辛、独活入肾，穿筋骨，以散肾邪，此主治之大意也。方下气逆加人参等六法，其意未会，不敢强解，留俟后之学者。（《金匮方歌括·卷二·中风历节方》）

徐忠可云：此风入营卫肢节之间，扰乱既久，因而邪袭肾府，手足拘急，阳不运也；百节疼痛，阴不通也；烦热心乱，热收于心也；恶寒经日，不欲饮食，肾家受邪，不能交心关胃也。故以麻黄通阳开痹，而合黄芪以走肌肉，合黄芩以清邪热，独活、细辛专攻肾邪为主，而心热腹满，气逆悸渴，及先有寒，各立加法，为邪入内者，治法之准绳也。（《金匮要略浅注·卷二·中风历节病脉证并治第五》）

《近效》术附汤

【诗歌】

一剂分服五钱匕，五片生姜一枣饵；

枚半附子镇风虚，二术一草君须记。（《金匮方歌括》）

【组成】 白术二两　附子一枚半炮去皮　甘草一两炙。

【用法】 上三味，剉，每五钱匕，生姜五片，大枣一枚，水盏半，煎七分，去滓，温服。

【主治】 风虚头重眩，苦极，不知食味，暖肌补中，益精气。

【注释】

喻嘉言云：此方全不用风药，但以附子暖其水脏，术、草暖其土脏。水土一暖，则浊阴之气尽趋于下，而头重苦眩及食不知味之证除矣。（《金匮方歌括·卷二·中风历节方》）

喻嘉言云：《经》谓"内夺而厥，则为风痱"。仲景见成方中，有治外感风邪，兼治内伤不足者，有合《经》意，取其三方，以示法程。一则曰《古今录验》续命汤，治营卫素虚而风入者，再则曰《千金》三黄汤，治虚热内炽而风入者，三则曰《近效》术附汤，治风已入脏，脾肾两虚，兼诸痹类风状者，学者当会仲景意，而于浅深寒热之间，以三隅反矣。（《金匮要略浅注·卷二·中风历节病脉证并治第五》）

黄芪桂枝五物汤

【诗歌】

血痹如风体不仁，桂枝三两芍芪均，

枣枚十二生姜六，须令阳通效自神。（《金匮方歌括》）

【组成】黄芪_{三两}　芍药_{三两}　桂枝_{三两}　生姜_{六两}　大枣_{十二枚}。

【用法】上五味，以水六升，煮取二升，温服七合，日三服。

【主治】治血痹，阴阳俱微，寸口关上微，尺中小紧，外证身体不仁，如风痹状。

【注释】

陈元犀按：《内经》云：邪入于阴则为痹。然血中之邪，以阳气伤而得入，亦必以阳气通而后出。上节云：宜针引阳气，此节而出此方，此以药代针引之意也。

又按：此即桂枝汤去甘草之缓，加黄芪之强有力者，于气分中调其血，更妙倍用生姜以宣发其气，气行则血不滞而痹除，此夫倡妇随之理也。（《金匮方歌括·卷二·血痹虚劳方》）

问曰：血痹之病，从何得之？师曰：夫尊荣_{之人。形乐而志苦，志苦故}骨弱，_{形乐故}肌肤盛，_{然骨弱则不能耐劳，肌肤盛则气不固，若}重因疲劳_则汗出，_{汗后愈疲而嗜}卧，_{卧中}不时动摇，加被微风，遂得_{而干之。}风与血相搏，是为血痹。_{但以}血痹_{人两手寸关尺六部}脉本自微涩，_{一见脉微，则知其阳之不足，一见脉涩，则知其阴之多阻，而其邪入之处}在于寸口，_{以左寸之心主营，右寸之肺主卫也。今诊其关上之寸口}小紧，_{紧为邪征，又合各部之微涩，可知阳伤，而邪因以阻其阴，必得气通，而血方可循其度。}宜针引阳气，令脉和紧去则愈。

此言血痹之症，由于质虚劳倦，列于虚劳之上，与他痹须当分别也。

血痹_{症脉之通体}阴阳俱微，_{前言微涩，今言微而不言涩，以涩即在微中也。}寸口_{脉在关上者亦}微，尺中小紧，_{前言紧在关上之寸口，今言紧在尺中，非前后矛盾也？邪自营卫而入，故紧只见于寸口，即入之后，邪搏于阴而不去，故紧又见于尺中也。}外证身体不仁，_{虽如风痹之状，}其实非风，以黄芪桂枝五物汤主之。_{《经》云：阴阳形气俱不足者，勿刺以针，而调以甘药。兹方和营之滞，助卫之行，甘药中亦寓针引阳气之义也。}

此节与上节合看，其义始备。其方即桂枝汤，妙在以芪易草，倍用生姜也。

桂枝加龙骨牡蛎汤

【诗歌】

男子失精女梦交，坎离救治在中爻，
桂枝汤内加龙牡，三两相匀要细敲。（《金匮方歌括》）

【组成】桂枝　芍药　生姜_{各三两}　甘草_{二两}　大枣_{十二枚}　龙骨　牡蛎_{各三两}。

【用法】上七味，以水七升，煮取三升，分温三服。

【主治】失精家，少腹弦急，阴头寒，目眩，发落。脉极虚、芤、迟，为清谷、亡血、失精。脉得诸芤动微紧，男子失精，女子梦交。

【注释】

徐氏云：桂枝汤，外证得之能解肌去邪气，内证得之能补虚调阴阳，加龙骨、牡蛎者，以失精梦交为神精间病，非此不足以敛其浮越矣。

陈元犀按：徐忠可以龙骨、牡蛎敛其浮越四字括之，未免以二味为涩药，犹有人之见存也。吾于龙之飞潜，见阳之变化莫测；于海之潮汐，见阴之运动不穷。龙骨乃龙之脱换所遗，牡蛎乃海之精英所结，分之为对待之阴阳，合之为各具之阴阳，亦为互根之阴阳，难以一言尽也。其治效无所不包，余亦恐举一而漏万，惟能读《本经》、《内经》、仲景书者，自知其妙。（《金匮方歌括·卷二·血痹虚劳方》）

以上各证，虽有阴阳之殊，而总不外乎一虚，于虚中求一真面目，当知有精气神三宝，于精气神中求一真救治，则惟有桂枝龙骨牡蛎汤一方，谓为失精家之主方。而以上阴阳互见之证，亦在其中，亦且精气神之为病，千变万化，无不总括其中。夫肾主闭藏，肝主疏泄，失精家，过于疏泄，故少腹弦急，前阴为宗筋之所聚，气随精而过泄，故阴头无气而自寒，肝开窍于目，黑水神光属肾，肝肾虚故目眩，肾之华在发，肝藏血，发者血之余，肝肾虚故发落，以上诸症，征之于脉，脉极虚芤迟，迟为清谷，芤为亡血，虚为失精。然失精家脉复不一，苟脉得诸芤动微紧，男子为阴虚不得阳之固摄而失精，女子为阴虚不得阳之刚正而梦交，桂枝龙骨牡蛎汤主之。是汤也伊圣阐阴阳造化之微，与小建中等方相表里，用得其法，则头头是道矣。

陈元犀按：龙者，天地之神也。龙骨者，龙之所脱也。海者，水之所归也。牡蛎者海气之所结也。古圣人用此二味，绝大议论，今人以固涩止脱四字尽之，何其浅也！

唐宗海注：此论阳虚不能收摄精血，故脉见虚芤，阳浮于外而不敛也；微紧者，虚寒也。故主用桂枝龙牡汤。修园注此是治阴虚，误人不浅。（唐宗海《金匮要略浅注补正·卷三·血痹虚劳病脉证并治第六》）

天雄散

【诗歌】

阴精不固本之阳，龙骨天雄三两匡，

六两桂枝八两术，酒调钱匕日三尝。（《金匮方歌括》）

【组成】天雄三两炮 白术八两 桂枝六两 龙骨三两。

【用法】上四味，杵为散，酒服半钱匕，日三服，不知，稍增之。尤在泾云：此疑后人所附，为补阳摄阴之用也。

【主治】虚劳失精证。

【注释】

陈元犀按：此方虽系后人采取，然却认出春之脚，阳之家，而施以大温大补大镇纳之剂，可谓有胆有识。方中白术入脾以纳谷，以精生于谷也；桂枝入膀胱以化气，以精生于气也；龙骨具龙之性，龙能致水，以海为家，盖以精归于肾，犹水归于海而龙得其安宅也。深得《难经》所谓损其肾者，益其精之旨。然天雄不可得，可以附子代之，断不可泥于小家天雄主上、附子主下之分。（《金匮方歌括·卷二·血痹虚劳方》）

又按：《金匮》于桂枝龙骨牡蛎汤后，突出天雄散一方，与前后文不相连贯，论中并无一言及之，以致各注家疑为后人所附，而不知此方绝大议论，方中白术为补脾圣药，最得土旺生金，水源不竭，纳谷者昌，精生于谷之义，且又得桂枝化太阳之水腑；天雄温少阴之水脏。水哉，水哉！其体平静，而川流不息者，气之动，火之用也。更佐以龙骨者，盖以龙属阳，而宅于水，同气相求，可以敛纳散漫之火而归根，以成阴阳平秘之道。《金匮》于虚劳证，穷到阴阳之总根，而归之于肾，曰腰痛，曰小腹拘急，曰小便不利，略拈数证，以为一隅之举，恐八味肾气丸之力量不及，又立此方，诚为炼石补天手段。其证治方旨，俱未发明者，即《内经》禁方之意，重其道而不轻泄也欤！（《金匮要略浅注·卷三·血痹虚劳病脉证并治第六》）

唐宗海注：上二方皆阳虚失精之治，今多阴虚，失精者不可误用此方也。凡用方当考实，切勿注赞其妙而亡其实也。此方与桂枝加龙骨牡蛎治证同桂枝汤，天雄更能温肾，言外见此与前方相继成功也。若移于肾气丸之后则误矣。

脉大者，阴虚而阳浮也。阴血不能养经脉，则痹侠背行，老人之喜捶背者是也。马刀侠瘿是肝血不养筋之病，肠鸣亦有热证，脾阴不化，肠枯涩而气不畅，此证亦多。修园错认肠鸣为寒，故注不的确，不知此与下沉、小迟，乃一阴一阳之对子，此节脉大，下节脉小，此是阴虚，下是阳虚，互勘自明，幸勿混误。

按：仲景论证阴阳俱有，修园偏于从阳，故多差误，论脉尤葛藤。（唐宗海《金匮要略浅注补正·卷三·血痹虚劳病脉证并治第六》）

小建中汤

【诗歌】

二三日内烦而悸，尺迟营虚又须记，

桂枝倍芍加饴糖，汤名建中温补治。(《伤寒真方歌括》)

建中即是桂枝汤，倍芍加饴绝妙方，

饴取一升六两芍，悸烦腹痛有奇长。(《长沙方歌括》)

【组成】桂枝三两　甘草二两　大枣十二枚　芍药六两　生姜三两　胶饴一升。

【用法】上六味，以水七升，煮取三升，去滓。纳胶饴，更上微火消解。温服一升。日三服。呕家不可用建中，以甜故也。

【主治】

虚劳里急，悸，衄，腹中痛，梦失精，四肢酸疼，手足烦热，咽干口燥者。

桂枝汤症见腹中痛，或见心悸而不呕。

【注释】

陈蔚考：《金匮》黄芪建中汤有加减法，小建中汤无加减法，今查《内台方议》，亦有加减。未知为年久脱简，抑或许氏新附与否，姑录之，以备参考。《方议》载：建中汤治虚痛者，加黄芪；治心痛者，加元胡索；治血虚者，加当归、川芎；治盗汗多者，加小麦、茯神；治虚中生热，加柴胡、地骨皮。(《长沙方歌括·卷三·太阳方》)

太阳伤寒，值厥阴主气之期，浮分之阳脉涩，是少阳之枢不能外转也；沉分之阴脉弦，是厥阴木邪下于太阴，则太阴之营气受伤。法当腹中急痛者，先与小建中汤，建立中焦之营气，令腹痛渐愈；若不差者，与小柴胡汤主之。以转其枢，枢转则邪气外达而痛愈矣。(《伤寒论浅注·卷二·辨太阳病脉证篇》)

阳虚之证，前论颇详，兹再约其大要，而出其方治。虚劳病如元阳之气不能内充精血，则营枯而虚，为里急，为悸，为衄，为腹中痛，为梦失精，如元阳之气不能外充四肢口咽，则气虚而燥，为四肢酸疼，为手足烦热，为咽干口燥，《内经》云：劳者温之，又云：调以甘味，小建中汤主之。

此为阳虚者，出其方也。然小建中汤调其阴阳，和其营卫，建其中气，其用甚广，附录尤注于后。

尤在泾云：此和阴阳、调营卫之法也。夫人生之道，曰阴曰阳，阴阳和平，百疾不生，若阳病不能与阴和，则阴以其寒独行，为里急，为腹中痛，而实非阴之盛也。阴病不能与阳和，则阳以其热独行，为手足烦热，为咽干口燥，而实非阳之炽也。昧者以寒攻热，以热攻寒，寒热内贼，其病益甚，惟以辛甘苦甘，和合成剂，调之使和，则阳就于阴，而寒以温；阴就于阳，而热以和，医之所以贵识其大要也。岂徒云寒可治热，热可治寒而已哉？或问和阴阳，调营卫是矣，而必以建中者，何也？曰：中者，脾胃也。营卫生成于水谷，而水谷转输于脾胃，故中气立，则营卫流行，而不失其和。又中者，四运之轴，而阴阳之机也。故中气立，则阴阳相循，如环无端，而不极于偏。是方甘与辛合而生阳，酸得甘助而生阴，阴阳相生，中气自立，是故求阴阳之和，必于中气，求中气之立者，必以建中也。

张心在云：肺损之病，多由五志生火，销铄金脏，咳嗽发热，渐至气喘，侧眠，消瘦羸瘠，虚证交集，咽痛失音而不起矣。壮水之主，以制阳光。王冰成法，于理则通，而多不效，其故何欤？窃尝观于炉中之火而得之，炊饭者始用武火，将熟则掩之以灰。饭徐透而不焦黑，则知以灰养火，得火之用而无火之害，断断如也。五志之火内燃，温脾之土以养之，而焰自息，方用小建中汤。虚甚加黄芪，火得所养而不燃，金自清肃；又况饴糖为君，治嗽妙品，且能补土以生金，肺损虽难着手，不患其不可治也。然不独治肺损，凡五劳七伤，皆可以通治。(《金匮方歌括·卷二·血痹虚劳方》)

陈元犀按：血从清道出为鼻衄，从浊道出为吐血，下溢为便血，统属于冲任肾之脉为病，以冲任督之脉，皆属于肝也。失精，肾虚也；咽干口燥，肺虚也。五脏皆属于阴，故谓阴虚之病。然《内经》云："脾为阴中之至阴。"又云："阴病治阳。"故先以温药建其脾土，而五脏皆循环而受益。谓为阳虚盖以阴之失阳而虚也。

陈元犀按：此注又从前注深一层立论，阴虚阳虚分解，犹是为中人以下说法。(《金匮要略浅注·卷三·血痹虚劳病脉证并治第六》)

黄芪建中汤

【诗歌】

小建汤加两半芪，诸虚里急治无遗，

急当甘缓虚当补，愈信长沙百世师。(《金匮方歌括》)

加减

气短胸满生姜好，三两相加六两讨，

如逢腹满胀难消，加茯两半除去枣，

及疗肺虚损不足，补气还须开窍早，

三两半夏法宜加，蠲除痰饮为至宝。

【组成】小建中汤加黄芪一两五钱。

【用法】气短胸满者，加生姜；腹中满者，去枣加茯苓一两半；及疗肺虚损不足，补气，加半夏三两。

【**主治**】虚劳里急，诸不足者。

【**注释**】

陈元犀按：虚劳里急者，里虚脉急也；诸不足者，五脏阴精阳气俱不足也。经云：阴阳俱不足，补阴则阳脱，泻阳则阴竭，如是者，当调以甘药。又云：针药所莫及，调以甘药，故用小建中汤。君以饴糖、甘草，本稼穑作甘之味，以建立中气，即《内经》所谓"精不足者，补之以味"是也；又有桂枝、姜、枣之辛甘，以宣上焦阳气，即《内经》所谓"辛甘发散为阳"是也。夫血气生于中焦，中土虚则木邪肆，故用芍药之苦泄，于土中泻木，使土木无忤，而精气以渐而复，虚劳诸不足者，可以应手而得耳。加黄芪者，以其补虚塞空，贯膜通络，尤有专长也。（《金匮方歌括•卷二•血痹虚劳方》）

虚劳里虚脉急，以及眩、悸、喘、渴、失精、亡血、腹痛诸证之不足，相因而至，以黄芪建中汤主之。

尤在泾云：里急者，里虚脉急，腹中当引痛也。诸不足者。阴阳诸脉并俱不足，而眩悸喘渴失精亡血等证，相因而至也。急者，缓之必以甘。不足者，补之必以温，而充虚塞空，则黄芪尤有专长也。

按：气短何以不加人参？胸满何以不加橘皮？而俱加生姜乎？腹满加茯苓，以茯苓不苗不苗得气化而生，以气化者气化，犹为思议可及；而去枣者，恐枣之甘能壅满，然何以饴糖，甘草之大甘而不去乎？又何以疗及肺虚损不足乎？补气加半夏，更为匪夷所思，今之医师，请各陈其所见。（《金匮要略浅注•卷三•血痹虚劳病脉证并治第六》）

薯蓣丸

【诗歌】

三十薯蓣二十草，三姜二豉百枚枣，

桔茯柴胡五分匀，人参阿胶七分讨，

更有六分不参差，芎芍杏防麦术好，

豆卷地归曲桂枝，均宜十分和药捣，

蜜丸弹大酒服之，尽一百丸功可造，

风气百疾并诸虚，调剂阴阳为至宝。（《金匮方歌括》）

【组成】 薯蓣三十分 人参七分 白术六分 茯苓五分 甘草二十分 当归十分 芍药六分 芎䓖六分 干地黄十分 麦冬六分 阿胶七分 干姜三分 大枣百枚为膏 桔梗五分 杏仁六分 桂枝十分 防风六分 神曲十分 柴胡五分 白蔹二分 豆黄卷十分。

【用法】 上二十一味末之，炼蜜和丸如弹子大，空腹酒服一丸，一百丸为剂。

【主治】 虚劳诸不足，风气百疾。

【注释】

魏念庭曰：人之元气在肺，人之元阳在肾，既剥削则难于遽复矣，全赖后天之谷气资益其生。是营卫非脾胃不能宣通，而气血非饮食无由平复也。仲景故为虚劳诸不足而兼风气百疾立此薯蓣丸之法。方中以薯蓣为主，专理脾胃，上损下损，至此可以撑持；以人参、白术、茯苓、干姜、豆黄卷、大枣、神曲、甘草助之，除湿益气，而中土之令得行矣；以当归、芎䓖、芍药、地黄、麦冬、阿胶养血滋阴；以柴胡、桂枝、防风去邪散热；以杏仁、桔梗、白薇下气开郁。惟恐虚而有热之人，滋补之药上拒不受，故为散其邪热，开其逆郁，而气血平顺，补益得纳，为至当不易之道也。(《金匮方歌括·卷二·血痹虚劳方》)

此方虚劳，内外皆见不足，不止上节所谓里急诸不足也。不足者，补之。前有建中、黄芪建中等法，又合之桂枝加龙牡等法，似无剩义，然诸方补虚则有余，去风则不足。凡人初患伤风，往往不以为意，久则邪气渐微，亦或自愈，第恐既愈之后，余邪未净，与正气混为一家，或偶有发热，偶有盗汗，偶有咳嗽等证，妇人经产之后，尤易招风，凡此皆为虚劳之根蒂，治者不可着意补虚，又不可着意去风，若补散兼用，亦驳杂而滋弊，惟此凡探其气味化合所以然之妙，故取效如神。(《金匮要略浅注·卷三·血痹虚劳病脉证并治第六》)

酸枣仁汤

【诗歌】

酸枣二升先煮汤，茯知二两佐之良，

芎甘各一相调剂，服后恬然足睡乡。(《金匮方歌括》)

【组成】酸枣仁二升　甘草一两　知母二两　茯苓二两　芎䓖一两。

【用法】上五味，以水八升，煮酸枣仁得六升，内诸药煮取三升，分温三服。

【主治】虚劳，虚烦不得眠。

【注释】

尤在泾云：入寤则魂寓于目，寐则魂藏于肝，虚劳之人，肝气不荣，故以枣仁补敛之。然不眠由于虚烦，必有燥火痰气之扰，故以知母、甘草清热滋燥，茯苓、川芎行气除痰。皆所以求肝之治而宅其魂也。（《金匮方歌括·卷二·血痹虚劳方》）

又有一种心火炽盛，实由肝郁而成。木能生火，火盛则肝魂不安，此虚劳兼见之症，亦虚劳常有之症，故特为之分别曰虚劳，虚烦不得眠，以酸枣仁汤主之。

此以挟火不得眠者，另作一节。上承风气，下起瘀血，如制义之小过渡法，行文之变换如此。（《金匮要略浅注·卷三·血痹虚劳病脉证并治第六》）

大黄䗪虫丸

【诗歌】

干血致劳穷源委，缓中补虚治大旨，
蟅蛭百个䗪半升，桃杏虻虫一升止，
一两干漆十地黄，更用大黄十分已，
三甘四芍二黄芩，五劳要证须用此。
此方世医勿惊疑，起死回生大可恃。（《金匮方歌括》）

【组成】 大黄十分蒸　黄芩二两　甘草三两　桃仁一升　杏仁一升　芍药四两　干漆一两　虻虫一升　干地黄十两　水蛭百枚　蛴螬百枚　䗪虫半升。

【用法】 上十二味末之，炼蜜和丸小豆大，酒服五丸，日三服。

【主治】五劳虚极羸瘦，腹满不能饮食，食伤、忧伤、饮伤、房室伤、饥伤、劳伤、经络营卫气伤，内有干血，肌肤甲错，两目暗黑。

【注释】

尤在泾曰：风气不去，则足以贼正气而生长不荣，故薯蓣丸为要方。干血不去，则足以留新血而渗灌不周，此丸为上剂。

王晋三云：若五劳虚极，痹而内成干血者，悉皆由伤而血瘀，由血瘀而为干血也。假如阴之五宫，伤在五味，饮食自倍，则食伤于脾。西方生燥，在脏为肺，在志为忧，忧患不止，则营涩卫除，故忧伤于肺。以酒为浆，以妄为常，女子脱血，醉入房中，则饮伤于肝。嗜欲无穷，精气弛坏，则房劳伤于肾。谷气不盈，上焦不行，下脘不通，胃热阴亏，则饥伤于胃。尊荣人有所劳倦，喘息汗出，其伤在荣，若负重努力人，亦伤于荣，荣气属心，故劳伤于心。诸伤而胃亦居其一者，以五脏皆禀气于胃，为四时之病变，死生之要会。胃热液涸，则五脏绝阴气之源，而络痹血干愈速，故饥伤亦列于脏伤之间。其第七句是总结诸伤皆伤其经络营卫之气也。细绎本文云：腹满不能食，肌肤甲错，面目暗黑。明是不能内谷以通流营卫，则营卫凝泣，瘀积之血牢不可破，即有新生之血，亦不得畅茂条达，惟有日渐羸瘦而成内伤干血劳，其有不死者几希矣。仲景乃出佛心仙手，治以大黄䗪虫丸。君以大黄，从胃络中宣瘀润燥，佐以黄芩清肺卫，杏仁润心营，桃仁补肝虚，生地滋肾燥，干漆性急飞窜，破脾胃关节之瘀血，虻虫性升，入阳分破血，水蛭性下，入阴分逐瘀，蛴螬去两肋下之坚血，䗪虫破坚通络行阳，却有神功，故方名标而出之，芍药、甘草扶脾胃，解药毒。缓中补虚者，缓，舒也，绰也，指方中宽舒润血之品而言也。故喻嘉言曰：可用琼玉膏补之，勿以芪、术补中，失却宽舒胃气之义。(《金匮方歌括·卷二·血痹虚劳方》)

气血肉骨筋劳伤，名为五劳，五劳虚极，一身羸瘦，腹满，不能饮食，伤在脾胃故也。原其受伤之因，或食伤、忧伤、饮伤、房室伤、饥伤、劳伤，以致经络营卫气伤，劳热煎熬，内有干血，肌肤不润，如鳞甲之交错，目得血而能视，血干则两目暗黑，凡里急由于干血者，以法缓其中，虚羸由于干血者，以法补其虚，其法维何？大黄䗪虫丸主之。

尤在泾云：虚劳证，有挟外邪者，如上所谓风气百疾是也。有挟瘀郁者，则此所谓五劳诸伤，内有干血者是也。夫风气不去，则足以贼正气，而生长不荣，干血不去，则足以留新血，而渗灌不周，故去之不可不早也。此方润以濡其干，虫以动其瘀，通以去其闭，而仍以地黄芍药甘草和其虚，攻血而不专主于血，一如山药丸之去风，而不着意于风也。

喻氏曰：此世俗所称干血劳之良治也。血瘀于内，手足脉相失者宜之，兼入琼玉膏补润之剂尤妙。(《金匮要略浅注·卷三·血痹虚劳病脉证并治第六》)

甘草干姜汤

【诗歌】

二两干姜四炙甘，姜须炮透旨须探，

肺中津涸方成痿，气到津随得指南。（《金匮方歌括》）

心烦脚急理须明，攻表误行厥便成，

二两炮姜甘草四，热因寒用奏功宏。（《长沙方歌括》）

吐逆烦躁又咽干，甘草干姜服即安，

厥愈足温宁仍旧，更行芍草一方餐。（《伤寒真方歌括》）

【组成】甘草四两炙　干姜二两炮。

【用法】上㕮咀，以水三升，煮取一升五合，去滓。分温再服。

【主治】肺痿吐涎沫而不咳者，其人不渴，必遗尿，小便数。

【注释】

陈蔚按：肺痿皆为热证，然热有虚实之不同。实热宜用寒剂，而此则亡津液而致虚，以虚而生热。若投以苦寒之剂，非苦从火化而增热，则寒为热拒而不纳矣。此方妙在以甘草之大甘为主，佐以炮透之干姜，变其辛温之性而为苦温之用，于甘温除大热成法中，又参以活法。（《金匮方歌括·卷三·肺痿肺痈咳嗽上气方》）

肺不用而痿其饮食游溢之精气，不能散布诸经，而但上溢于口，则时吐涎沫，且邪气之来顺而不咳者，痿则冥顽不灵也。其人以涎沫多，而不觉其渴，未溺时，必自遗尿，溺时小便短而频数。所以然者，以上焦气虚不能制约下焦之阴水故也。此为肺中冷，盖肺痿皆由于热，何以忽言其冷？然冷与寒迥别，谓得气则热，不得气则冷，即时俗冷淡冷落之说也。肺为气主。气虚不能自持于上，则头必眩，气虚不能统摄于中，则口多涎唾，宜甘草干姜汤以温之。经云：肺喜温而恶寒。又云：肺喜润而恶燥。可知温则润。寒则燥之理也。且此方辛甘合而化阳，大补肺气，气之所至，津亦至焉。若草木之得雨露，而痿者挺矣。若服此汤，而反渴者，属消渴。又当按法而治之，不在此例也。

此申言肺痿证多由肺冷，而出其正治之方也。诸家于冷字错认为寒，故注解皆误。（《金匮要略浅注·卷三·肺痿肺痈咳嗽上气病脉证治第七》）

陈蔚按：误服桂枝汤而厥，其为热厥无疑。何以又用甘草、干姜乎？而不知此方以甘草为主，取大甘以化姜、桂之辛热，干姜为佐，妙在炮黑，变辛为苦，合甘草又能守中，以复阳也。论中干姜俱生用，而惟此一方用炮，须当切记。或问亡阳由于辛热，今干姜虽经炮带些苦味，毕竟热性尚存，其义何居？答曰：此所谓感以同气，则易入也。子能知以大辛回阳主姜、附而佐以胆、尿之妙，便知以大甘复阳主甘草而佐以干姜之神也。推之，僵蚕因风而死，取之以治中风；驴为火畜，大动风火，以伏流之阿水造胶，遂能降火而息风，皆古圣人探造化之微也。仲景又以此汤治肺痿，更为神妙。后贤取治吐血，盖学古而大有所得也。（《长沙方歌括·卷二·太阳方》）

治肺痿吐涎沫而不咳者，其人不渴，必遗尿，小便数。所以然者，以上虚不能制下故也。此为肺中冷，必眩，多涎唾，以此方温之。若服汤已渴者，属消渴。

伤寒脉浮，自汗出，小便数，心烦，微恶寒，脚挛急，此与桂枝证相似，但脚挛急不似。考少阴之脉，斜走足心，上股内后廉。凡辨证，当于所同处得其所独。今据此挛急之一证，便知太阳之标热合少阴之本热，为阴阳热化之病，热盛灼筋，故脚挛急。并可悟脉浮、自汗、小便数皆系热证，即有微恶寒一证，亦可知表之恶寒渐微，则里之郁热渐盛。其与桂枝证，貌虽相似而实悬殊。医者反与桂枝汤以攻其表，此误也。病人阳盛于内，得此辛热之药，《周易》谓亢龙有悔，阳亦外脱而亡，便见<u>厥</u>证，水涸而<u>咽中干</u>，水火离而<u>烦躁</u>，火逆而<u>吐逆</u>者，此时投以苦寒之剂不受，唯以干姜炮黑，变辛为苦，同气以招之，倍用甘草以缓之，二味合用，作甘草干姜汤与之，以从治之法复其阳。若厥愈足温者，更作芍药甘草汤与之，滋阴以退热，热退其脚即伸。（《伤寒论浅注·卷一·辨太阳病脉证篇》）

射干麻黄汤

【诗歌】

喉中咳逆水鸡声，三两干辛款菀行，

夏味半升枣七粒，姜麻四两破坚城。（《金匮方歌括》）

【组成】 射干三两　麻黄　生姜各四两　细辛　紫菀　款冬花各三两　大枣七枚　半夏半升　五味子半升。

【用法】 上九味，以水一斗二升，先煮麻黄两沸，去上沫，内诸药，煮取三升。分温三服。

【主治】 治咳而上气，喉中水鸡声者。

【注释】

尤在泾云：咳而上气，肺有邪则气不降而反逆也。肺中寒饮，上入喉间，为呼吸之气所激，则作声如水鸡。射干、紫菀、款冬利肺气，麻黄、细辛、生姜发邪气，半夏降逆气，而以大枣安中，五味敛肺，恐劫散之药并伤及其正气也。（《金匮方歌括·卷三·肺痿肺痈咳嗽上气方》）

上气有咳与不咳之分。不咳者只是风邪上逆，咳者内有水气，外有风邪也。若咳而上气，水与气相触。声在喉中连连不绝，作水鸡声，以射干麻黄汤主之。

此言咳而上气，而出一散邪下水方也。

徐忠可云：凡咳上气者，皆有邪也。其喉中水鸡声，乃痰为火所吸不得下，然火乃风所生，水从风战而作声耳。夫水为润下之物，何以逆上作声？余见近来拔火罐者，以火入瓶，罨入患处，立将内寒吸起甚力，始悟火性上行，火聚于上，气吸于下，势不容己，上气水声，亦是此理。此非泻肺邪，何以愈之？故治此以射干为上，白前次之，能开结下水也。（《金匮要略浅注·卷三·肺痿肺痈咳嗽上气病脉证治第七》）

皂荚丸

【诗歌】

浊痰上气坐难眠，痈势将成壅又坚，

皂荚蜜丸调枣下，绸缪须在雨之前。（《金匮方歌括》）

【组成】皂荚八两刮去皮，酥炙　　大枣。

【用法】上一味末之，蜜丸梧子大，以枣膏和汤服三丸，日三夜一服。

【主治】咳逆上气，时时吐浊，但坐不得眠者。

【注释】

陈蔚按：痰有固而不拔之势，故用皂荚开其壅闭，涤其污垢，又以枣膏安其胃气，祛邪中不离养正之法。（《金匮方歌括·卷三·肺痿肺痈咳嗽上气方》）

咳逆上气，时时吐痰而胶浊，但坐不得眠，视水鸡声而更甚，急宜开其壅闭，涤其污垢，以皂荚丸主之。

此承上节而言咳而吐浊，坐而不眠之剧证，而出一权宜暂用之方也。(《金匮要略浅注·卷三·肺痿肺痈咳嗽上气病脉证治第七》)

厚朴麻黄汤

【诗歌】

杏仁夏味半升量，升麦四麻五朴良，

二两姜辛膏蛋大，脉浮咳喘此方当。(《金匮方歌括》)

【组成】 厚朴_{五两} 麻黄_{四两} 石膏_{如鸡子大} 杏仁_{半斤} 半夏_{半升} 干姜 细辛_{各二两} 小麦_{一升} 五味子_{半升}。

【用法】 上九味，以水一斗二升，先煮小麦熟，去滓，内诸药，煮取三升，温服一升，日三服。

【主治】 咳喘，脉浮。

【注释】

陈元犀按：咳而脉浮者，内有饮而表有邪也，表邪激动内饮，饮气上凌，则心肺之阳为之蒙蔽，故用厚朴麻黄汤宣上焦之阳，降逆上之饮。方中厚朴宽胸开蔽，杏仁通泄肺气，助麻黄解表出邪，干姜、五味、半夏、细辛化痰涤饮，小麦保护心君，然表邪得辛温而可散，内饮非质重而难平，故用石膏之质重者，降天气而行治节，使水饮得就下之性，而无上逆之患也，尤妙先煮小麦，补心养液，领诸药上行下出，为攘外安内之良图。可知仲师之方无微不到，学者当细心体认，方得其旨焉。(《金匮方歌括·卷三·肺痿肺痈咳嗽上气方》)

上气不咳，上既言之矣。咳而上气，亦言之而颇详矣。更有但咳而不上气，病虽未甚，而在表在里，不可以不辨。若咳而脉浮者，为风寒病之在外也。风寒宜表散，以厚朴麻黄汤主之。

此言咳而不上气者，不详见证，但以脉之浮沉，而异其治也。(《金匮要略浅注·卷三·肺痿肺痈咳嗽上气方》)

泽漆汤

【诗歌】

五两紫参姜白前，三升泽漆法分煎，

桂芩参草同三两，半夏半升涤饮专。(《金匮方歌括》)

【组成】半夏半升　泽漆三升以东流水五斗，煮取一斗五升　紫参一本作紫菀　生姜　白前各五两　甘草　黄芩　人参　桂枝各三两。

【用法】上九味，㕮咀，内泽漆汤中煮取五升，温服五合，至夜尽。

【主治】咳嗽，脉沉。

【注释】

陈元犀按：咳而脉浮者，表有邪也，表邪不解，则干动内饮而为咳，用厚朴麻黄汤宽胸解表，一鼓而下，则外邪、内饮一并廓清矣。至于咳而脉沉者，里不和也。里气不和，由于天气不降，治节不行，而水道不通，致内饮上逆为咳矣。用泽漆汤者，君泽漆，壮肾阴，镇水逆；佐以紫菀、白前，开肺气，散结气，以达阳气；又以半夏、黄芩，分阴阳，安胃气，以降逆气，并和里气；生姜、桂枝，调营卫，运阳气，并行饮气；人参、甘草，奠中土，交阴阳以和之。犹治水者，先修堤岸，以杜其泛滥之患也。先煮泽漆者，取其气味浓厚，领诸药入肾，充肾气，使其吸引有权，则能通府以神其妙用焉。

受业林礼丰按：本方主太阳之里，太阳底面便是少阴，咳而脉沉者，病在太阳之里、少阴之表也。盖太阳主皮毛，邪伤皮毛，必干于肺，肺伤则不能生水，而少阴之枢逆于下，故立此方。君以泽漆者，以其气味苦寒，壮肾阴，利水而止咳也，复用白前宣肺气，黄芩泄肺热，人参补肺虚，甘草安脾气，紫菀开结气，桂枝化膀胱，半夏降逆，生姜涤饮，则肺邪可驱，肺虚可补，肾阴可壮，州都可达矣。煎法先煮泽漆汤，成而后入诸药者，取其领诸药以神其妙用也。（《金匮方歌括·卷三·肺痿肺痈咳嗽上气方》）

徐忠可曰：咳而脉浮，则表邪居多，但此非在经之表，乃邪在肺家气分之表也。故于小青龙去桂、芍、草三味，而加厚朴以下气；石膏以消热；小麦以辑心火而安胃。若咳而脉沉，则里邪居多，但此非在腹之里，乃邪在肺家营分之里也。故君泽漆降肺气，补肾气，以充腑气，且邪在营，泽漆兼能调营也。紫菀能保肺，白前能开结，桂枝能行阳散邪，故以为佐。若余药，即小柴胡去柴胡，大枣和解其膈气而已。按：泽漆壮肾阳充府气，非用之破血行水也。（《金匮要略浅注·卷三·肺痿肺痈咳嗽上气方》）

唐宗海补正：此节不详见证，非略之也。因此章以肺痈肺痿为主，本节一咳字，盖谓此与肺痈肺痿之咳无异，独其脉与痈痿之脉不同。而见浮脉者，则为外寒；见沉脉者则为内饮，主用麻黄泽漆汤，均不得误作痈痿治法也。合痈痿之咳与痈痿之脉观之，实为精详，读仲景书者，何可死于句下。
（唐宗海《金匮要略浅注补正·卷三·肺痿肺痈咳嗽上气病脉
证第七》）

麦门冬汤

【诗歌】

火逆原来气上冲，一升半夏七升冬，

参甘二两粳三合，枣十二枚是正宗。（《金匮方歌括》）

【组成】麦门冬七升　半夏一升　人参　甘草各二两　粳米三
合　大枣十二枚。

【用法】上六味，以水一斗二升，煮取六升，温服一升，
日三夜一服。

【主治】治火逆上气，咽喉不利，止逆下气者，此汤
主之。

【注释】

喻嘉言云：于大建中气、大生津液队中，增入半夏之
辛温一味，其利咽下气，非半夏之功，善用半夏之功，擅古
今未有之奇矣！（《金匮方歌括·卷三·肺痿肺痈咳嗽上气
方·麦门冬汤》）

上气不咳，上言正为邪夺者不治，邪盛而正不虚者，宜发汗矣；然此特为外邪而
言也。更有虚火烁金，与风邪挟饮而上逆者，绝不相类，当另分其名曰火逆。火逆上
气，无咳逆吐痰、水鸡声等证，但觉咽喉若有物相碍，而不爽利，法宜止逆下
气，以麦门冬汤主之。

此言火逆证而出其方也。此证绝无外邪，亦无咳嗽，故

用人参，否则人参必不可姑试也。（《金匮要略浅注·卷三·肺痿肺痈咳嗽上气方》）

唐宗海补正：此又以火逆上气者较论，谓不但上数节有水饮上气之证，与痈痿之上气者相似，并有火逆上气者亦相似也。然不咳吐涎沫是又不同，宜麦冬汤，勿错以痈痿法治之也。若下节肺痈之喘，与此又不同矣。文法前后较论，读者须知。（唐宗海《金匮要略浅注补正·卷三·肺痿肺痈咳嗽上气病脉证第七》）

葶苈大枣泻肺汤

【诗歌】

喘而不卧肺痈成，口燥胸疼数实呈，

葶苈一丸十二枣，雄军直入夺初萌。（《金匮方歌括》）

【组成】葶苈熬令黄色，捣丸如鸡子大　　大枣十二枚。

【组成】葶苈<small>熬令黄色，捣丸如鸡子大</small>　　大枣十二枚。

【用法】上先以水三升煮枣，取二升，去枣，内葶苈，煮取一升，顿服。

【主治】

（1）肺痈，喘不得卧。

（2）肺痈胸满胀，一身面目浮肿，鼻塞清涕出，不闻香臭酸辛，咳逆上气，喘鸣迫塞。

【注释】

尤在泾云：葶苈苦寒，入肺泄气闭，加大枣甘温以和药力，与皂荚丸之饮以枣膏同法。

肺痈，<small>在将成未成之初，邪气尽壅于肺，</small>喘不得卧，以葶苈大枣泻肺汤主之。

此言肺痈始萌，病势渐进，当以此方，乘其未集而击之也。（《金匮方歌括·卷三·肺痿肺痈咳嗽上气方》）

尤在泾云：此条见证，具如前第二条所云，乃肺痈之证也。此病为风热所壅，故以桔梗开之，热聚则成毒，故以甘草解之。而甘倍于苦，其力似乎太缓。意者痈脓已成，正伤毒溃之时，有非峻剂所可排击者，故药不嫌轻耳。

葶苈大枣泻肺汤，治肺痈，胸满胀，一身面目浮肿，鼻塞清涕出，不闻香臭酸辛，咳逆上气，喘鸣迫塞。方见上。三日一剂，可至三小剂，先服小青龙汤一剂，乃进。

桔梗汤

【诗歌】

脓如米粥肺须清，毒溃难支药要轻，

甘草二兮桔一两，土金合化得生生。（《金匮方歌括》）

缓以甘草开桔梗，少阴客热不须猛，

咽痛分合先后宜，淡而不厌须静领。（《伤寒真方歌括》）。

甘草汤投痛未瘥，桔加一两莫轻过，

奇而不效须知偶，好把经文仔细哦。（《长沙方歌括》）

【组成】桔梗一两　甘草二两。

【用法】上以水三升，煮取一升，分温再服，则吐脓血也。

【主治】

（1）肺痈，咳而胸满，振寒脉数，咽干不渴，时出浊唾腥臭，久久吐脓如米粥者。

（2）少阴咽痛，与甘草不差者，与桔梗汤。咽喉肿痛有痰涎者。

【注释】

今既成脓，则为虚邪，当以桔梗汤之解肺毒，排痈脓主之。

桔梗汤，剿抚兼行，而意在于抚，洵为王者之师。（《金匮要略浅注·卷三·肺痿肺痈咳嗽上气方》）

陈元犀按：肺痈尚未成脓，用葶苈泻之，今已溃后，用此汤排脓解毒，宜缓治，不可峻攻也。

少阴之脉，从心系上挟咽。二三日，乃三阳主气之期，少阴君火，外合三阳，上循经脉，故咽痛。甘草生用，能清上焦之火而调经脉者。不差，与桔梗汤以开提肺气，不使火气壅遏于会厌狭隘之地也。（《长沙方歌括·卷五·少阴方》）

肺痈已成，上已详言其证矣。今且撮举其要，而出其方。咳而胸满，振寒，脉数，咽干不渴，时出浊唾腥臭，久久吐脓如米粥者，此如肺痈，但肺痈未成脓，实邪也，故以葶苈之逐邪主之。今既成脓，则为虚邪，当以桔梗汤之解肺毒，排痈脓主之。

尤在泾云：此条见证，具如前二条所云，乃肺痈之证也。此病为风热所壅，故以桔梗开之，热聚则成毒，故以甘草解之。而甘倍于苦，其力似乎太缓，意者痈脓已成，正伤毒溃之时。有非峻剂所可排击者。故药不嫌轻耳。（《金匮要略浅注·卷三·肺痿肺痈咳嗽上气病脉证治第七》）

尤在泾云：此方（《千金》苇茎汤）具下热散结通瘀之力，而重不伤峻，缓不伤懈，可补桔梗汤、桔梗白散二方之偏，亦良法也。

越婢加半夏汤

【诗歌】

风水多兮气亦多，水风相搏浪滔滔，

全凭越婢平风水，加夏半升奠巨波。（《金匮方歌括》）

【组成】麻黄六两　石膏半斤　生姜三两　大枣十二枚　甘草二两　半夏半升。

【用法】上六味，以水六升，先煮麻黄，去上沫，内诸药，煮取三升。分温三服。

【主治】肺胀，咳而上气，目如脱状，脉浮大。

【注释】

陈元犀按：此肺胀，原风水相搏，热气奔腾，上蒸华盖，走入空窍，故咳而上气喘，目如脱状证。脉浮大者，风为阳邪，鼓荡于其间故也。方用麻黄、生姜直攻外邪，石膏以清内热，甘草、大枣可补中气，加半夏以开其闭塞之路，俾肺窍中之痰涎净尽，终无肺痈之患也。（《金匮方歌括·卷三·肺痿肺痈咳嗽上气方》）

咳而上气，上既详其证矣。又有外邪内饮，填塞肺中而为胀者，自当另看。咳而上气，此病何以知其为肺胀。盖以其人大喘。目突如脱之状，诊其脉浮则知其风邪，若浮而且大者，则知其风火挟水饮而乘于肺，以越婢加半夏汤主之。

此详肺胀证，而出其正治之方也。（《金匮要略浅注·卷三·肺痿肺痈咳嗽上气病脉证治第七》）

小青龙加石膏汤

【诗歌】

小龙分两照原方，二两膏加仔细详，

水饮得温方可散，欲除烦躁藉辛凉。(《金匮方歌括》)

【组成】 麻黄　芍药　桂枝　细辛　甘草　干姜_{各三两}

五味子　半夏_{各半升}　石膏_{二两}。

【用法】 上九味以水一斗，先煮麻黄，去上沫，内诸药煮取三升。强人服一升，羸者减之，日三服。小儿服四合。

【主治】 肺胀，咳而上气，烦躁而喘，心下有水，脉浮。

【注释】

尤在泾云：此亦内邪外饮相搏之证，但兼烦躁，则挟有热邪。特加石膏，即大青龙例也。然心下有水，非温药不得开而去之，故不用越婢加半夏，而用小青龙加石膏。寒温并进，水热俱捐，于法为尤密矣。

心下有水，咳而上气，以小青龙汤为的剂，然烦躁则挟有热邪，故加石膏，参用大青龙之例，寒温并进，而不相碍。(《金匮要略浅注·卷三·肺痿肺痈咳嗽上气病脉证治第七》)

唐宗海补正：此两节又以肺胀比较言，证似肺痈而脉浮，为风水，乃越婢青龙之治法。与肺痈治法又有天渊，幸勿差误也。(唐宗海《金匮要略浅注补正·卷三·肺痿肺痈咳嗽上气病脉证第七》)

《千金》生姜甘草汤

【诗歌】

肺痿唾涎咽燥瘀，甘须四两五生姜，

枣枚十五参三两，补土生津润肺肠。（《金匮方歌括》）

【组成】生姜五两　人参三两　甘草四两　大枣十五枚。

【用法】上四味，以水七升，煮三升，分温三服。

【主治】肺痿咳唾涎沫不止，咽燥而渴。

【注释】

陈元犀按：中者，土也。土能生金，金之母，即资生之源也。夫肺痿咳唾涎沫不止，咽燥而渴者，是中土虚，水气逆，阻其正津不能上滋也。方用生姜甘草汤者，君生姜破阴行阳，蒸津液上滋；佐以人参，入太阴，振脾中之阳，育肺中之阴；又以枣、草助之，为资生之始，令土旺则生金制水矣。（《金匮方歌括·卷三·肺痿肺痈咳嗽上气方》）

《千金》桂枝去芍药加皂荚汤

【诗歌】

桂枝去芍本消阴，痰饮挟邪迫肺金，

一个皂驱粘腻浊，桂枝运气是良箴。（《金匮方歌括》）

【组成】桂枝　生姜各三两　甘草二两　大枣十二枚　皂荚一枚去皮尖，炙焦。

【用法】上五味，以水七升，微火煮取三升，分温三服。

【主治】肺痿吐涎沫。

【注释】

陈元犀按：非辛温之品，不能行阳运气；非甘润之品，不能补土生津。君以姜、桂之辛温，行阳消阴；佐以大枣、甘草之甘润，补阴生液；若夫开壅塞，涤污垢，以净其涎沫者，则皂荚尤有专长耳。（《金匮方歌括·卷三·肺痿肺痈咳嗽上气方》）

尤在泾云：以上诸方，俱用辛甘温药，以肺既枯痿，非湿剂可滋者，必生气行气，以致其津，盖津生于气，气至则津亦至也。又方下俱云吐涎沫多不止，则非无津液也，乃有津液而不能收摄分布也。故非辛甘温药不可，加皂荚者，兼有浊痰也。（《金匮要略浅注·卷三·肺痿肺痈咳嗽上气病脉证治第七》）

《外台》桔梗白散

【诗歌】

巴豆熬来研似脂，只须一分守成规，

更加桔贝均三分，寒实结胸细辨医。（《金匮方歌括》）

【组成】桔梗　贝母各三分　巴豆一分去皮心熬黑，研如脂。

【用法】上二味，为散。纳巴豆，更于臼中杵之。以白饮和服，强人半钱匕，羸者减之。病在膈上必吐，在膈下必利。不利，进热粥一杯；利不止，进冷粥一杯。原文此下尚有十三句，余于《浅注》全录之。此照《内台方》及张氏本节之。

【主治】咳而胸满，振寒脉数，咽干不渴，时出浊唾腥臭，久久吐脓如米粥者，为肺痈。

【注释】

尤在泾云：肺痈诸方，其于治效各有专长，如葶苈大枣，用治痈之始萌而未成者，所谓乘其未集而击之也。其苇茎汤，则因其乱而逐之者耳。桔梗汤，剿抚兼行，而意在于抚，洵为王者之师。桔梗白散，则捣坚之锐师也。比而观之，审而行之，庶几各当而无误矣。(《金匮要略浅注·卷三·肺痿肺痈咳嗽上气病脉证治第七》)

《千金》苇茎汤

【诗歌】

胸中甲错肺痈成，烦满咳痰数实呈，

苡瓣半升桃五十，方中先煮二升茎。(《金匮方歌括》)

【组成】苇茎二升　薏苡仁半升　桃仁五十粒　瓜瓣半升。

【用法】上四味，以水一斗，先煮苇茎得五升，去滓，内诸药煮取二升，服一升，再服，当吐如脓。

【主治】肺痈，咳有微热，烦满，胸中甲错。

【注释】

陈元犀按：此方以湿热为主。咳有微热、烦满、胸中甲错者，是湿热之邪结在肺也。肺既结，则阻其气血不行而为痈矣。方用苇茎解气分之热结；桃仁泄血分之热结；薏苡利湿，清结热之源；瓜瓣排瘀，开结热之路。方下注云：再服当吐如脓者，指药力行肺痈溃矣。(《金匮方歌括·卷三·肺痿肺痈咳嗽上气方》)

尤在泾云：此方具下热散结通瘀之力，而重不伤峻，缓不伤懈，可补桔梗汤、桔梗白散二方之偏，亦良法也。(《金匮要略浅注·卷三·肺痿肺痈咳嗽上气病脉证治第七》)

奔豚汤

【诗歌】

气冲腹痛号奔豚，四两夏姜五葛根，

归芍芎芩甘二两，李皮须到一升论。(《金匮方歌括》)

【组成】甘草　当归　芎䓖　黄芩　芍药各二两　半夏生姜各四两　生葛五两　甘李根白皮一升。

【用法】上九味，以水二斗，煮取五升，温服一升，日三夜一服。

【主治】奔豚气上冲胸，腹痛，往来寒热。

【注释】

陈蔚按：《伤寒论》云：厥阴之为病，气上冲心。今奔豚而见往来寒热，腹痛，是肝脏有邪，而气通于少阳也。

魏念庭云：上下升降，无论邪正之气，未有不由少阳，少阳为阴阳之道路也。阴阳相搏则腹痛，气升则热，气降则寒，随奔豚之气作患也。

徐忠可云：此方合桂枝、小柴胡二汤，去柴胡，去桂枝，去大枣，以太阳、少阳合病治法，解内外相合之客邪。肝气不调而加辛温之芎、归，热气上冲而加苦泄之生葛、李根，不治奔豚，正所以深于治也。

尤在泾云：芩、桂为奔豚主药，而不用者，病不由肾发也。

按：服此汤而未愈者，用乌梅丸神效。（《金匮方歌括·卷三·奔豚方》）

尤在泾云：此肾气乘外寒而动，发为奔豚者，发汗后烧针复汗，阳气重伤，于是外寒从针孔而入通于肾，肾气乘外寒而上冲于心，故须灸其核上，以杜再入之邪。而以桂枝外解寒邪，加肉桂泄肾气也。（《金匮要略浅注·卷四·奔豚气病证治第八》）

瓜蒌薤白白酒汤

【诗歌】

胸为阳位似天空，阴气弥沦痹不通，

薤白半升蒌一个，七升白酒奏奇功。（《金匮方歌括》）

【组成】瓜蒌实一枚，捣　薤白半升　白酒七升。

【用法】上三味同煮，取二升，分温再服。

【主治】胸痹病，喘息咳唾，胸背痛，短气，寸口脉沉而迟，关上小紧数者，此汤主之。

【注释】

陈心典禀按：胸为气息之路，若阴邪占居其间，则阻其阳气不通，故生喘息、咳唾、胸背痛诸证。寸口者，脉之大会，阳之位也。《内经·诊脉篇》云：上竟上者，胸喉中事也。上附上，右外以候肺，内以候胸中，左外以候心，内以候膻中。此云：寸口脉沉而迟，关上小紧数。寸口，即《内经》所谓上竟上也。沉为在里，迟为虚寒。关上者，即《内经》

所谓上附上也。紧为阴邪，数为阳气，显系胸中阳气被阴寒痹塞，阻其前后之气，不相贯通，故见以上种种诸证。方中用瓜蒌开胸结，薤白宣心阳。尤妙在白酒散痹通阳，引气血环转周身，使前后之气贯通无碍，则胸中旷若太空，有何胸痹之患战？（《金匮方歌括·卷三·胸痹心痛短气方》）

人之胸中，如天阳气用事，阳气一虚，诸阴寒得而乘之，则为**胸痹之病**，盖诸阳受气于胸，而转行于背，气痹不行，则阻其上下往来之路，则为**喘息咳唾**，塞其前后阴阳之位，则为**胸背痛**，且不特喘息咳唾，而呼吸之间，不相续而**短气**，更审其脉，**寸口之阳脉沉而迟**，即上所言阳微之意也。**关上之阴脉小紧数**，即上所言阴弦之意，由尺而上溢于关也。阳气失权，诸阴反得而占之，法当通其胸中之阳，以瓜蒌薤白白酒汤主之。

胸痹证，上已详言，不复再赘，今又加气上**不得卧**，是有痰饮以为援也。此证与支饮证相类，而惟**心痛彻背者**，为胸痹证所独，以瓜蒌薤白半夏汤主之。

此承上而言不得卧及心痛彻背者，为痹甚于前，而前方亦宜加减也。（《金匮要略浅注·卷四·胸痹心痛短气病脉证并治第九》）

唐宗海补正：胸有大膈膜，发于背脊，连于肝系，由肝系背脊之间，循肋骨尽处。至于胸前，此膈下之白膜下连油网，是为中下二焦。此膈上之白膜，循腔子内上至肺系，以入心包，又后至于背脊之上，是为上焦，胸与背道路之相通者，皆在此膈膜内也。此膜连肺心，故心肺之阳不宣即为胸痹。其用瓜蒌实者，因瓜蒌多瓤，膈象膈膜，色赤味苦入心，故入上焦也。用薤白者散肺之阳，用酒与半夏则是降胃气，发胃阳，以胃与胸膈相连故也。至其心痛能彻背，即是由胸前之膈，而循腔字以走向背后也。知此膈膜之道路，便知胸背彻痛之理矣。合下文乌头赤石脂丸观之，辨证用药之理，乃能明析。（唐宗海《金匮要略浅注补正·卷四·胸痹心痛短气病脉证并治第九》）

瓜蒌薤白半夏汤

【诗歌】

胸背牵疼不卧时，半升半夏一蒌施，
薤因性湿惟三两，斗酒同煎涤饮奇。（《金匮方歌括》）

【组成】瓜蒌实一枚，捣　薤白三两　半夏半斤　白酒一斗。

【用法】上四味同煮，取三升，温服一升，日三服。

【主治】胸痹不得卧，心痛彻背。

【注释】

陈元犀按：加半夏一味，不止涤饮，且能和胃而通阴阳。（《金匮方歌括·卷三·胸痹心痛短气方》）

尤在泾云：心中痞气，气痹而成痞也。胁下逆抢心，气逆不降，将为中之害也。是宜急通其痞结之气，否则速复其不振之阳。盖去邪之实，即以安正，养阳之虚，即以逐阴。是在审其病之久暂，与气之虚实而决之。（《金匮要略浅注·卷四·胸痹心痛短气病脉证并治第九》）

枳实薤白桂枝汤

【诗歌】

痞连胸胁逆攻心，薤白半升四朴寻，

一个瓜蒌一两桂，四枚枳实撒浮阴。(《金匮方歌括》)

【组成】枳实四枚　薤白半升　桂枝一两　厚朴四两　瓜蒌实一枚, 捣。

【用法】上五味，以水五升，先煮枳、朴，取二升，去滓，入诸药再煮数沸，分温再服。

【主治】胸痹，心中痞气留结在胸，胸满，胁下逆抢心，属实证者。

【注释】

陈元犀按：枳实、厚朴泄其痞满，行其留结，降其抢逆，得桂枝化太阳之气，而胸中之滞塞自开，以此三药与薤白、瓜蒌之专疗胸痹者而同用之，亦去疾莫如尽之旨也。(《金匮方歌括·卷三·胸痹心痛短气方》)

更有病势之最急者，胸痹病更加心中痞，为羁留不去之客气结聚在胸，胸痹之外，又见胸满，胁下之气又逆而抢心，是胸既痹而且满，而又及于心中，牵及胁下，为留为结，为逆为抢，可谓阴邪之横行无忌矣。此际急兴问罪之师，以枳实薤白桂枝汤主之。抑或务为本源之计，人参汤亦主之。

此言胸痹已甚之证，出二方以听人之临时择用也。或先后相间用之。惟在临时之活泼。

人参汤

【诗歌】

理中加桂人参汤，阳复阴邪不散藏，

休讶补攻分两道，道消道长细推详。(《金匮方歌括》)

【组成】人参　干姜　白术各三两　甘草四两, 炙　桂枝四两。

【用法】上五味，以水九升，先煮四味，取五升；纳桂，更煮取三升，温服一升。日再服，夜一服。

【主治】胸痹，心中痞，留气结在胸，胸满，胁下逆抢心，属虚证者，

【注释】

陈元犀按：此别胸痹证虚实之治。实者，邪气搏结，蔽塞心胸，故不用补虚之品，而专以开泄之剂，使痹气开则抢逆平矣。虚者，心阳不足，阴气上弥，故不以开泄之剂，而以温补为急，使心气旺则阴邪自散矣。

尤在泾云：去邪之实，即所以安正；补阳之虚，即所以逐阴。是在审其病之久暂，与气之虚实而决之。（《金匮方歌括·卷三·肺痹心痛短气方》）

茯苓杏仁甘草汤

【诗歌】

痹而短气孰堪医？甘一苓三淡泄之，

更有杏仁五十粒，水行气顺不求奇。（《金匮方歌括》）

【组成】茯苓三两　杏仁五十个　甘草一两。

【用法】上三味，以水一斗，煮取五升，温服一升，日三服。不差，更服。

【主治】胸痹，胸中气塞，短气。

【注释】

更有病势之稍缓者，胸痹，病胸中时觉气之阻塞，息之出入，亦觉不流利，而短气，此水气滞而为病，若水盛于气者，则短气，以茯苓杏仁甘草汤

主之；<small>水利则气顺矣。若气盛于水者，则胸中气塞，</small>橘枳生姜汤亦主之。<small>气开则痹通矣。</small>

尤在泾云：此亦气闭气逆之证，视前条为稍缓矣。二方皆下气散结之剂，而有甘淡甘辛之异，亦在酌其强弱而用之。（《金匮要略浅注·卷四·胸痹心痛短气病脉证并治第九》）

唐宗海补正：气塞者，谓胸胃中先有积气阻塞，而水不得下。有如空瓶中全是气，欲纳水入则气反冲出，不肯容水之入，此为气塞之形也。以泄其气为主，气利则水利，故主枳橘以行气。短气者，谓胸中先有积水停滞，而气不得通，肺主通调水道，肺又司气之出入，肺之水道不通，则碍其呼吸之路。故短气也，当以利水为主，水行则气通，故主苓杏以行水，盖水化即为气。今有冰一块，消化则见其气上出，是水化即为气之征；有水一盆，火熬之则气出，亦是水化为气之征，西法在水中取轻养气，即是水化为气也。知此乃知水与气之为病，是二是一，不可无辨。（唐宗海《金匮要略浅注补正·卷四·胸痹心痛短气病脉证并治第九》）

橘皮枳实生姜汤

【诗歌】

痹而气塞又何施，枳实辛香三两宜，

橘用一斤姜减半，气开结散勿迟疑。（《金匮方歌括》）

【组成】橘皮<small>一斤</small>　枳实<small>三两</small>　生姜<small>半斤</small>。

【用法】上三味，以水五斤，煮取二升，分温再服。

【主治】胸痹，胸中气塞，短气。

【注释】

受业林礼丰按：胸痹胸中气塞者，由外邪搏动内饮，充塞于至高之分，闭其气路，非辛温不能涤饮散邪，非苦泄不能破塞调气。故重用橘皮、生姜之大辛大温者，散胸中之饮邪；枳实之圆转苦辛者，泄胸中之闭塞，譬之寇邪充斥，非雄师不能迅扫也。至若胸痹短气，乃水邪射肺阻其出气，只用甘草奠安脾气，杏仁开泄肺气，重用茯苓清治节，使水顺趋于下，水行而气自治，譬之导流归海而横逆自平也。二方并列，一用辛开，一用淡渗。学者当临机而酌宜焉。（《金匮方歌括·卷三·胸痹心痛短气方》）

尤在泾云：此亦气闭气逆之证，视前条为稍缓矣。二方皆下气散结之剂，而有甘淡苦辛之异，亦在酌其强弱而用之。（《金匮要略浅注·卷四·胸痹心痛短气病脉证并治第九》）

薏苡附子散

【诗歌】

痹来缓急属阳微，附子十枚切莫违，
更有薏仁十五两，筋资阴养得阳归。（《金匮方歌括》）

【组成】薏苡仁十五两　大附子十枚，炮。

【用法】上二味，杵为散，服方寸匕，日三服。

【主治】胸痹缓急。

【注释】

陈元犀按：薏苡禀阳明金气，金能制风，肝为风脏而主筋，取治筋之缓急，人之所知也。合附子以大补阳气，其旨

甚奥。经云：阳气者，精则养神，柔则养筋是也。伤寒论桂枝加附子汤与此相表里。（《金匮方歌括·卷三·胸痹心痛短气方》）

若胸痹之外，病有同类者，不可不知。心中冈痞，或痰饮客气诸逆心悬而空，如空中悬物，动摇而痛，以桂枝生姜枳实汤主之。

此下不言胸痹，是不必有胸痹的证矣。（《金匮要略浅注·卷四·胸痹心痛短气病脉证并治第九》）

桂枝生姜枳实汤

【诗歌】

心悬而痛痞相连，痰饮上弥客气填，

三两桂姜五两枳，祛寒散逆并攻坚。（《金匮方歌括》）

【组成】桂枝　生姜各三两　枳实五两。

【用法】上三味，以水六升，煮取三升，分温三服。

【主治】心中痞，诸逆，心悬痛。

【注释】

陈元犀按：心下痞者，心阳虚而不布，阴邪潜居心下而作痞也。尤云：诸逆，该痰饮、客气而言。心悬痛者，如空中悬物摇动而痛也。此注亦超。主以桂枝生姜枳实汤者，桂枝色赤，补心壮阳；生姜味辛，散寒降逆；佐以枳实之味苦气香，苦主泄，香主散，为泄痞散逆之妙品，领姜、桂之辛温旋转上下，使阳气普照，阴邪迅扫而无余耳。（《金匮方歌括·卷三·胸痹心痛短气方》）

乌头赤石脂丸

【诗歌】

彻背彻胸痛不休，阳光欲熄实堪忧，

乌头一分五钱附，赤石椒姜一两求。（《金匮方歌括》）

【组成】乌头一分，炮　蜀椒　干姜各一两　附子半两　赤石脂一两。

【用法】上五味末之，蜜丸如桐子大，先食服一丸，日三服。不知，稍加服。

【主治】心痛彻背，背痛彻心。

【注释】

喻嘉言：前后牵连痛楚，气血疆界俱乱，若用气分诸药，转益其痛，势必危殆。仲景用蜀椒、乌头一派辛辣，以温散其阴邪，然恐胸背既乱之气难安，而即于温药队中，取用干姜之守，赤石脂之涩，以填塞厥气所横冲之新队，俾胸之气自行于胸，背之气自行于背，各不相犯，其患乃除，此炼石补天之精义也。今人知有温气、补气、行气、散气诸法，亦知有填塞邪气攻冲之诀，令胸背阴阳二气并行不悖也哉。（《金匮方歌括·卷三·胸痹心痛短气方》）

上言心痛彻背，尚有休止之时，故以瓜蒌薤白白酒加半夏汤，平平之剂可治，今则心痛彻痛，背痛彻心，连连痛而不休，则为阴寒邪甚，浸浸乎阳光欲熄，非薤白之类所能治也。以乌头赤石脂丸主之。

此言心痛牵引前后，阴邪僭于阳位，必用大剂以急救也。（《金匮要略浅注·卷四·胸痹心痛短气病脉证并治第九》）

九痛丸

【诗歌】

九种心疼治不难，狼萸姜豆附参安，

附须三两余皆一，攻补同行仔细看。(《金匮方歌括》)

【组成】 附子三两，炮　生狼牙　巴豆去皮，熬，研如脂　干姜　吴茱萸　人参各一两。

【用法】 上六味末之，炼蜜丸如梧桐子大，酒下。强人初服三丸，日三服。弱者二丸。

【主治】 九种心痛。兼治卒中恶，腹胀，口不能言。又治连年积冷流注，心胸痛，并冷冲上气，落马坠车血疾等症。

【注释】

魏云：凡结聚太甚，有形之物参杂其间，暂用此丸，政刑所以济德礼之穷也。(《金匮方歌括·卷三·胸痹心痛短气方》)

唐宗海补正：下章三物汤、七物汤、大柴胡汤，均用大黄治火痛，可知痛不尽寒也。仲景原无痛不离寒之说，自有后人所附之九痛丸，又经陈注，以为心痛不离寒，读者偏信，只知寒痛，而热痛之证鲜不误矣。惟仲景毫无偏较，学者当细察之。(唐宗海《金匮要略浅注补正·卷四·胸痹心痛短气病脉证并治第九》)

附子粳米汤

【诗歌】

腹中切痛作雷鸣，胸胁皆膨呕吐成，

附子一枚枣十个，半升粳夏一甘烹。（《金匮方歌括》）

【组成】附子一枚，炮 半夏 粳米各半升 甘草一两 大枣

十枚。

【用法】上五味，以水八升，煮米熟，汤成，去滓，温

服一升，日三服。

【主治】腹中寒气，雷鸣切痛，胸胁逆满，呕吐。

【注释】

陈元犀按：腹中雷鸣，胸胁逆满呕吐，气也，半夏功能

降气；腹中切痛，寒也，附子功能驱寒；又佐以甘草、粳米、

大枣者，取其调和中土，以气逆为病进于上，寒生为病起于

下，而交乎上下之间者，土也。如兵法击其中坚，而首尾自

应也。（《金匮方歌括·卷三·腹满寒疝宿食方》）

虽然表里之辨犹易也。而虚寒欲下上之旨，最之妙而难言，何也？腹中为阴部，

下也。阴部有寒气，气逆则为雷鸣，寒盛则为切痛，而且从下而上，其胸中两

胁逆满，兼见呕吐，是阴邪不特自肆于阴部，而阳位亦任其横行而无忌，所谓肾

虚而寒动于中，急以附子粳米汤主之。

此言寒气之自下而上僭，中上之阳必虚，惟恐胃阳随其

呕吐而脱，故于温暖胃阳方中，而兼补肾阳也。（《金匮要略

浅注·卷四·腹满寒疝宿食病脉证治第十》）

厚朴七物汤

【诗歌】

满而便闭脉兼浮，三两甘黄八朴投，

二桂五姜十个枣，五枚枳实效优优。（《金匮方歌括》）

【组成】厚朴_{半斤}　甘草　大黄_{各三两}　大枣_{十枚}　枳实_{五枚}　桂枝_{二两}　生姜_{五两}。

【用法】上七味，以水一斗，煮取四升，温服八合，日三服。呕者加半夏五合，下利去大黄，寒多者加生姜至半斤。

【主治】腹满，发热十日，脉浮而数，饮食如故。

【注释】

陈元犀按：病过十日，腹满发热，脉浮而数。夫脉浮而发热，邪盛于表也。腹满而脉数，邪实于里也。表里俱病，故以两解之法治之。取桂枝汤去芍药之苦寒，以解表邪而和营卫；小承气汤荡胃肠以泄里实。故虽饮食如故，以病已十日之久，表里交病，邪不去则正不复，权宜之法，在所必用也。呕者，气逆于上也，故加半夏以降逆；下利去大黄者，以表邪未解，恐重伤胃气以陷邪也；寒多加生姜者，以太阳本寒之所盛，重用生姜以散寒也。（《金匮方歌括·卷三·腹满寒疝宿食方》）

兹试言诸证之方治，病腹满，为里实，发热为表邪，表里之邪，相持至于十日，而脉尚浮而数，为日虽久，而表邪犹未已也。饮食如故，其表虽实，而胃气未伤也。法宜两解，以厚朴七物汤主之。

此言腹满发热，而出表里两解之方也。但发热疑是中风证，风能消谷，《伤寒》云：能食物为中风，可以参看。

上用厚朴七物汤，以其发热，尚有表邪也。（《金匮要略浅注·卷四·腹满寒疝宿食病脉证治第十》）

厚朴三物汤

【诗歌】

痛而便闭下无疑，四两大黄朴倍之，

枳用五枚先后煮，小承变法更神奇。（《金匮方歌括》）

【组成】厚朴八两　大黄四两　枳实五枚。

【用法】上三味，以水一斗二升，先煮二味，取五升，内大黄煮取三升，温服一升，以利为度。

【主治】治痛而便闭者，此汤主之。

【注释】

尤在泾云：承气意在荡实，故君大黄，三物意在行气，故君厚朴。

陈元犀按：此方不减大黄者，以行气必先通便，便通则肠胃畅而脏腑气通，通则不痛也。（《金匮方歌括·卷三·腹满寒疝宿食方》）

今腹痛而不发热，只是大便闭者，为内实气滞之的证也。通则不痛，以厚朴三物汤主之。

此节合下二节，皆言实则可下之证也。重在气滞一边。

以手按辨其虚实，既言不复再赘矣。（《金匮要略浅注·卷四·腹满寒疝宿食病脉证治第十》）

大建中汤

【诗歌】

痛呕食艰属大寒，腹冲头足触之难，

干姜四两椒二合，参二饴升食粥安。(《金匮方歌括》)

【组成】蜀椒二合炒，去汗　干姜四两　人参二两　饴糖一升。

【用法】上三味，以水四升，煮取二升，去滓，内胶饴一升，微火煎取二升，分温再服。如一炊顷，可饮粥一升，后更服，当一日食糜粥，温覆之。

【主治】心胸中大寒痛，呕不能饮食，腹中满，上冲皮起，出见有头足，上下痛而不可触近。

【注释】

受业林礼丰按：胸为阳气出入之位。师云：心胸中大寒者，胸中之阳不宣，阴寒之气从下而上也。痛者，阴寒结聚也。呕者，阴寒犯胃也。不能食腹中满者，阴寒犯脾也。上冲皮起，出见有头足者，阴寒横逆于中也。上下痛而不可触近者，是寒从下上，彻上彻下，充满于胸腹之间，无分界限，阳气几乎绝灭矣。扼要以图，其权在于奠安中土。中焦之阳四布，上下可以交泰无虞，故主以大建中汤。方中重用干姜温中土之寒，人参、饴糖建中焦之气，佐以椒性纯阳下达，镇阴邪之逆，助干姜以振中胃之阳。服后一饮顷饮粥者，亦温养中焦之气以行药力也。(《金匮方歌括·卷三·腹满寒疝宿食方》)

至若寒痛而救治，另有方法，心胸中本阳气用事，今有大寒与正气相阻而为痛，寒气上逆则为呕，胃阳为寒所痹，则不能饮食，且阴寒据于腹中而作满，寒气上冲于皮肤而突起，出见之形，似有头足，上下俱痛，而手不可触近者，此虚而有实象也。以大建中汤主之。

此言心胃受寒，引动下焦之阴气上逆而痛甚也。方中姜、参、饴糖，建立中气，而椒性下行者，温起下焦之阳，以胜上淜之阴也。（《金匮要略浅注·卷四·腹满寒疝宿食病脉证治第十》）

长孙陈心典按：上中二焦为寒邪所痹，故以参姜启上焦之阳，合饴糖以建立中气，而又以椒性下行，降逆上之气，复下焦之阳，为温补主方。（《医学从众录·卷三·心痛续论》）

虚寒者，建中填。心胸大寒，痛呕不能饮食，寒气上冲，有头足，不可触近，宜大建中汤主之。上中二焦，为寒邪所痹，故以参姜启上焦之阳，合饴糖以建立中气，而又加椒性之下行，降逆上之气，复下焦之阳，为补药主方。（《医学三字经·卷一·心腹痛胸痹第七》）

大黄附子汤

【诗歌】

胁下偏疼脉紧弦，若非温下恐迁延，

大黄三两三枚附，二两细辛可补天。（《金匮方歌括》）

【组成】大黄三两　附子三枚　细辛二两。

【用法】上三味，以水五升，煮取二升，分温三服。若强人，煮取二升半，分温三服，服后如人行四五里，进一服。

【主治】胁下偏痛，脉紧弦。

【注释】

尤在泾云：阴寒成聚，非温不能已其寒，非下不能去其结。故曰阴寒聚结，宜急以温药下之。（《金匮方歌括·卷三·腹满寒疝宿食方》）

虚寒则温补之，实热则寒下之，固也。然有阴寒成聚之证，治之者当知法外有法，胁下偏痛发热，若脉数大，热邪实也。今按其脉紧弦，此阴寒成聚也。虽有发热，亦是阳气被郁所致，若非温药，不能去其寒，若非下药，不能去其结，所以当以温药下之，宜大黄附子汤。

此承上节而言阴寒中不无实证，温药中可杂以下药也。（《金匮要略浅注·卷四·腹满寒疝宿食病脉证治第十》）

大黄附子汤胁下偏痛，发热。钱院使云：偏当作满。其脉紧弦，此寒也。

按痛而满，满连胁下，而六脉弦紧，非附子不能温其寒，非大黄不能攻其实，非细辛不能散其结聚，三药实并行不悖也。（《医学从众录·卷三·附录备用方》）

赤丸

【诗歌】

寒而厥逆孰为珍？四两夏苓一两辛，
中有乌头二两炮，蜜丸朱色妙神通。（《金匮方歌括》）

【组成】乌头二两，炮　茯苓四两　细辛一两　半夏四两。

【用法】上四味末之，内真朱为色，炼蜜为丸，如麻子大，先食饮酒下三丸，日再服。一服不知，稍增，以知为度。

【主治】寒气厥逆。

【注释】

陈元犀按：寒气而至厥逆，阴邪盛也，方中乌头、细辛以温散独盛之寒，茯苓、半夏以降泄其逆上之气，人所共知也。而以朱砂为色，其元妙不可明言，盖以此品具天地纯阳之正色，阳能胜阴，正能胜邪，且以镇寒气之浮，而保护心主，心主之令行，则逆者亦感化而效顺矣。(《金匮方歌括·卷三·腹满寒疝宿食方》)

此言厥逆，而未言腹满痛者，从所急而救治也。

徐忠可云：四肢乃阳气所起，寒气格之，故阳气不顺接而厥，阴气冲满而逆，故以乌头细辛伐内寒，苓半以下其逆上之痰气，真朱为色者，寒则气浮，故重以镇之，且以护其心也。真朱即朱砂也。

沈自南云：本经凡病仅言风寒，不言暑湿燥火，何也？盖以寒湿燥属阴同类，以湿燥统于寒下；风暑火属阳同类，以火暑统于风下，所以仅举风寒二大法门，不言燥湿火暑之繁也。(《金匮要略浅注·卷四·腹满寒疝宿食病脉证治第十》)

唐宗海补正：此承上启下，言腹满而寒气逆厥者，为大寒证与寒疝已相似矣，故主赤丸。此下即蝉联寒疝，与上节各症，有移步换形之别。(唐宗海《金匮要略浅注补正·卷四·腹满寒疝宿食病脉证治第十》)

大乌头煎

【诗歌】

沉紧而弦痛绕脐，白津厥逆冷凄凄，

乌头五个煮添蜜，顷刻颠危快挈提。（《金匮方歌括》）

【组成】乌头大者五枚，熬，去皮，不必咀。

【用法】上以水三升，煮取一升，去滓，内蜜二升，煎令水气尽，取二升，强人服七合，弱人服五合。不差，明日更服，不可一日更服。

【主治】腹满脉弦而紧，弦则卫气不行，即恶寒，紧则不欲食；邪正相搏，即为寒疝。寒疝绕脐痛，若发则白津出，手足厥冷，其脉沉紧。

【注释】

陈元犀按：大乌头煎　治腹满脉弦而紧，弦则卫气不行，即恶寒；紧则不欲食，邪正相搏，即为寒疝；寒疝绕脐痛，若发则白津出，手足厥冷；其脉沉紧者，此主之。犀按：白津者，汗淡不成，或未睡时泄精漏精，大便下如白痰，若猪脂状，俱名白津。

上条（指赤丸条，编者注）与本条，俱阴寒内结之症。寒为厥，气为逆，是积久阴邪聚满于中也。阴邪动则气逆，当为喘呕不能食矣；阴邪结则阻其阳气不行，故肢厥肤冷，腹中痛，自汗出矣。曰寒气厥逆者，乃纯阴用事，阳气将亡，法宜温中壮阳，大破阴邪，非甘温辛热之品，焉能救其万一哉？（《金匮方歌括·卷三·腹满寒疝宿食方》）

陈念祖注：寒结腹中，因病又叠聚如山，犯寒即发，谓之寒疝。其初亦止腹满而脉独弦而紧，弦紧，皆阴也。但弦之阴，从内生，紧之阴，从外得，弦则卫气不行，即恶寒，阴出而痹其外之阳也。紧则不欲食，阴入而痹其胃之阳也。卫阳与胃阳并衰，而内寒与外寒交盛，由是阴反无畏而上冲，阳反不治而下伏，谓为邪正相搏，即为寒疝，绕脐痛。若发作之时，是阴寒内动，或则迫其汗而外出，或则迫其白津而下出，出则为阴阳离脱也，故手足厥冷，并见其脉沉紧者，沉为里，紧为寒，阴寒聚结，急宜以辛甘辛温之品，散结以救阳。大乌头煎主之。

此言寒疝之总证总脉，而出其救治也。

当归生姜羊肉汤

【诗歌】

腹痛胁疼急不堪，羊斤姜五并归三，

于今豆蔻香砂法，可笑依盲授指南。

加减：

寒多增到一斤姜，痛呕宜加橘术商，

术用一分橘二两，祛痰止呕补中方。（《金匮方歌括》）

【组成】当归三两　生姜五两　羊肉一斤。

【用法】上三味，以水八升，煮取三升，温服七合，日三服。若寒多，加生姜成一斤；痛多而呕者，加橘皮二两，白术一两；加生姜者，亦加水五升，煮取三升二合服之。

【主治】寒疝腹中痛，及胁痛里急。

【注释】

陈元犀按：方中当归行血分之滞而定痛，生姜宣气分之滞而定痛，亦人所共晓也。妙在羊肉之多，羊肉为气血有情之物，气味腥膻浓厚，入咽之后即与浊阴混为一家，旋而得当归之活血而血中之滞通，生姜之利气而气中之滞通，通则不痛，而寒气无有潜藏之地，所谓先诱之而后攻之者也。苟病家以羊肉太补而疑之，是为流俗之说所囿，其中盖有命焉，知几者即当婉辞而去。（《金匮方歌括·卷三·腹满寒疝宿

食方》）

然大乌头煎祛寒则有余，而补血则不足也。寒疝之为寒多而血虚者，其腹中痛，及胁痛里急者，以血虚则脉不荣，寒多则脉结急故也，以当归生姜羊肉汤主之。

此治寒多而血虚者之法，养正为本，散寒为次，治寒疝之和剂也。（《金匮要略浅注·卷四·腹满寒疝宿食病脉证治第十》）

乌头桂枝汤

【诗歌】

腹痛身疼肢不仁，药攻刺灸治非真，

桂枝汤照原方煮，蜜煮乌头合用神。（《金匮方歌括》）

【组成】乌头五枚　桂枝汤。

【用法】上一味，以蜜二斤煎减半，去滓，以桂枝汤五合解之，令得一升后，初服五合，不知，即服三合；又不知，复加至五合。其知者如醉状，得吐者为中病。

【主治】寒疝腹中痛，逆冷，手足不仁，若身疼痛，灸刺诸药不能治者，抵当乌头桂枝汤主之。

【注释】

寒疝有里外俱病之证，其腹中痛，逆冷，阳绝于里也。手足不仁，若身疼痛，阳痹于外也。医者或攻其外，或攻其内，邪气牵制不服，所以灸刺诸药皆不能治，里外交迫，孰可抵当，惟有乌头桂枝汤之两顾，可以主之。

此言寒疝之表里兼剧，而出其并治之方也。

由此观之，寒疝之证，不外于寒，而寒中之虚实，固所当辨，寒疝之脉，不外弦紧，而弦紧之互见，更不可不知，寒疝病，按其脉数，为寒疝之病脉，而数中仍不离乎本脉之紧乃弦，紧脉之状易明，而弦脉状如弓弦，按之不移。此寒疝之本脉，不以数而掩其面目也，若脉数弦者，数虽阳脉，而见之于弦中，是阴在阳中，当下其寒，若脉紧大而迟者，必心下坚；迟为在脏，病应心下奚疑，而坚为阴象，与大为阳脉而相反，其义何居? 而不知脉大为阳，而与紧脉并见，即为阴所窃附于此者，因以断之曰：阳中有阴，可下之。

此言脉紧为寒疝主脉，又有数而弦，大而紧，俱是阳中有阴，是寒疝之脉之变，其云当下其寒，想即大黄附子汤也。

尤在泾云：脉数为阳，紧弦为阴，阴阳参见，是寒热交至，然就寒疝言，则数反从弦，故其数为阴凝于阳之数，非阳气生热之数矣。如就风疟言，则弦反从数，故其弦为风从热发之弦，而非阴气生寒之弦者，与此适相发明也。故曰脉数弦者，当下其寒，紧而迟，大而紧亦然，大虽阳脉，不得为热，正以形其阴之实也。故曰阳中有阴，可下之。(《金匮要略浅注·卷四·腹满寒疝宿食病脉证治第十》)

《外台》柴胡桂枝汤

【诗歌】

小柴原方取煎半，桂枝汤入复方全。

阳中太小相因病，偏重柴胡作仔肩。(《金匮方歌括》)

【组成】柴胡四两　黄芩　人参　芍药　桂枝各一两半　生姜三两　甘草一两　半夏二合半　大枣十二枚。

【**用法**】上九味，以水六升，煮取三升，温服一升，日三服。

【**主治**】心腹卒中痛。

【**注释**】

此证由风邪乘侮脾胃者多，然风气通于肝，此方提肝木之气，驱邪外出，而补中消痰化热，宜通营卫次之。沈目南谓：加减治胃脘痛如神。（《金匮要略浅注·卷四·腹满寒疝宿食病脉证治第十》）

《外台》走马汤

【**诗歌**】

外来异气伤人多，腹胀心疼走马搓，

巴杏二枚同捣细，冲汤捻汁好驱邪。（《金匮方歌括》）

【**组成**】巴豆_{二枚熬，去皮心}　杏仁_{二枚}。

【**用法**】上二味，以绵缠捶令碎，热汤二合，捻取白汁饮之，当下。老少量之，通治飞尸、鬼击病。

【**主治**】中恶，心痛，腹胀，大便不通。

【**注释**】

沈自南云：中恶之证，俗谓绞肠乌痧，即臭秽恶毒之气，直从口鼻入于心胸，肠胃脏腑壅塞，正气不行，故心痛腹胀，大便不通，是为实证，似非六淫侵入，而有表里虚实清浊之分。故用巴豆极热大毒峻猛之剂，急攻其邪，佐杏仁以利肺与大肠之气，使邪从便出，一扫尽除，则病得愈。若缓须臾，

正气不通，营卫阴阳机息则死，是取通则不痛之义也。(《金匮要略浅注·卷四·腹满寒疝宿食病脉证治第十》)

旋覆花汤

【诗歌】

肝着之人欲蹈胸，热汤一饮便轻松，

覆花三两葱十四，新绛通行少许从。(《金匮方歌括》)

【组成】旋覆花三两　　葱十四茎　　新绛少许。

【用法】上三味，以水三升，煮取一升，顿服。

【主治】肝着，其人常欲蹈其胸上，先未苦时，但欲饮热者主之。亦治疗半产漏下。

【注释】

陈蔚注：肝气着滞反行其气于肺，所谓横之病也。胸者肺之位，欲按摩之以通其气也。欲饮热者，欲着之气得热则散。旋覆花咸温下气，新绛和血，葱叶通阳。新绛，查本草无此名。按《说文》：绛，大赤也。《左都赋》注：绛，草也，可以染色。陶弘景曰：绛，茜草也。(《金匮方歌括·卷四·五脏风寒积聚方·旋覆花汤》)

肝为风木之脏，若中风者，以风从风动而上行，则头目瞤，肝脉布胁肋，风胜而脉急，则两胁痛，而行常伛，《内经》云："肝苦急，食甘以缓之。"此木胜而土负，乃求助于其味，故令人嗜甘。肝中寒者，大筋拘急，故两臂不举，肝脉循咽喉之后，肝寒而逼热于上，则舌本燥，胆主善太息，肝病则胆郁，郁则善太息，肝脉上行者，挟胃贯膈，寒则胸中痛，痛甚则不得转侧，挟胃，则胃受木克，故得食则吐，贯膈，则心母临子，而为汗自出也。肝将死而脉见真脏，浮之弱，按之如索弦紧俱见，去而不来，或失阴阳往复之道，无胃气也。或出入勉强，有委而不前，屈曲难伸之状，脉形曲如蛇行者，主死。

此言肝中风寒证脉也。

徐忠可云：此上言风寒所感，肝之阴受伤，则木气不能敷荣，而凡身之藉阴以为养者，作诸变证如此，乃详肝中风寒之内象也。如《内经》所云：肝中于风，多汗恶风，善悲，色苍，嗌干善怒，时憎女子，诊在目下其色青，此言肝受表邪之外象也。

肝主疏泄，气血滞而不行，如物之粘着，为病名曰：肝着，其人常欲以手蹈其胸上，藉按摩以通其气也。盖血气之郁滞，遇热略散，苟至大苦时，则病气发而为热，又非饮热所能胜矣，故必先于未苦时，但欲求其散而思饮热，由此病证而得其病情以为据，以旋覆花汤主之。

此另言肝着之证治也。但胸者，肺之位也。肝病而气注于肺，所谓横也。纵横二字详《伤寒论》。

徐忠可云：前风寒皆不立方，此独立方，盖肝着为风寒所渐，独异之病，非中风家正病故也。（《金匮要略浅注·卷四·五脏风寒积聚病脉证并治第十一》）

甘姜苓术汤

【诗歌】

腰冷溶溶坐水泉，腹中如带五千钱，

术甘二两姜苓四，寒湿同驱岂偶然？（《金匮方歌括》）

【组成】甘草　白术各二两　干姜　茯苓各四两。

【用法】上四味，以水五升，煮取三升，分温三服，腰即温。

【主治】治肾着之病，其人身体重，腰中冷，如坐水中，形如水状，反不渴，小便自利，饮食如故，病属下焦，身劳汗出，衣里冷湿，久久得之，腰以下冷痛，腹重如带五千钱者，此主之。

【注释】

尤在泾云：寒湿之邪，不在肾之中脏，而在肾之外府，故其治不在温肾以散寒，而在燠土以胜水。若用桂、附，则反伤肾之阴矣。（《金匮方歌括·卷四·五脏风寒积聚方》）

肾受冷湿，着而不去，名为肾着，肾着之病，其人身体因湿而见重，腰中固寒而畏冷，如坐水中，着处形微肿如水肿之状，但湿邪能阻止津而口渴，今反不渴，知其上之无热小便自利，知其下之阳衰饮食如故，知其病不关中焦，而属下焦，然肾不劳则不虚，推其致病之由，由于身劳汗出，衣里冷湿，久久得而伤之，其证自腰以下冷痛，至腹皆重如带五千钱，以甘姜苓术汤主之。

此言肾着之病，由于冷湿，不在肾中之脏，而在肾之外腑，以辛温甘淡之药治之也。

苓桂术甘汤

【诗歌】

病因吐下气冲胸，起则头眩身振从，

茯四桂三术草二，温中降逆效从容。（《长沙方歌括》）

【组成】茯苓四两　桂枝三两　白术二两　甘草二两，炙。

【用法】上四味，以水六升，煮取三升，去滓。分温三服。

【主治】心下有痰饮，胸胁支满，目眩。

【注释】

陈心兰禀按：心下者，脾之部位也。饮凌于脾，致脾弱不输，不能制水，则生痰矣，故曰心下有痰饮也。胸乃人身之太空，为阳气往来之道路，饮邪弥漫于胸，盈满于胁，蔽其君阳，溢于支洛，故曰胸胁支满也。动则水气荡漾，其变态无常，或头旋转，目冒眩，心动悸诸症，皆随其所作也。主以苓桂术甘汤者，以茯苓为君，盖以苓者令也，使治节之令行，而水可从令而下耳；桂枝振心阳以退其群阴，如离照当空则阴霾全消，而天日复明也；白术补中土以修其堤岸，使水无泛滥之虞；更以甘草助脾气转输以交上下，庶治节行，心阳振，土气旺，转输速，而水有下行之势，无上凌之患矣。（《金匮方歌括·卷四·痰饮咳嗽方》）

请言其治法，病痰饮者，偏寒偏热，皆未中窾，当以温药和之，此不烦之要语也，上节言病痰饮，犹未言痰饮之见出何证也，缘其心下有痰饮，阴邪冒阳于位，阳虚不运，则胸胁支满，阴气上干，则目眩，此痰饮病之的证也。上第言以温药和之，犹未言温药之当用何方也。温能化气，甘能健脾，燥能胜湿，淡能利水，以苓桂术甘汤主之。此痰饮病之的方也。

此为痰饮病而出其方也。

和以温药，不独治痰饮然也，即微饮亦然，微者不显之谓也。饮而日微，非气非水，如阴霾四布，阻塞升降之路，则为短气，谓夫短气之由，皆由于有微饮，法当从小便而去之，盖以膀胱为水府，太阳之气通于天，以苓桂术甘汤主之，令膀胱气化，则天高日晶，阴霾自散，而升降之气顺矣。若肾气丸，是从腑而求之脏，二方相为表里，故亦主之。（《金匮要略浅注·卷五·痰饮咳嗽病脉证并治第十二》）

　　唐宗海补正：有饮者必短气，诚以水化则为气，水不化则气不生，故呼出之气短也。水停则阻气，水不化则气不降，故吸气短也。水饮重者，则兼有咳满等症。若但短气而不兼咳满等症者，为饮未甚，但有微饮而已。凡水饮皆当利小便，此短气尤属水停不化，亟当从小便而利去之也。（唐宗海《金匮要略浅注补正·卷五·痰饮咳嗽病脉证治第十二》）

甘遂半夏汤

【诗歌】

　　满从利减续还来，甘遂三枚芍五枚，

　　十二夏枚指大草，水煎加蜜法双该。（《金匮方歌括》）

【组成】甘遂大者三枚　半夏十二枚以水一升，煮取半升，去滓　芍药五枚　甘草如指大一枚，炙。

【用法】上四味，以水二升，煮取半升，去滓，以蜜半升和药汁，煎取八合，顿服之。

【主治】脉伏，其人欲自利，利反快，虽利，心下续坚满。

【注释】

　　尤在泾云：虽利，心下续坚满者，未尽之饮复注心下也。然虽未尽而有欲去之势，故以甘遂、半夏因其势而导之；甘遂与甘草相反而同用之者，盖欲其一战而留饮尽去，因相激而相成也；芍药、白蜜，不特安中，抑缓药毒耳。（《金匮方歌括·卷四·痰饮咳嗽方》）

　　病者脉伏，可知其有留饮矣。其人欲自利，利后则所留之饮，从利而

减，一时反见爽快；然虽利，_{而病根未除，}心下续_即坚满，是去者自去，
续者自续。此为留饮欲去而不能尽去故也，<sub>治者，宜乘其欲去之势而导
之，以</sub>甘遂半夏汤主之。

此言留饮有欲去之势，因出其乘势利导之方也。（《金匮
要略浅注·卷五·痰饮咳嗽病脉证并治第十二》）

唐宗海补正：欲去，非留饮自欲除也，使其自行欲除去，
即不治之亦必自愈，何必再用甘遂大力之药哉？盖欲去者，
审其利后，反见快爽，是欲去此饮乃得安也，故用攻药去之。
（唐宗海《金匮要略浅注补正·卷五·痰饮咳嗽病脉证治第
十二》）

木防己汤

【诗歌】

喘满痞坚面色鬃，己三桂二四参施，

膏枚二个如鸡子，辛苦寒温各适宜。（《金匮方歌括》）

【组成】木防己_{三两}　石膏_{如鸡子大二枚}　桂枝_{二两}　人参_{四两}。

【用法】上四味，以水六升，煮取二升，分温再服。

【主治】膈间支饮，其人喘满，心下痞坚，面色鬃黑，
其脉沉紧。

【注释】

陈元犀按：防己入手太阴肺，肺主气，气化而水自行矣；
桂枝入足太阳膀胱，膀胱主水，水行而气自化矣。二药并用，
辛苦相需，所以行其水气而散其结气也，水行结散，则心下
痞坚可除矣。然病得数十日之久，又经吐下，可知胃阴伤而

虚气逆。故用人参以生既伤之阴，石膏以镇虚逆之气，阴复逆平，则喘满面黧自愈矣。此方治其本来，救其失误，面面俱到。(《金匮方歌括·卷四·痰饮咳嗽方》)

膈在上，比心下稍高。膈间有支饮，迫近于肺。故其人喘，膈间清虚，如天之空，饮气乘之，故其人满，满极，则连及心下痞坚，胃之精华在面，阴邪夺其正气，故不荣于面而色黧黑，其脉因水而沉，因寒而紧，得之数十日。医或疑其在上而吐之；或疑其在下而下之，俱不能愈，宜开三焦水结，通上中下之气，以木防己汤主之。方用人参，以吐下后水邪因脾虚而结者服之即愈。

陈元犀按：膈间支饮喘满者，支饮充满于膈间，似有可吐之义，然既曰支饮，则偏旁而不正中，岂一吐所能尽乎？云心下痞坚者，似有可下之义，然心下之旁，为脾之部，以病得数十日之久，虽成坚满，而中气已虚，下之恐蹈虚虚之弊，岂常法所可下乎？故曰：医吐下之不愈也。面色黧黑者，是黑而黯黄，主脾虚胃肠实也。胃肠实则不能敷布精华于上，此面色黧黑之所由来也。脉沉紧者，沉为病在里，紧为寒为饮，饮邪充满，内阻三焦之气，喘满痞实之证作矣。主以木防己汤者，以防己纹如车辐，运上焦之气，使气行而水亦行；石膏色白体重，降天气以下行，天气降则喘满自平；得桂枝为助，化气而蒸动水源，使决渎无壅塞之患；妙在重用人参，补五脏，益中焦，脾输转有权，以成其攻坚破结之用，故曰虚者之愈，实者胃肠成聚，实而有物，故三日复发也。复与不愈者，宜前方去石膏之凝寒，加茯苓以行其水气，芒硝以攻其积聚，斯支饮顺流而下出矣。魏氏云：后方去石膏加芒硝者，以其既散复聚，则有坚定之物。留作包囊，故以坚投坚而不破者，以软投坚而即破也。加茯苓者，亦引饮下行之

用耳。此解亦超。(《金匮要略浅注·卷五·痰饮咳嗽病脉证并治第十二》)

木防己去石膏加茯苓芒硝汤

【诗歌】

四两苓加不用膏，芒硝三合展奇韬，

气行复聚知为实，以软磨坚自不劳。(《金匮方歌括》)

【组成】木防己三两，桂枝二两，茯苓、人参各四两，芒硝三合。

【用法】上五味，以水六升，煮取二升，去滓，内芒硝，再微煎，分温再服，微利则愈。

【主治】膈间支饮，其人喘满，心下痞坚，面色黧黑，其脉沉紧。得之数十日，医吐下之不愈，实者三日复发，复与不愈者，宜此汤(木防己汤)去石膏加茯苓芒硝汤主之。

【注释】

魏念庭云：前方(木防己汤，编者注)去石膏加芒硝者，以其邪既散而复聚，则有坚定之物留作包囊，故以坚投坚而不破者，即以软投坚而必破也。加茯苓者，亦引饮下行之用耳。(《金匮方歌括·卷四·痰饮咳嗽方》)

泽泻汤

【诗歌】

清阳之位饮邪乘，眩冒频频苦不胜，

泽五为君术二两，补脾制水有奇能。(《金匮方歌括》)

【**组成**】泽泻五两　白术二两。

【**用法**】上二味，以水二升，煮取一升，分温再服。

【**主治**】心下有支饮，其人苦冒眩。

【**注释**】

受业林礼丰按：心者，阳中之阳。头者，诸阳之会。人之有阳气，犹天之有日也。天以日而光明，犹人之阳气会于头而目能明视也。夫心下有支饮，则饮邪上蒙于心，心阳被遏不能上会于巅，故有头冒目眩之病。仲师特下一"苦"字，是水阴之气荡漾于内，而冒眩之苦有莫可言传者，故主以泽泻汤。盖泽泻气味甘寒，生于水中，得水阴之气而能利水，一茎直上，能从下而上，同气相求，领水阴之气以下走，然犹恐水气下而复上，故用白术之甘温，崇土制水者以堵之，犹治水者之必筑堤防也。古圣用方之妙，有如此者；今人反以泽泻利水伐肾，多服伤目之说疑之。其说创于宋元诸医，而李时珍、张景岳、李士材、汪切庵辈和之，贻害至今弗熄。然天下人信李时珍之《本草》者，殆未读《神农本草经》耶？余先业师《神农本经小注》最详，愿业斯道者，三复之而后可。(《金匮方歌括·卷四·痰饮咳嗽方》)

心下有支饮，虽不正中，而迫近于心，是饮邪上乘清阳之位，故其人苦冒眩，泽泻汤主之。

上节（即本节，编者注）言心下支饮，用补土镇水法，不使水气凌心，则眩冒自平。(《金匮要略浅注·卷五·痰饮咳嗽病脉证并治第十二》)

厚朴大黄汤

【诗歌】

胸为阳位似天空，支饮填胸满不通，

尺朴为君调气分，四枚枳实六黄攻。（《金匮方歌括》）

【组成】厚朴一尺　　大黄六两　　枳实四枚。

【用法】上三味，以水五升，煮取二升，分温再服。

【主治】支饮胸满。

【注释】

陈元犀按：支饮者，有支派之别也。胸乃阳气之道路，饮为阴邪，言胸满者，乃阴占阳位，填塞胸中而作满也。君以厚朴者，味苦性温，为气分之药，苦降温开，使阳气通，则胸中之饮化矣；枳实形圆臭香，香以醒脾，圆主旋转，故用以为佐，继以大黄直决地道，地道通，则饮邪有不顺流而下出哉？

又按：小承气汤是气药为臣，此汤是气药为君，其意以气行而水亦行，意深矣。三物汤、小承气汤与此汤药品俱同，其分两、主治不同，学者宜细心研究。（《金匮方歌括·卷四·痰饮咳嗽方》）

此节指支饮在胸，进一层立论，云胸满者，胸为阳位，饮停于下，下焦不通，逆行渐高，充满于胸故也。主以厚朴大黄汤者，是调其气分，开其下口，使上焦之饮顺流而下。厚朴性温味苦，苦主降，温主散；枳实形圆味香，香主舒，圆主转，二味皆气分之药，能调上焦之气，使气行而水亦行也；继以大黄之推荡，直通地道，领支饮以下行，有何胸满之足患哉？此方药品与小承气同，其分两主治不同，学者宜潜心体认，方知古人用药之妙。（《金匮要略浅注·卷五·痰饮咳嗽病脉证并治第十二》）

小半夏汤

【诗歌】

呕家见渴饮当除，不渴应知支饮居，

半夏一升姜八两，源头探得病根锄。（《金匮方歌括》）

【组成】半夏一升　生姜半斤。

【用法】上二味，以水七升，煮取一升半，分温再服。

【主治】呕家本渴，渴者为欲解，今反不渴，心下有支饮故也。

【注释】

陈元犀按：支饮之症，呕而不渴者，旁支之饮未尽也。用小半夏汤者，重在生姜散旁支之饮，半夏降逆安胃，合之为涤饮下行之用。神哉！（《金匮方歌括·卷四·痰饮咳嗽方》）

小半夏汤歌见痰饮　治黄疸病，小便色不变，欲自利，腹满而喘，不可除热，热除必哕。哕者，此汤主之。

陈元犀按：《伤寒论》云：瘀热在里，身必发黄。此云小便色不变，欲自利者，可知内无瘀热矣。盖喘满属中气虚弱，故曰不可除热。师恐后人误投寒剂伤中，故立小半夏汤以救误治也。用半夏和胃以镇逆，生姜温理中脏，中温则升降自如，而喘满呕逆自愈。

又按：若中虚发黄者，余每用理中汤、真武汤等加茵陈蒿，多效。（《金匮方歌括·卷五·黄疸病方》）

陈元犀按：胃主纳谷，谷不得下者，胃气虚寒也。呕吐者，饮随寒气上逆也。胃虚饮逆，非温不能散其寒，非新不能降其逆。用半夏涤饮降逆，生姜温中散寒，使胃气温和，而呕吐自平。（《金匮方歌括·卷五·呕吐哕下利方》）

吐而干呕沫涎多，惟不胸满，不头痛，与吴茱萸汤证不同。以虚有微甚，邪有高下之别也。胃腑不责于厥阴，专责于阳明。虚寒气不和，姜夏等分磨浆水煮，数方小半夏汤、生姜半夏汤。相类颇分科。浆水甘酸，能调中引气，止呕哕。

参：与吴茱萸之降浊、干姜之温中不同。盖彼乃虚寒上逆，此乃客邪搏饮也。方即小半夏汤，不用姜而用汁者，以降逆之力少，散结之力多也。（《金匮方歌括·卷五·呕吐哕下利方》）

凡呕家必伤津液，本应口渴，渴者病从呕出为欲解，今反不渴，是胃中之客邪可尽，而边旁之水饮常存，饮气能制燥。心下有支饮故也，以小半夏汤主之。

此言支饮偏而不中，故不能与吐俱出也。小半夏汤散结蠲饮，且能降逆。（《金匮要略浅注·卷五·痰饮咳嗽病脉证并治第十二》）

黄疸病，实热得，小便当赤短，若小便色不变，而且欲自利，其无内热，确凿有据，可知其腹满而喘，非里实气盛，乃为虚满虚喘也。虽有疸热，亦不可以寒下之药除其热，热除则胃必寒而作哕。哕者，宜先调其胃，降其逆，然后消息治之。以小半夏汤主之。

此为黄疸之虚证误治增病，而出其救治之方，非谓小半夏汤即能治黄疸也。后人以理中汤加茵陈蒿，颇有意义。（《金匮要略浅注·卷七·黄疸病脉证并治第十五》）

有声有物为呕，有物无声为吐。诸呕吐，有寒有热，食入即吐，热也；朝食暮吐，寒也。而此则非寒非热，但觉痰凝于中，食谷不得下咽者，以小半夏汤主之。祛停饮，散气结，降逆安胃自效。

此为呕吐而谷不得下者，而出其总治之方也。（《金匮要略浅注·卷八·呕吐哕下利病脉证治第十七》）

小半夏加茯苓汤

【诗歌】

呕吐悸眩痞又呈，四苓升夏八姜烹，

膈间有水金针度，澹渗而辛得病情。（《金匮方歌括》）

【组成】半夏一升　生姜半斤　茯苓四两。

【用法】上三味，以水七升，煮取一升五合，分温再服。

【主治】卒呕吐，心下痞，膈间有水，眩悸。

【注释】

陈元犀按：水滞于心下则为痞，水凌于心则眩悸，水阻胸膈，则阴阳升降之机不利，为呕吐。方用半夏降逆，生姜利气，茯苓导水，合之为涤痰定呕之良方。（《金匮方歌括·卷四·痰饮咳嗽方》）

无物曰呕，有物曰吐，病人卒然呕吐，邪从上越，则心下宜空旷无碍，乃仍然心下痞，是膈间停蓄有水，水阻阳气不升，则眩水凌心主不安，则悸者，宜辛温以升上焦之痞，淡渗以通决渎之壅，以小半夏加茯苓汤方主之。

此言膈间有水之治法。《金匮要略浅注·卷五·痰饮咳嗽病脉证并治第十二》）

己椒苈黄丸

【诗歌】

肠中有水口带干，腹里为肠按部观，

椒己苈黄皆一两，蜜丸饮服日三餐。（《金匮方歌括》）

【组成】 防己　椒目　葶苈　大黄各一两。

【用法】 上四味末之，蜜丸如梧子大，先食饮服一丸，日三服，稍增，口中有津液。渴者，加芒硝半两。

【主治】 肠间有水气，腹满，口舌干燥。

【注释】

程氏曰：防己、椒目导饮于前，大黄、葶苈推饮于后，前后分消则腹满减而水饮行，脾气转而津液生矣。与上方互异处，当求其理。（《金匮方歌括·卷四·痰饮咳嗽方》）

中焦以下为腹，腹满，责在下焦，何以上焦见口舌干燥，此为肠间有水气，水尽趋于下，则不能复润于上矣，以己椒苈黄丸主之。前后分攻水结，水结开豁，则腹满可除，水化津生，则口燥可滋矣。

此下三节，俱言水病，水即饮也，饮之未聚为水，水之既聚为饮。师又统言之，以补上文所未备，此言肠间有水之治法。（《金匮要略浅注·卷五·痰饮咳嗽病脉证并治第十二》）

《外台》茯苓饮

【诗歌】

中虚不运聚成痰，枳二两参苓术各三，

姜四橘皮二两半，补虚消满此中探。（《金匮方歌括》）

【组成】茯苓　人参　白术各三两　枳实二两　橘皮二两半
生姜四两。

【用法】上六味，以水六升，煮取一升八合，分温三服，
如人行八九里，通作一服进之。

【主治】心胸中有停痰宿水，自吐出水后，心胸间虚，
气满不能食。消痰气，令能食。

【注释】

陈元犀按：人参乃水饮症之大忌，此方反用之，盖因自
吐出水后虚气作满，脾弱不运而设也。方中人参补脾气，白
术健胃气，生姜温中散寒气，茯苓降水气，橘皮、枳实化痰
运参术，徐徐斡旋于中，以成其补虚消食散满之妙用。此方
施于病后调养则可，若痰饮未散者，切不可用。（《金匮方歌
括·卷四·痰饮咳嗽方》）

此痰饮善后最稳当之方。（《金匮要略浅注·卷五·痰饮
咳嗽病脉证并治第十二》）

桂苓五味甘草汤

【诗歌】

青龙却碍肾元亏，上逆下流又冒时，

味用半升苓桂四，甘三扶土镇冲宜。(《金匮方歌括》)

【组成】桂枝　茯苓各四两　五味子半升　甘草三两，炙。

【用法】上四味，以水八升，煮取三升，去滓，分温三服。

【主治】青龙汤下已，多唾口燥，寸脉沉，尺脉微，手足厥逆，气从少腹上冲胸咽，手足痹，其面翕热如醉状，因复下流阴股，小便难，时复冒者，与此汤，治其气冲。按：脉沉微，支厥痹，面如醉，气冲时复冒，似少阴阴阳不交之症，学者可于临症时参辨之则可。

【注释】

陈元犀按：仲师五味子必与干姜同用，独此方不用者，以误服青龙之后冲气大动，取其静以制动，故暂停不用也。尤云：苓、桂能抑冲气使之下行，然逆气非敛不降，故以五味之酸敛其气，土厚则阴火自伏，故以甘草之甘补其中也。(《金匮方歌括·卷四·痰饮咳嗽方》)

青龙汤温散，惟有余之人宜之，若误施于下虚之人，其汤下咽已，即动其冲气，冲脉起于下焦，挟肾脉上行至喉咙，故多唾口燥，厥气上行，而阳气不治，故寸脉沉，尺脉微，手足厥逆，然多唾口燥，尚未显上冲之形也。甚者气从小腹上冲胸咽，手足厥逆，尚未至于痹也。甚者手足不用而痹，且其面色翕热如醉状，自腹而胸而咽而口而面，高之至也。然犹未至于脱，其上浮之阳，因腹下流阴股，而不归其源，以行气化以致小便甚难，然既已下流，而时复上冒者，其故何也？盖以肾邪挟冲大动，而龙雷之火无归，如电光之闪烁无定也。宜与茯苓桂枝五味甘草汤治其气冲。

此言误服青龙，动其冲气，特出救逆之方治也。

桂苓五味甘草去桂加姜辛汤
（苓桂五味姜辛汤）

【诗歌】

冲气低时咳满频，前方去桂益姜辛，

姜辛三两依原法，原法通微便出新。（《金匮方歌括》）

【组成】 茯苓四两　甘草　干姜　细辛各三两　五味子半升。

【用法】 上五味，以水八升，煮取三升，去滓，温服半升，日三服。

【主治】 治服前药冲气即低，而反更咳、胸满者，此汤主之。

【注释】

陈元犀按：前言气冲，是真阳上奔，必用桂、苓招纳之；此言气冲，是热药鼓之，只用半夏以降逆则愈。若冒而呕，半夏为止呕之神药也。一本去甘草，恐甘而助呕也。（《金匮方歌括·卷四·痰饮咳嗽方》）

今借苓桂味甘之方，服后冲气即低，而反更咳，胸满者，是下焦冲逆之气既平，而肺中之寒饮续出也。用桂苓五味甘草汤去桂加干姜、细辛以治其咳满。

此为肺中伏匿之寒饮，而出其方治也。桂气胜而主气，姜味胜而主形，以冲气即降，而寒饮在胸，寒饮为有形之病，重在形不重在气也。可知古人用药之严。

服前方咳满即止，而更复作渴，冲气复发者，以细辛、干姜为热药以逼之也，服之当遂渴。（《金匮要略浅注·卷五·痰饮咳嗽病脉证并治第十二》）

苓甘五味姜辛半夏汤

【诗歌】

咳满平时渴又加，旋而不渴饮余邪，

冒而必呕半升夏，增入前方效可夸。（《金匮方歌括》）

【组成】茯苓四两　甘草　细辛　干姜各三两　半夏　五味子各半升。

【用法】上六味，以水八升，煮取三升，去滓，温服半升，日三服。

【主治】服前药咳满即止，而更复渴，冲气复发者，以细辛、干姜为热药也。服之当遂渴，而渴反止者，为支饮也。支饮者，法当冒，冒者必呕，呕者复内半夏，以去其水。

【注释】

陈元犀按：前言气冲，是真阳上奔，必用桂、苓招纳之；此言气冲，是热药鼓之，只用半夏以降逆则愈。且冒而呕，半夏为止呕之神药也。一本去甘草，恐甘而助呕也。（《金匮方歌括·卷四·痰饮咳嗽方》）

水在胃者，为冒为呕；水在肺者，为喘为肺，今水去呕止，其人形肿者，胃气和而肺气未通也，用前方加杏仁主之。其证应内麻黄，以其人遂痹，故不内之；若逆而内之者，必厥，所以然者，以其人血虚，阳气无偶，发之最易厥脱，此方以杏仁代麻黄，因麻黄发其阳故也。

此为咳家形肿而出其方治也。（《金匮要略浅注·卷五·痰饮咳嗽病脉证并治第十二》）

苓甘五味姜辛半夏杏仁汤

【诗歌】

咳轻呕止肿新增，面肿须知肺气凝，

前剂杏加半升煮，可知一味亦规绳。（《金匮方歌括》）

【组成】茯苓_{四两} 甘草 细辛 干姜_{各三两} 半夏 五味 杏仁_{各半升}。

【用法】上七味，以水一斗，煮取三升，去滓，温服半升，日三服。

【主治】_{服前药}水去呕止，其人形肿者，_{肺气不行也}。加杏仁主之。其症应内麻黄，以其人遂痹，故不内之。若逆而内之者，必厥，所以然者，以其人血虚，麻黄发其阳故也。

【注释】

陈元犀按：形气，肺也。肺主皮毛，为治节之官。形肿者，肺气不行，凝聚不通故也。加杏仁者，取其苦泄辛开，内通肺气，外散水气。麻黄亦肺家之药，何以不用？虑其发越阳气而重伤津液也。（《金匮方歌括·卷四·痰饮咳嗽方》）

苓甘五味姜辛夏杏大黄汤

【诗歌】

面热如醉火邪殃，前剂仍增三两黄，

驱饮辛温药一派，别能攻热制阳光。（《金匮方歌括》）

【组成】茯苓_{四两} 甘草 细辛 干姜_{各三两} 半夏 五味

杏仁各半升　大黄三两。

【用法】上八味，以水一斗，煮取三升，去滓，温服半升，日三服。

【主治】面热如醉，此为胃热上冲熏其面，以前方加大黄以利之。

【注释】

陈元犀按：与冲气上逆、发热如醉者不同，彼因下焦阴中之阳虚，此不过肺气不利，滞于外而形肿，滞于内而胃热，但以杏仁利其胸中之气，大黄泄其胃中之热，则病愈矣。从咳逆倚息起至此，六方五变为结局，学者当留心细认。

文蛤散

【诗歌】

文蛤散原只一味，变散为汤七物汇，

麻杏甘石姜枣加，《金匮》采来诚足贵。（《伤寒真方歌括》）

水噀原逾汗法门，肉中粟起更增烦，

意中思水还无渴，文蛤磨调药不繁。（《金匮方歌括》）

【组成】文蛤五两。

【用法】上一味，为散，以沸汤和一方寸匕服。汤用五合。

【主治】津液枯燥，渴欲饮水不止。

【注释】

陈元犀按：太阳病不发汗，而以水噀之，致在表之阳反退却于内而不得去。师取文蛤为散，味咸质燥，以渗散其水气。若不瘥者，用五苓助其脾以转输之，俾仍从皮肤而散也。柯韵伯谓此等轻剂，恐难散湿热之重邪。《金匮要略》云：渴欲饮水不止者，文蛤散主之。又云：吐后，渴欲得水而贪饮者，文蛤汤主之；兼主微风脉紧头痛。审证用方，则彼用散而此则用汤为宜。

陈元犀按：与伤寒论文蛤散症不同。《伤寒论》云：肉上粟起，反不渴者，水寒浸肺，涌于外，遏于上，其热被却不得出也。文蛤入肺降肺气，除湿热，利小便，取其以壳治壳之义也。本节云渴欲饮水不止者，上无水湿遏郁，中有燥热上焚，脾干胃燥，不能生津滋渴，饮水不止者，燥甚也。水性轻和，不能生津润燥，文蛤则味咸寒，能育阴润燥，洒除热气，下出小便，燥热除，阴液长，而渴饮平矣。（《金匮方歌括·卷四·消渴小便不利淋病方》）

太阳病应发汗，而以水溅之，外寒制其内热，以致渴欲饮水不止者，非味咸质燥，不能渗散其水气，以文蛤散主之。此更与真消渴证相隔霄壤也。（《金匮要略浅注·卷五·消渴小便不利淋病脉证治第十三》）

瓜蒌瞿麦丸

【诗歌】

小便不利渴斯成，水气留中液不生，

三两薯苓瞿一两，一枚附子二蒌行。（《金匮方歌括》）

【组成】 薯蓣　茯苓各三两　瓜蒌根二两　附子一枚炮　瞿麦一两。

【用法】 上五味末之，炼蜜丸如梧子大，饮服二丸，日三服；不知，增至七八丸，以小便利，腹中温为知。

【主治】小便不利者，有水气，其人若渴者，宜之。

【注释】

陈元犀按：《内经》云：膀胱者，州都之官，津液存焉，气化则能出矣。余于气化能出之义，而借观之烧酒法，益恍然悟矣，酒由气化，端赖锅下之火力，方中附子补下焦之火，即其义也；酒酿成之水谷，收于锅内而蒸之，其器具亦须完固，方中茯苓、薯蓣补中焦之土，即其义也；锅下虽要加薪，而其上亦要频换凉水，取凉水之气，助其清肃以下行，则源源不竭，方中瓜蒌根清上焦之力，即其义也；至于出酒之窍道，虽云末所当后，亦须去其积垢而通达，方中瞿麦一味专通水道，清其源而并治其流也。方后自注"腹中温"三字，大有深义。(《金匮方歌括·卷四·消渴小便不利淋病方》)

膀胱为通身之水道，今小便不利者，为膀胱之气不化，便知其有停而不行之水气，设令不渴，则病止在于膀胱也。其人若渴，是中焦土弱，津液不能布散于上，而转输于下，且上焦有热而干涸，其气化不达于州都也。以瓜蒌瞿麦丸主之。

此言小便不利，求之膀胱，然膀胱之所以能出者，气化也，气之所以化者，不在膀胱而在肾。故清上焦之热，补中焦之虚，行下焦之水，各药中加附子一味，振作肾气，以为诸药之先锋。方后自注"腹中温"三字，为大眼目，即方肾气丸之方也。(《金匮要略浅注·卷五·消渴小便不利淋病脉证治第十三》)

陈修园曰：尿窍一名气门，以尿由气化而出也。气者，阳也；阳得阴则化。若热结下焦，上无口渴之症，以此丸清

下焦之热；则小便如涌矣。此症若口渴，宜《济生》肾气丸、《金匮》瞿麦丸主之。（《时方歌括·卷上·通可行滞》）

蒲灰散

【诗歌】

小便不利用蒲灰，平淡无奇理备该，

半分蒲灰三分滑，能除湿热莫疑猜。（《金匮方歌括》）

【组成】蒲灰半分　滑石三分。

【用法】上二味杵为散，饮服方寸匕，日三服。

【主治】小便不利。

【注释】

若无水气而渴。止是小便不利，其证不杂，其方亦不必求深，审系湿热，蒲灰散主之。（《金匮要略浅注·卷五·消渴小便不利淋病脉证治第十三》）

逆而不顺谓之厥，而皮水浸淫日久，腐溃而出水者，厥而不顺之证也。宜用外敷之法，以蒲灰散主之。

此言皮水溃烂谓之厥，出其外治之方也。诸家俱作水伤阳气而厥冷解，误矣。此照钱太医定之。（《金匮要略浅注·卷六·水气病脉证并治第十四》）

滑石白鱼散

【诗歌】

滑石余灰与白鱼，专司血分莫踌躇，

药皆平等擂调饮，水自长流不用疏。(《金匮方歌括》)

【组成】滑石　乱发_烧　白鱼_{各二分}。

【用法】上三味杵为散，饮服方寸匕，日三服。

【主治】小便不利。

【注释】

_{若系血分，即用}滑石白鱼散。(《金匮要略浅注·卷五·消渴小便不利淋病脉证治第十三》)

茯苓戎盐汤

【诗歌】

一枚弹大取戎盐，茯苓半斤火自潜，

更有白术二两佐，源流不滞自濡沾。(《金匮方歌括》)

【组成】茯苓_{半斤}　白术_{二两}　戎盐_{弹子大一枚}。

【用法】上三味，先将茯苓、白术煎成，入戎盐再煎，分温三服。

【主治】小便不利。

【注释】

陈元犀按：蒲灰散主湿热气分，滑石白鱼散主血分，茯苓戎盐汤入肾除阴火。二散可疗外疮，多效。(《金匮方歌括·卷四·消渴小便不利淋病方》)

越婢汤

【诗歌】

一身悉肿属风多，水为风翻涌巨波，

二草三姜十二枣，石膏八两六麻和。(《金匮方歌括》)

【组成】麻黄六两　石膏半斤　生姜三两　甘草二两　大枣十二枚。

【用法】上五味，以水六升，先煮麻黄，去上沫，内诸药，煮取三升，分温三服。恶风加附子一枚；风水加术四两。

【主治】风水恶风，一身悉肿，脉浮不渴，续自汗出，无大热。

【注释】

陈元犀按：恶风者，风也。一身悉肿者，水也。脉浮者，风发也。风为阳邪，风动则水火战而浪涌矣，涌于上则不渴，涌于外则续自汗出。云无大热者，热被水蔽，不得外越，内已酝酿而成大热矣。前章云身重，为湿多；此章云一身悉肿，为风多。风多气多热亦多，系属猛风，故君以石膏重镇之品，能平息风浪以退热，引麻黄直越其至阴之邪，协生姜散肌表之水，一物而两握其要也。又以枣、草安中养正，不虑其过散伤液，所以图万全也。(《金匮方歌括·卷四·水气病方》)

魏子千曰：入于肌络者，宜桂枝汤；肌气之在里者，宜越婢汤；络气之入里者，宜白虎汤。(《伤寒论浅注·卷三·辨太阳病脉证篇》)

风水证，身重则为湿多，而此则恶风，一身悉肿，则为风多；脉浮不渴，病在表而不在里也；身原无汗，而续偶见其自汗出，身无大热，其微热不去，为表实也。以越婢汤主之。

徐忠可云：上节身重则湿多，此节一身悉肿则风多，风多气多热亦多，且属急风，故欲以猛剂铲之。恶寒为卫虚，加附子。古今录验加术，并驱湿矣。(《金匮要略浅注·卷

六·水气病脉证并治第十四》）

喘促诗：喘分内外实虚医，内_{饮小半}夏_汤外_{感小青}龙两路驰；气阻实痰葶苈下，_{大枣泻肺汤}。肺为实胀越婢_汤施；虚而不运_{脾虚不运六君子汤}助，虚若离根_{肾气上奔}真武_汤追；导引利便_{小便}呼吸辨，_{呼气短，宜从太阳以化气；吸气短，宜从少阴以纳气}。桂甘_{苓桂甘术汤}肾气丸古遗规。_{此首限于字母，四字化为六字，俱要平提明提出，故不能合法。}（《医学实在易·卷四·热证》）

越婢加术汤

【诗歌】

里水脉沉面目黄，水风相搏湿为殃，

专需越婢平风水，四两术司去湿良。（《金匮方歌括》）

【组成】麻黄_{六两}　石膏_{半斤}　生姜　甘草_{各二两}　大枣_{十五枚}　白术_{四两}。

【用法】上六味，以水六升，先煮麻黄，去上沫，内诸药，煮取三升，分三服。

【主治】里水，一身面目黄肿，其脉沉，小便不利，故令病水。假令小便自利，此亡津液，故令渴。

【注释】

陈元犀按：水被热蓄，气为湿滞，致外不得通阳而作汗，内不能运气而利水，故令病水。云：假令小便自利三句，疑非里水病也。越婢汤发肌表之邪，以清内蓄之热，加白术运中土，除湿气，利其小便，此分消表里法也。或云：越婢散肌表之水，加白术止渴生津也。

　　风水，皮水之外，有正水而兼色黄，名里水。里水虽无发汗之法，而邪盛正不衰者，亦必藉麻黄之力深入其中，透出于外，以收捷效。今色黄是湿热相杂于内，宜此汤（越婢加术汤，编者注）；如寒气凝结于内，宜甘草麻黄汤。（《金匮方歌括·卷四·水气病方》）

　　风水、皮水之外，又有湿热郁于里，为里水者，一身面目黄肿，其分别处在于黄，若黄而汗出亦黄，则为黄汗，身黄而无汗出，则为里水，水在里，故其脉不浮而沉，热久郁，故小便不利，积于内者，溢于外。故令病水。假令小便自利，不因此自利而除其黄肿，反因此自利而亡其津液，津液亡故令渴，以越婢加术汤主之。方见中风。

　　一身面目黄肿，谓之里水，乃风水深入肌肉，非脏腑之表里也，膝实无汗，胃热内向，欲迅除其热，越婢加术汤主之。欲迅发其汗，甘草麻黄汤亦主之。

　　尤在泾云：越婢加术，是治其水，非治其渴也。以其身面悉肿，故取麻黄之发表；以其肿而且黄，知其湿中有热，故取石膏之清热，与白术之除湿；不然，则渴而小便利者，而顾犯不可发汗之戒耶！或云此治小便利，黄肿未去者之法，越婢散肌表之水，白术止渴生津也，亦通。（《金匮要略浅注·卷六·水气病脉证并治第十四》）

防己茯苓汤

【诗歌】

　　四肢聂聂动无休，皮水情形以此求，
　　己桂芪三草二两，茯苓六两砥中流。（《金匮方歌括》）

【组成】防己　黄芪　桂枝各三两　茯苓六两　甘草二两。

【用法】上五味，以水六升，煮取二升，分温三服。

【主治】皮水四肢肿，水气在皮肤中，四肢聂聂动。

【注释】

徐忠可云：药亦同防己黄芪汤（防己一两、甘草半两炙、白术七钱半、黄芪一两一分），但去术加桂、苓者，风水之湿在经络近内，皮水之湿在皮肤近外，故但以苓协桂，渗周身之湿，而不以术燥其中气也。不用姜、枣者，湿不在上焦之营卫，无取乎宣之也。（《金匮方歌括·卷四·水气病方》）

陈修园曰：金匮防己茯苓汤，治皮水，此症因肺闭则水不下而泛溢皮肤，状与风水相似，但不恶寒为度。（《医学实在易·卷八·补遗并外备诸方》）

甘草麻黄汤

【诗歌】

里水原来自内生，一身面目肿黄呈，

甘须二两麻黄四，气到因知水自行。（《金匮方歌括》）

【组成】甘草二两　麻黄四两。

【用法】上二味，以水五升，先煮麻黄，去上沫，内甘草，煮取三升，温服一升，重覆汗出，不汗，再服。慎风寒。

【主治】里水病。

【注释】

陈蔚按：麻黄发汗最捷。徐灵胎谓其无气无味，不专一

经，而实无经不到。盖以出入于空虚之地，凡有形之气血，不得而御之也。(《金匮方歌括·卷四·水气病方》)

麻黄附子汤、杏子汤

【诗歌】

甘草麻黄二两佳，一枚附子固根荄，

少阴得病二三日，里证全无汗岂乖。(《长沙方歌括》)

【组成】甘草二两炙　麻黄三两　附子一枚炮。

【用法】上三味，以水七升，先煮麻黄一两沸，去上沫。纳诸药，煮取三升，去滓。温服一升。日三服。

【主治】水之为病，其脉沉小，属少阴。浮者为风，无水虚胀者为气。水，发其汗即已。脉沉者，宜麻黄附子汤；浮者，宜杏子汤。

【注释】

陈元犀答曰：非也。麻杏甘石汤，《伤寒论》治发汗后汗出而喘，主阳盛于内也。本节云：水之为病，发其汗即已。未云热之为病自汗出也。盖麻杏甘石汤治内蕴化热自汗出之症，此水之为病，发其汗为宜，则麻杏甘石汤不可用矣。客又曰：何以知杏子汤，方用麻黄而不用石膏乎？余答曰：师云：水病发其汗即已。故知其必用麻黄，而不用石膏矣。夫以石膏质重，寒凉之性能除里热，清肺胃，同麻黄、杏仁降逆镇喘，外则旋转于皮毛，用之退热止汗则可，用之发表驱寒则不可耳。然则此篇师言脉沉小属少阴，用附子温经散寒，主石水之病，即可知脉浮属太阳，用杏子启太阴之气，主正水之病，为变其脉症言之也。恐石膏之凝寒，大有关于脾肾，故不可用焉。高明如徐忠可及二张二程，俱疑为麻杏甘石汤。甚矣！读书之难也。而余以为其即麻黄、杏仁、甘草三味，不知是否？以俟后之学者，客悦而去。（《金匮方歌括·卷四·水气病方》）

水之为病，其脉沉小，属少阴，即为石水，彼夫浮者为风，即是风水，其内无水，而为虚胀者，其病不为水而为气，气病不可发汗，水病发其汗即已。然而发汗之法，各有不同，若脉沉者，水在少阴，当温其经，宜麻黄附子汤；脉浮者，水在皮毛，当通其肺，宜杏子汤。（《金匮要略浅注·卷六·水气病脉证并治第十四》）

少阴证有化寒化热两途，施治不外回阳、救阴二法，人固知之矣。而抑知回阳之中，而有兼汗兼温之异乎？论云：少阴病始得之，反发热，麻黄附子细辛汤主之。又云：少阴病，得之二三日，麻黄附子甘草汤微发汗，以二三日无里证，故微发汗也。盖二症俱以少阴而得太阳之热，故用麻黄以发汗。因二症之脉俱沉，用附子以固肾，肾固则津液内守，汗不伤阴。一合细辛，犹麻黄汤急汗峻剂；一合甘草，犹桂枝缓汗之和剂也。（《伤寒真方歌括·卷五·少阴全篇方法》）

少阴病反发热，自始得之以及二三日，值少阳主气之期，阴枢藉阳枢以转出，宜麻黄附子甘草汤微发其汗。夫太阳主表，而内合于少阴；少阴主里，而外合于太阳。今以二三日无少阴之里证，止是发热得太阳之表证，故微发汗也。

此言少阴得太阳之表证，二三日可微发汗。（《伤寒论浅注·卷五·辨少阴病脉证篇》）

但欲寐，少阴编。少阴居太阴厥阴之界，谓之阴枢，有寒有热。论以脉微细、但欲寐为提纲。寒用麻黄附子细辛汤、麻黄附子甘草汤及白通汤、通脉四逆汤。（《医学三字经·卷二·伤寒温疫第二十二》）

石水，谓下焦水坚如石也。其脉自沉，外证少腹满，不喘。

此即麻黄附子甘草汤，分两略异。即以温经散寒之法，变为温经利水之妙。（《医学三字经·卷三·石水》）

石水病在脐下，阴邪多沉于下，法用麻黄附子甘草汤，重在附子以破阴也。（《时方妙用·卷二·肿症》）

黄芪芍药桂枝苦酒汤

【诗歌】

黄汗脉沉出汗黄，水伤心火郁成殃，

黄芪五两推方主，桂芍均三苦酒勷。（《金匮方歌括》）

【组成】黄芪五两　芍药　桂枝各三两　苦酒一升。

【用法】上三味，以苦酒一升、水七升相合，煮取三升，温服一升，当心烦，服至六、七日乃解。若心烦不止者，以苦酒故也。

【主治】黄汗病，身体肿，发热，汗出而渴，状如风水，汗沾衣，色正黄如柏汁，脉自沉，从何得之？以汗出入水中浴，水从汗孔入得之。

【注释】

陈元犀按：桂枝行阳，芍药益阴，黄芪气味轻清，外皮最厚，故其达于皮肤最捷，今煮以苦酒，则直协苦酒之酸以止汗，但汗出于心，止之太急，反见心烦，至六七日，正复邪退，烦必自止。而不止者，以苦酒阻其余邪未尽故也。

又按：凡看书宜活看，此证亦有从酒后汗出当风所致者，虽无外水，而所出之汗，是亦水也。凡脾胃受湿，湿久生热，湿热交蒸而成黄，皆可以汗出入水浴之意悟之也。（《金匮方歌括·卷四·水气病方》）

问曰：汗出黄色，而身不黄，与发黄之证异，别其名曰黄汗。黄汗之为病，身体肿，发热汗出而渴，状如风水，汗沾衣，色正黄，如柏汁，脉自沉。前此详其病状，而其病源，何从得之？请再申言，而出其方治。师曰：以汗出入水中浴，水从汗孔入得之，盖汗出则腠疏，客水之气从毛孔而伤其心，故水火相蒸而色黄，水气搏结而脉迟，然此证亦有从酒后汗出当风所致者，虽无外水，而所出之汗，因风内返，亦是水也。凡脾胃受湿，湿久生热，湿热交蒸而成黄者，皆可以汗出入水之气推之也。宜芪芍桂酒汤主之。

此为黄汗证出其方治也。

尤在泾云：黄汗之病，与风水相似，但风水脉浮而黄汗脉沉，风水恶风而黄汗不恶风为异。其汗沾衣色正黄如柏汁，则黄汗之所独也。风水为风气外合水气，黄汗为水气内热遏气，热被水遏，水与热得，交蒸互郁，汗液则黄，黄芪、桂枝、芍药行阳益阴，得苦酒则气益和而行愈周，盖欲使营卫通行，而邪气毕达耳。云苦酒阻者，欲行而未得遽行，久积药力，乃自行矣。故曰：服至六七日乃解。又云：前第二条云：小便通利，上焦有寒，其口多涎，此为黄汗。第四条云：身肿而冷，状如周痹，此云黄汗之病，身体肿，发热，汗出而渴。后又云：剧者不能食，身疼重，小便不利。何前后之不侔也。岂新久微甚之辨钦？夫病邪初受，其未郁为热者，则身冷小便利，口多涎，其郁久而热甚者，则身热而渴，小便不利，亦自然之道也。(《金匮要略浅注·卷六·水气病脉证并治第十四》)

桂枝加黄芪汤

【诗歌】
　　黄汗都由郁热来，历详变态费心裁，
　　桂枝原剂芪加二，啜粥重温令郁开。(《金匮方歌括》)

【组成】桂枝　芍药　生姜各三两　甘草　黄芪各二两　大枣十二枚。

【用法】上六味，以水八升，煮取三升，温服一升，须臾啜热稀粥一升余以助药力，温覆，取微汗；若不汗，更服。

【主治】黄汗之病，两胫自冷，假令发热，此属历节。食已汗出，又身常暮盗汗出者，此荣气也。若汗出已，反发热者，久久其身必甲错；发热不止者，必生恶疮。若身重，汗出已辄轻者，久久必身瞤，瞤即胸中痛，又从腰以上汗出，下无汗，腰髋弛痛，如有物在皮中状，剧者不能食，身疼痛，烦躁，小便不利，此为黄汗。

【注释】
　　陈元犀按：黄疸症多由湿热内郁而成，为病在内也。郁在内者，宜内解，故曰当利其小便，小便通则所郁皆去矣。假令脉浮者，病在肌表也，当外解，故曰当以汗解之。桂枝汤解肌发表，加黄芪助之，以黄芪有发汗退黄之专长也。

（《金匮方歌括·卷五·黄疸病方》）

黄汗之病，_{阳被郁而不下通，则}两胫自冷；_{身热而胫冷，为黄汗之的证。}假令一身中尽发热，此属历节。_{不为黄汗也。然黄汗郁证也。汗出则有外达之机，}若食已汗出，_{乃荣中之热，因气之动而外浮。}又身常于入暮盗汗出者，_{乃荣中之热，乘阳之间而潜出。此皆责之荣气之热也。}若汗出已，反发热，_{是热与汗俱出于外也。}久久其身必甲错；发热不止者，必生恶疮。_{所谓自内之外，而盛于外是也。}若身重，汗出已，辄轻者，_{是湿与汗俱出也，然湿虽出，而阳亦伤。}久久必身𥆧，_{𥆧即胸中痛，}又若从腰以上汗出，腰以下无汗，_{是阳上通，而下不通也，故}腰髋弛痛，如有物在皮中之状，_{不能便捷，更有病剧而未经得汗}者，_{则窒于胸而}不能食，_{壅于肉里而}身疼重，_{郁于心而}烦躁，_{闭于下而}小便不利，_{此其进退微甚之机，不同如此，而要皆水气伤心之所致，可以指之曰：}此为黄汗，以桂枝加黄芪汤主之。

此言黄汗变证不一，总缘发黄本为郁病，得汗不能透彻，则郁热不得外达，所以又出一桂枝加黄芪之方法也。（《金匮要略浅注·卷六·水气病脉证并治第十四》）

桂枝加黄芪汤《金匮》。黄汗之病，两胫自冷，盗汗出。汗已反发热，久久身必甲错，发热不止者，必生恶疮。若身重汗出已辄轻者，久久必身𥆧，𥆧即胸中痛。又从腰以上汗出，下无汗，腰髋弛痛，如有物在皮中状。剧者不能食，身疼重，烦躁小便不利。_{以上皆黄汗之变证，师备拟之，以立治法。兹因集隘，不能全录，只辑其要。}此为黄汗。_{言变证虽多，而其源总由水气伤心所致。结此一句，见治法不离其宗。}（《医学三字经·卷三·黄汗》）

桂甘姜枣麻辛附子汤
（桂枝去芍药加麻黄细辛附子汤）

【诗歌】

心下如盘边若杯，辛甘麻二附全枚，

姜桂三两枣十二，气分须从气转回。（《金匮方歌括》）

【组成】桂枝　生姜各三两　细辛　甘草　麻黄各二两　附子一枚炮　大枣十二枚。

【用法】上七味，以水七升，先煮麻黄，去上沫，内诸药，煮取二升，分温三服，当汗出，如虫行皮中，即愈。

【主治】心下坚，大如盘，边如旋盘。

【注释】

参：此证是心肾交病，上不能降，下不能升，日积月累，如铁石难破。方中用麻黄、桂枝、生姜以攻其上，附子、细辛以攻其下，甘草、大枣补中焦以运其气。庶上下之气交通，而病可愈，所谓大气一转，其结乃散也。（《金匮方歌括·卷四·水气病方》）

病在气分，大气下转，其心下坚，大如盘，边如旋盘，其势亦已甚矣。然不直攻其气，而止用辛甘温药行阳而化气，以桂甘姜枣麻辛附子汤主之。

此承上节气分之结病而出其方治也。（《金匮要略浅注·卷六·水气病脉证并治第十四》）

天雄补上焦之阳，而下行入肾，犹天道下济而光明，而又恐下济之气潜而不返，故取细辛之一茎直上者以举之。牡桂暖下焦之水，而上通于心，犹地轴之上出而旋运，而又恐其上出之气止而不上，故取麻黄之走而不守者以鼓之。人身小天地，惟健运不息，所以有云行雨施之用，若潜而不返，则气不外濡而络脉虚，故用姜、枣、甘草化气生液，以补络脉。若止而不上，则气聚为火而小便难，故以知母滋阴化阳，以通小便。且知母治肿，出之《神农本草经》，而《金匮》治历节风脚肿如脱，与麻黄、附子并用，可以此例而明也。此方即仲景桂甘姜枣麻辛附子汤加知母一味，主治迥殊，可知经方之变化如龙也。（《时方妙用·卷二·肿症》）

枳术汤

【诗歌】

心下如盘大又坚，邪之结散验其边，

术宜二两枳枚七，苦泄转疗水饮愆。（《金匮方歌括》）

【组成】枳实七枚　白术二两。

【用法】上二味，以水五升，煮取三升，分温三服，腹中软即当散也。

【主治】水饮所作，心下坚，大如盘，边如旋盘。

【注释】

陈蔚按：言水饮，所以别于气分也。气无形，以辛甘散之；水有形，以苦泄之。方中取白术之温以健运，枳实之寒以消导，意深哉。

此方与上方互服，亦是巧法。（《金匮方歌括·卷四·水气病方》）

陈修园曰：若夫病源不同，而病形相类者，不可不辨而药之。心下坚，大如盘，边如旋盘，当于所言之病因病证细辨，而知其系水饮所作，乃气分之大分别也。水有形，药宜苦泄，以枳术汤主之。

此言水饮以别乎气分，亦借宾以定主也。（《金匮要略浅注·卷六·水气病脉证并治第十四》）

以桂甘姜枣扶上焦之阳，而和其胃气，但令上之阳气充，能御相侵之阴气足矣。（《金匮要略浅注·卷九·妇人妊娠病脉证治第二十》）

心下结聚如盘者，宜桂枝汤去芍药，加麻黄、附子、细辛，日服二剂，夜服一剂，取微汗，令大气一转，其结乃散，即以枳术汤，苦以泄其满，此仲景圣法也。此病属寒者多，故列于寒证。（《医学实在易·卷三·寒证》）

言水饮所以别于气分也，气无形以辛甘散之，水有形以苦泄之，方中取白术之温以健运，枳实之寒以消导，意深哉！胃为阳，阳常有余；脾为阴，阴常不足，胃强脾弱，则阳与阴绝矣！脾不能为胃行其津液，则水饮矣。方中用术以补脾，用枳以抑胃，脏腑分理，所以治水饮之源易，老逞其庸浅之见，变汤为丸，只认为一补一消之法，学者切勿述此陋语，为有识者笑。（《医学实在易·卷六·寒证》）

硝石矾石散

【诗歌】

身黄额黑足如烘，腹胀便溏晡热丛，

等分矾硝和麦汁，女劳疸病夺天工。（《金匮方歌括》）

【组成】硝石_{熬黄}　矾石_{烧等分}。

【用法】上二味为散，大麦粥汁和，服方寸匕，日三服。病随大小便去，小便正黄，大便正黑，是其候也。

【主治】黄家日晡所发热，而反恶寒，此为女劳得之；膀胱急，少腹满，身尽黄，额上黑，足下热，因作黑疸，其腹胀如水状，大便必黑，时溏，此女劳之病，非水病也。腹满者难治。

【注释】

徐忠可云：硝能散虚郁之热，为体轻脱，而寒不伤脾；矾能却水，而所到之处邪不复侵，如纸既矾，即不受水渗也。以大麦粥调服，益土以胜水，合而用之，则散郁热，解肾毒。其与气血阴阳、汗下补泻等法，毫不相涉，所以为佳。（《金匮方歌括·卷五·黄疸病方》）

陈修园曰：_{凡发热而不恶寒，为阳明病。若}黄家，_{当申酉之时，名曰}日晡所_{应其时}发热，而反恶寒，_{此非阳明热证，}为女劳得之；_{以女劳之病在肾，肾之腑为膀胱，申时气血注于膀胱，酉时气血注于肾也。肾为热迫，则}膀胱必急，_{膀胱既急，则}少腹_亦满，_{其一}身_虽尽黄，_而额上_独黑，_{一身虽尽热，}而足下_尤热，因_{此病势浸淫，肾邪遍于周身，不独额上，而身上俱}作黑疸，_{然其中犹有可疑者，腹胀便溏，证同脾湿，然究}其腹胀_{非水，}而如水状，大便必_变黑，_而时溏，此女劳之病，_{肾热而气内结，非脾湿而水不行之为}病也。_{但证兼腹满者，为阳气并伤，较为难治，以硝石矾石散主之。}

此为女劳疸出其方治也。立论独详，所以补前之未备也。（《金匮要略浅注·卷七·黄疸病脉证并治第十五》）

栀子大黄汤

【诗歌】

酒疸懊𢙋郁热蒸，大黄二两豉盈升，

栀子十四枳枚五，上下分消要顺承。(《金匮方歌括》)

【组成】栀子十四枚 大黄二两 枳实五枚 豉一升。

【用法】上四味，以水六升，煮取二升，分温三服。

【主治】酒疸，心中懊𢙋，或热痛。

【注释】

陈元犀按：栀子、豆豉彻热于上，枳实、大黄除实去满于下，此所谓上下分消，顺承热气也。

徐忠云：因酒徒阴分大伤，故不用燥药以耗其津，亦不用渗药以竭其液，谓热散则湿不能留也。凡治湿热而兼燥者，于此可悟。(《金匮方歌括·卷五·黄疸病方》)

猪膏发煎

【诗歌】

诸黄腹鼓大便坚，古有猪膏八两传，

乱发三枚鸡子大，发消药熟始停煎。(《金匮方歌括》)

【组成】猪膏半斤 乱发如鸡子大三枚。

【用法】上二味，和膏中煎之，发消药成，分再服，病从小便出。《千金》云：太医校尉史脱家婢黄病服此，胃中燥粪下便差，神验。

【主治】黄疸病。

【注释】

陈元犀按：猪膏主润燥，发灰主通小便。故《神农本草经》有自还神化句最妙，谓发为血余，乃水精奉心化血所生。今取以炼服，仍能入至阴之脏，助水精以上奉心脏之神，以化其血也。沈自南谓寒湿入于血分，久而生热，郁蒸气血不利，证显津枯血燥，皮肤黄而暗晦，即为阴黄，当以此治之。且热郁既久，阴血无有不伤，治者皆宜兼滋其阴，故曰诸黄主之。（《金匮方歌括·卷五·黄疸病方》）

此言黄疸中另有一种燥证，饮食不消，胃胀有燥屎者，而出其方治也。徐氏谓为谷气实所致，并述治友人骆天游黄疸，腹大如鼓，百药不效，服猪膏发灰各四两，一剂而愈。

按：此条师止言诸黄二字，而未详其证，余参各家之说而注之，实未惬意。沈自南注，浮浅又极附会，余素不喜，惟此条确有悟机，姑录而互参之。其云，此黄疸血分通治之方也。寒湿入于血分，久而生热，郁蒸气血不利，证显津枯血燥，皮肤黄而暗晦，即为阴黄，当以猪脂润燥，发灰入血和阴，俾脾胃之阴得其和，则气血不滞，而湿热自小便去矣。盖疸皆因湿热郁蒸，相延日久，阴血必耗，不论气血二分，皆宜兼滋其阴，故云诸黄主之。

胃气下泄，不从大便为失气，而从前阴吹出而正喧，谓其连续不绝，喧然有声。此谷气之实大便不通故也，以猪膏发煎主之。取其滋润以通大便，则气从大便而出，此通而彼塞也。

尤在泾云：黄疸之病，湿热所郁也，故在表者汗而发之，在里者攻而去之，此大法也。乃亦有不湿而燥者，则变清利为润导，如猪膏发煎之治也。（《金匮要略浅注·卷七·黄疸病脉证并治第十五》）

尤在泾云：谷气实者，大便结而不通，是以阳明下行之气，不得从其故道，而乃别走旁窍也。猪膏发煎，润导大便。便通气自归矣。（《金匮要略浅注·卷九·妇人杂病脉证并治第二十二》）

茵陈五苓散

【诗歌】

疸病传来两解方，茵陈末入五苓尝，

五苓五分专行水，茵陈十分却退黄。（《金匮方歌括》）

【组成】茵陈十分　五苓散五分。

【用法】上二味和，先食饮服方寸匕，日三服。

【主治】黄疸病湿重于热者。

【注释】

陈元犀按：五苓散功专发汗利水，助脾转输；茵陈蒿功专治湿退黄，合五苓散为解郁利湿之用也。盖黄疸病由湿热瘀郁，熏蒸成黄，非茵陈蒿推陈致新，不足以除热退黄；非五苓散转输利湿，不足以发汗行水。二者之用，取其表里两解，为治黄之良剂也。（《金匮方歌括·卷五·黄疸病方》）

黄疸病，审其当用表里两解法者，以茵陈五苓散主之。若夫脉沉腹满在里，则为大黄硝石汤证。脉浮无汗在表，则为桂枝加黄芪汤证矣。当知此方非治黄通用之方。

此为黄疸而出表里两解之方也。徐云，治黄疸不责补，存此以备虚证耳。（《金匮要略浅注·卷七·黄疸病脉证并治第十五》）

大黄硝石汤

【诗歌】

自汗屎难腹满时，表和里实贵随宜，

硝黄四两柏同数，十五枚栀任指麾。（《金匮方歌括》）

【组成】大黄　黄柏　硝石各四两　栀子十五枚。

【用法】上四味，以水六升，煮取二升，去滓，内硝更煮取一升，顿服。

【主治】黄疸腹满，小便不利而赤，自汗出，此为表和里实。

【注释】

陈元犀按：黄疸病湿热交郁，不得外通，今自汗出者，外已通也。腹满、小便不利而赤者，湿热仍实于里也。实者当下，故用大黄除满去实，硝石领热气下趋二便，又以黄柏除湿退黄，栀子散热解郁。湿热散，二便调，则里气亦和矣。（《金匮方歌括·卷五·黄疸病方》）

黄疸病，审其当用表里两解法者，以茵陈五苓散主之。若夫脉沉腹满在里，则为大黄硝石汤证。（《金匮要略浅注·卷七·黄疸病脉证并治第十五》）

《千金》麻黄醇酒汤

【诗歌】

黄疸病由郁热成，驱邪解表仗雄兵，

五升酒煮麻三两，春换水分去酒烹。（《金匮方歌括》）

【组成】麻黄_{三两}。

【用法】上一味，以美酒五升，煮取二升半，顿服尽。冬月用酒，春月用水煮之。

【主治】黄疸。

【注释】

陈元犀按：麻黄轻清走表，乃气分之药，主无汗表实症。黄疸病不离湿热之邪，用麻黄醇酒汤者，以黄在肌表荣卫之间，非麻黄不能走肌表，非美酒不能通荣卫，故用酒煮以助麻黄发汗，汗出则荣卫通，而内蕴之邪悉从外解耳。（《金匮方歌括·卷五·黄疸病方》）

此方载于《千金要方》卷十伤寒发黄门，适于熏灼黄疸初期，寒湿表实无汗而发热，恶寒脉浮者。

半夏麻黄丸

【诗歌】

心悸都缘饮气维，夏麻等分蜜丸医，

一升一降存其意，神化原来不可知。（《金匮方歌括》）

【组成】半夏　麻黄_{各等分}。

【用法】上二味末之，炼蜜为丸小豆大，饮服三丸，日三服。

【主治】心下悸。

【注释】

尤在泾云：半夏蠲饮气，麻黄发阳气，妙在作丸与服，缓以图之。则麻黄之辛甘，不能发越津气，而但能升引阳气；即半夏之苦辛，亦不特蠲除饮气，而并和养中气。非仲景神明善变者，其孰能与于此哉？（《金匮方歌括·卷五·惊悸吐衄下血方》）

此为悸证出其方也。但悸证有心包血虚火旺者，有肾水虚而不交于心者，有肾邪凌心者，有心脏自虚者，有痰饮所致者，此则别无虚证，惟饮气为之病欤。

徐忠可云：惊悸似属神明边病，然仲景以此冠于吐衄下血及瘀血之上，可知此方重在治其瘀结，以复其阳，而无取乎镇坠，故治惊全以宣阳散结宁心去逆为主。至于悸，则又专责之痰，而以半夏麻黄发其阳，化其痰为主，谓结邪不去，则惊无由安，而正阳不发，则悸邪不去也。（《金匮要略浅注·卷七·惊悸吐衄下血胸满瘀血病脉证第十六》）

唐宗海补正：《伤寒论》心下悸，用桂枝以宣心阳，用茯苓以利水邪，此用半夏麻黄，非故歧而二之也。盖水气凌心则心下悸，用桂枝者，助心中之火以敌水也；用麻黄者，通太阳之气以泄水也。彼用茯苓，是从脾利水，以渗入膀胱；此用半夏，是从胃降水，以抑其冲气，冲降则水随而降。方意各别，学者正宜钩考，以尽治法之变。（《金匮要略浅注补正·卷七·惊悸吐衄下血胸满瘀血病脉证第十六》）

柏叶汤

【诗歌】

吐血频频不肯休，马通升许溯源流，

干姜三两艾三把，柏叶行阴三两求。（《金匮方歌括》）

【组成】柏叶　干姜各三两　艾三把。

【用法】上三味，以水五升，取马通汁一升合煮，取一升，分温再服。《千金》加阿胶三两，亦佳。

【主治】吐血不止。

【注释】

凡吐血者，热伤阳络，当清其热，劳伤阴络，当理其损。今吐血服诸寒凉止血之药而不止者，是热伏阴分，必用温散之品宣发其热，则阴分之血，不为热所迫而自止，以柏叶汤主之。（《金匮要略浅注·卷七·惊悸吐衄下血胸满瘀血病脉证第十六》）

金匮泻心汤大黄倍于芩连，为寒以行瘀法。柏叶汤治吐不止，为温以行瘀法。二方为一温一寒之对子。（《医学三字经·卷一·血症第十》）

唐宗海补曰：柏叶汤与泻心汤，是治血证两大法门，因章节间隔，人遂未能合睹，不知仲景明明示人一寒一热，以见气寒血脱当温其气，气逆热而当清其血。气寒血脱者，与女子之血崩，同一例也；气热血逆者，与女子之倒经同一例也。其间辨别，又有气虚气实之故。虚寒者则气虚，有奄奄欲息之象；实热者则气实，有咳逆哕满之情，详余《血证论》中。（《金匮要略浅注补正·卷七·惊悸吐衄下血胸满瘀血病脉证第十六》）

唐宗海曰：治瘀之法，大旨如是。然亦有宜用温药者，《内经》曰：血者喜阴而恶寒，寒则涩而不流，温则消而去之。旦有热伏阴分，凉药不效，而宜用从治之法，以引阳出阴者，方用仲景柏叶汤，为寒凝而血滞之正治，亦瘀血伏于阴分之从治法也。然三药纯温，设遇火烈之证，非其所宜，或略加柔药调之，则合四物汤用，又有合泻心汤用者，则直以此反佐之也。（《血证论·卷二·吐血》）

甘草干姜汤、侧柏叶汤其姜皆炮过，则温而不烈。（《本草问答·卷下》）

黄土汤

【诗歌】

远血先便血续来，半斤黄土莫徘徊，

术胶附地芩甘草，三两同行血证该。（《金匮方歌括》）

【组成】甘草　干地黄　白术　附子炮　阿胶　黄芩各三两　灶中黄土半斤。

【用法】上七味，水八升，煮取三升，分温二服。

【主治】下血，先便后血，此远血也；亦主吐衄。

【注释】

王晋三云：《金匮》以下血，先血后便为近血，明指脾络受伤，日渗肠间，瘀积于下，故大便未行而血先下，主之以赤小豆利水散瘀，当归和脾止血。若先便后血为远血，明指肝经别络之血，因脾虚阳陷生湿，血亦就湿而下行，主之以灶心黄土，温燥而去寒湿，佐以生地、阿胶、黄芩入肝以治血热，白术、甘草、附子扶阳补脾以治本虚。近血内瘀，专力清利；远血因虚，故兼温补。治出天渊，须明辨。

按：此方以灶心黄土易赤石脂一斤，附子易炮干姜二两，炮紫更妙；或加侧柏叶四两；络热，加鲜竹茹半斤。（《金匮方歌括·卷五·惊悸吐衄下血方》）

尤在泾云：下血先便后血者，以脾虚气寒，失其统御之权，以致胞中血海之血，不从冲脉而上行，外达渗漏于下而失守也。脾去肛门远，故曰远血。

高士宗云：大便下血，或在粪前，或在粪后；但粪从肠内出，血从肠外出；肠外出者，从肛门之宗眼出也。此胞中血海之血，不从冲脉而上行外达，反渗漏于下，用力大便，血随便出矣。

徐忠可云：下血较吐血，势顺而不逆，此病不在气也，当从腹中求责，故以先便后血，知未便时，气分不动，直至便后努责，然后下血，是内寒不能温脾，脾元不足，不能统血，脾居中土，自下焦而言之，则为远矣。故以附子温肾之阳，又恐过燥，阿胶、地黄壮阴为佐；白术健脾土之气，土得水气则生物，故以黄芩、甘草清热；而以经火之黄土与脾为类者，引之入脾，使脾得暖气，如冬时地中之阳气，而为发生之本，真神方也。脾肾为先后天之本，调则营卫相得，血无妄出，故又主吐衄。愚谓吐血自利者，尤宜之。愚每用此方，以赤石脂一斤，代黄土如神，或以干姜代附子，或加鲜竹茹、侧柏叶各四两。

陈元犀按：泻心汤，即凉血之剂；黄土汤，即温经之剂。但后人多用滋阴，究不若养阴引阳之为得矣。（《金匮要略浅注·卷七·惊悸吐衄下血胸满瘀血病脉证第十六》）

泻心汤

【诗歌】

火热上攻心气伤，清浊二道血洋洋，

大黄二两芩连一，釜下抽薪请细详。（《金匮方歌括》）

【组成】 大黄二两　黄连　黄芩各一两。

【用法】 上三味，以水三升。煮取一升，顿服之。

【主治】 心气不足，吐血衄血。

【注释】

陈蔚按：火邪盛而迫血，则错经妄行。血为心液，血伤无以养心，致心阴之气不足也。故曰心气不足，非心阳之气不足也。用芩、连苦寒之品，入心清火以培心气；大黄去瘀生新，此一补一泻之法也。（《金匮方歌括·卷五·惊悸吐衄下血方》）

吐血，有不尽由于气虚不摄者，亦有不尽由于阴虚火盛者。夫不有酒客热积于胃，而上熏于肺者乎？熏于肺，则肺为热伤，未有不咳者，咳则击动络脉，必致吐血，此与上言吐血分途，以其因极过度所致也。

此言酒客吐血，专主湿热而言。凡湿热盛者，皆可作酒客观也。师未出方，余用泻心汤及猪苓汤，或五苓散去桂加知母、石膏、竹茹多效。（《金匮要略浅注·卷七·惊悸吐衄下血胸满瘀血病脉证第十六》）

为吐血、衄血、血妄行不止者出其方。病人心中之阴气不足，则阳独盛，迫其胞中血海之血，出于浊道，则为吐血；迫其胞中血海之血，出于清道，则为衄血。须以苦寒下瘀之药，降其火，火降则血无沸腾之患矣，宜泻心汤主之。

此为吐血衄血之神方也。妙在连芩之苦寒，泄心之邪热，即所以补心之不足；尤妙在大黄之通，止其血，而不使其稍停余瘀，致血愈后酿成咳嗽虚劳之根；且釜下抽薪，而釜中之水自无沸腾之患。此中秘旨，非李时珍、李士材、薛立斋、孙一奎、张景岳、张石顽、冯楚瞻辈所能窥及。(《金匮要略浅注·卷七·惊悸吐衄下血胸满瘀血病脉证第十六》)

长孙男陈心典按：食入即吐，不使少留，乃火炎之象，故苦寒倍于辛热，不名泻心者，以泻心汤专为痞硬立法耳。要知寒热相结于心下，而成痞硬，寒热相阻于心下，而成格逆，源同而流异也。(《医学从众录·卷三·呕吐哕》)

唐宗海曰：心为君火，化生血液，是血即火之魄，火即血之魂，火升故血升，火降即血降也。知血生于火、火主于心，则知泻心即是泻火，泻火即是止血。得力大黄一味，逆折而下，兼能破瘀逐陈，使不为患。此味今人多不敢用，不知气逆血升，得此猛降之药，以损阳和阴，真圣药也。且非徒下胃中之气而已，即外而经脉肌肤，凡属气逆于血分之中者，大黄之性，亦无不达。盖其气最盛，凡人身气血凝聚，彼皆能以其药气克而治之，使气之逆者不敢不顺。今人不敢用，往往留邪为患，惜哉！方名泻心，乃仲景探源之治，能从此悟得血生于心，心即是火之义，于血证思过半矣。(《血证论·卷七·古今方共八十二条》)

猪苓散

【诗歌】

呕余思水与之佳，过与须防饮气乖，

猪术茯苓等分捣，饮调寸匕自和谐。(《金匮方歌括》)

【组成】猪苓　茯苓　白术各等分。

【用法】上三味，杵为散，饮散方寸匕，日三服。

【主治】呕吐而病在膈上，思水。

【注释】

陈修园曰：呕吐而饮病在于膈上，饮亦随呕吐而去，故呕吐之后思水者，知其病已解，急以水少少与之。以滋其燥，若未曾呕吐，而先思水者，为宿有支饮，阻其正津而作渴，渴而多饮，则旧饮未去，新饮复生，法宜崇土以逐水，以猪苓散主之。(《金匮要略浅注·卷八·呕吐哕下利病脉证治第十七》)

大半夏汤

【诗歌】

从来胃反责冲乘，半夏二升蜜一升，

三两人参劳水煮，纳冲养液有奇能。(《金匮方歌括》)

【组成】半夏二升　人参三两　白蜜一升。

【用法】上三味，水一斗二升，和蜜扬之二百四十遍，煮药，取二升半，温服一升，余分再服。

【主治】胃反呕吐。

【注释】

陈元犀按：此方用水之多，取其多煮白蜜，去其寒而用其润，俾粘腻之性流连于胃，不速下行；而半夏、人参之力，可以徐徐斡旋于中。非参透造化之理者，不能悟及。余遇医辈偶谈及于此，不能再三问难，便知其庸陋欺人，则不复与谈矣。

膈咽之间，交通之气不得降者，皆冲脉上行，逆气所作也。师以半夏降冲脉之逆，即以白蜜润阳明之燥，加人参以生既亡之津液，用甘澜水以降逆上之水液。古圣之经方，惟师能用之。(《金匮方歌括·卷五·呕吐哕下利方》)

陈修园曰：然《金匮》有大半夏汤，主降冲脉之逆，为膈症反胃初起之神方。(《医学实在易·卷三·秘结诗》)

此方用水之多，取其多煮白蜜，去其寒而用其润，俾粘腻之性，流连于胃，不速下行，而半夏人参之力，可以徐徐斡旋于中，非参透造化之理者，不能悟及。膈咽之间，交通之气不得降者，皆冲脉上行，逆气所作也。冲脉不治，取之阳明，仲景以半夏降冲脉之逆，即以白蜜润阳明之燥，加人参以生既亡之津液，用甘澜水以降逆上之水饮，古圣之经方，惟仲景能用之。(《医学实在易·卷六·秘结症》)

大半夏，加蜜安。冲脉不治，取之阳明。仲景以半夏降冲脉之逆，即以白蜜润阳明之燥，加人参以生既亡之津液，用甘澜水以降逆上之水液。古圣之经方，惟仲景知用之。(《医学三字经·卷一·隔食反胃第八》)

问曰：每食必以饮送下者，胃中之气不上吸，故食不能自下，若非饮送即见阻滞，应用何药？

余曰：胃气不能上吸，非人参之助胃不可；得食阻滞，非甘澜水和白蜜之润下不可。且其阻滞者，冲脉之为病，非半夏不能降冲脉之逆，仲景大半夏汤甚妙。(《时方妙用·卷二·噎膈　反胃》)

大黄甘草汤

【诗歌】

食方未久吐相随，两热冲来自不支，

四两大黄二两草，上从下取法神奇。(《金匮方歌括》)

【组成】 大黄四两　甘草二两。

【用法】 上二味，以水三升，煮取一升，分温再服。

【主治】 食已即吐。

【注释】

陈蔚按：师云：欲吐者，不可下之。又云：食已即吐者，大黄甘草汤下之。二说相反，何也？曰：病在上而欲吐，宜因而越之；若逆之使下，则愦乱矣；若既吐矣，吐而不已，是有升无降，当逆折之。

尤在泾云：云雾出于地，而雨露降于天，地不承则天不降矣。可见天地阴阳同此气机，和则俱和，乖则并乖。人与天地相参，故肺气象天，病则多及二阴；脾、胃、大小肠象地，病则多及上窍。丹溪治小便不通，用吐法而升提肺气，使上窍通而下窍亦通，与大黄甘草汤之治呕吐，法虽异而理可通也。(《金匮方歌括·卷五·呕吐哕下利方》)

又有阳明有热，大便不通，得食则两热相冲。食已即吐者，以大黄甘草汤主之。

此为食入即吐者出其方治也。东垣谓幽门不通，上冲吸门者，本诸此也。《外台》治水，可知大黄亦能开脾气之闭，而使散精于肺，通调水道，下输膀胱矣。(《金匮要略浅注·卷八·呕吐哕下利病脉证治第十七》)

陈修园曰：胃素有热，食复入之，两热相冲，不得停留，用大黄下热，甘草和胃。张石顽云：仲景既云：欲吐者不可下，又用大黄甘草汤，治食已即吐，何也？曰：欲吐，病在上，因而越之可也，逆之使下，则必愦乱益甚，既吐矣，吐而不已，有升无降，当逆折之使下，故用大黄。（《医学从众录·卷三·补论》）

黄草汤，下其气。大黄甘草汤治食已即吐。《金匮》云：欲吐者不可下之。又云：食已即吐者，大黄甘草汤下之。何也？曰：病在上而欲吐，宜因而越之。若逆之使下，则必愦乱益甚。若即吐矣，吐而不已，是有升无降，当逆折之。（《医学三字经·卷二·呕哕吐第十六》）

茯苓泽泻汤

【诗歌】

吐方未已渴频加，苓八生姜四两夸，

二两桂甘三两术，泽须四两后煎嘉。（《金匮方歌括》）

【组成】茯苓半斤　泽泻四两　甘草　桂枝各二两　白术三两　生姜四两。

【用法】上六味，以水一斗，煮取三升，内泽泻，再煮取二升半，温服八合，日三服。《外台》治消渴脉绝胃反者，有小麦一升。

【主治】胃反，吐而渴欲饮水。

【注释】

徐忠可云：此方于五苓散中去猪苓者，以胃反证，水从吐出，中无水气而渴也；加生姜、甘草者，合苓、术等药以解表里之虚邪，更能和中而止呕也。(《金匮方歌括·卷五·呕吐哕下利方》)

胃反病为胃虚挟冲脉而上逆者，取大半夏汤之降逆，更取其柔和以养胃也，今有挟水饮而病**胃反**，若吐已而渴，则水饮从吐而俱出矣。若**吐未已而渴，欲饮水者**，是旧水不因其得吐而尽，而新水反因其渴饮而增，愈增愈吐，愈吐愈饮，愈渴愈吐，非从脾而求输转之法，其吐与渴，将何以宁？以**茯苓泽泻汤**主之。

此为胃反之因于水饮者而出其方治也。此方治水饮，人尽知之，而治胃反，则人未必知也，治渴，更未必知也。然参之本论猪苓散，《伤寒论》五苓散、猪苓汤，可以恍然悟矣。且《外台》用此汤治消渴脉绝胃反者，有小麦一升，更得其秘。

李氏云：五苓散治外有微热，故用桂枝，此证无表热而亦用之者，以桂枝非一于攻表之药也。乃彻上彻下，可外可内，为通行津液，和阳治水之剂也。(《金匮要略浅注·卷八·呕吐哕下利病脉证治第十七》)

文蛤汤

【诗歌】

吐而贪饮证宜详，文蛤石膏五两量，

十二枣枚杏五十，麻甘三两等生姜。(《金匮方歌括》)

【组成】文蛤　石膏各五两　麻黄　甘草　生姜各三两　杏仁五十粒　大枣十二枚。

【用法】上七味，以水六升，煮取二升，温服一升，汗出即愈。

【主治】吐后渴欲得水而贪饮者，此汤主之；兼主微风，脉紧、头痛。

【注释】

前言先吐却渴为欲解者，以其水与热随吐而俱去，今吐后渴欲得水，且以水不足以止其燥，而贪饮不休者，是水去而热存也。以文蛤汤主之。方中有麻杏生姜等，除热导水外，兼主微风，脉紧头痛。

此为吐后热渴而出其方也。（《金匮要略浅注·卷八·呕吐哕下利病脉证治第十七》）

半夏干姜散

【诗歌】

吐而干呕沫涎多，胃腑虚寒气不和，

姜夏等磨浆水煮，数方相类颇分科。（《金匮方歌括》）

【组成】半夏　干姜各等分。

【用法】上二味，杵为散，取方寸匕，浆水一升半，煮取七合，顿服之。

【主治】干呕吐逆，吐涎沫。

【注释】

干呕吐逆，胃中气逆也。吐涎沫，上焦有寒，其口多涎也。以半夏干姜散主之。

此为胃寒干呕者而出其方也。

徐忠可云：此比前干呕吐涎沫头痛条，但少头痛，而增吐逆二字，彼用茱萸汤，此用半夏干姜散，何也？盖上焦有寒，其口多涎，一也。然前有头痛，是浊阴上逆，格邪在头为疼，与浊阴上逆，格邪在胸而满相同，故俱用人参姜枣助阳，而以茱萸之苦温，下其浊阴，此则吐逆，明是胃家寒重，以致吐逆不已，故不用参，专以干姜理中、半夏降逆。谓与前浊阴上逆者，寒邪虽同，有高下之殊，特未至格邪在头在胸，则虚亦未甚也。（《金匮要略浅注·卷八·呕吐哕下利病脉证治第十七》）

生姜半夏汤

【诗歌】

呕哕都非喘又非，彻心愦愦莫从违，

一升姜汁半升夏，分煮同煎妙入微。（《金匮方歌括》）

【组成】半夏_{半升}　生姜汁_{一升}。

【用法】上二味，以水三升，煮半夏，取二升，内生姜汁，煮取一升半，小冷，分四服，日三夜一，呕止，停后服。

【主治】胸中似喘不喘，似呕不呕，似哕不哕，彻心中愦愦然无奈者。

【注释】

参：与吴茱萸之降浊、干姜之温中不同。盖彼乃虚寒上逆，此乃客邪搏饮也。方即小半夏汤，不用姜而用汁者，以降逆之力少，散结之力多也。（《金匮方歌括·卷五·呕吐哕下利方》）

病人_{寒邪搏饮}，结于胸中，_{阻其呼吸往来出入升降之机，}其证似喘不喘，似呕不呕，似哕不哕，_{寒饮与气，相搏互击，返处心脏，欲却不能，欲受不}

可，以致**彻心中愦愦无可**奈何之状，而不能明言者。**以生姜半夏汤**主之。

此为寒邪搏饮，似喘似呕似哕而实非者，出其方治也。

徐忠可云：喘呕哕，俱上出之象，今有其象，而非其实，是膈上受邪，未攻肺，亦不由胃，故曰胸中。又曰：彻心中愦愦无奈，彻者，通也。谓胸中之邪既重，因而下及于心，使其不安，其愦愦无可奈何也。生姜宣散之力，入口即行，故其治最高，而能清膈上之邪，合半夏并能降其浊涎，故主之。与茱萸之降浊阴，干姜之理中寒不同，盖彼乃虚寒上逆，此惟客邪搏饮于至高之分耳。然此即小半夏汤，彼加生姜煎，此用汁而多，药性生用则上行，惟其邪高，故用汁而略煎，因即变其汤名，示以生姜为君也。（《金匮要略浅注·卷八·呕吐哕下利病脉证治第十七》）

橘皮汤

【诗歌】

哕而干呕厥相随，气逆于胸阻四肢，

初病未虚一服验，生姜八两四陈皮。（《金匮方歌括》）

【组成】橘皮四两　生姜半斤。

【用法】上二味，以水七升，煮取三升，温服一升，下咽即愈。

【主治】干呕哕，若手足厥者。

【注释】

陈元犀按：《金匮》论哕，与方书不同，专指呃逆而言也。（《金匮方歌括·卷五·呕吐哕下利方》）

彼夫初病，形气俱实，气逆胸膈间，以致干呕与哕，若手足厥者，气逆胸膈，不复行于四肢也。以橘皮汤主之。

此为哕之不虚者而出其方治也。古哕证即今之所谓呃也。要知此证之厥，非无阳，以胃不和，而气不至于四肢也。（《金匮要略浅注·卷八·呕吐哕下利病脉证治第十七》）

橘皮竹茹汤

【诗歌】

哕逆因虚热气乘，一参五草八姜胜，

枣枚三十二斤橘，生竹青皮刮二升。（《金匮方歌括》）

【组成】橘皮二斤　竹茹二升　大枣三十枚　生姜半斤　甘草五两　人参一两。

【用法】上六味，以水一斗，煮取三升，温服一升，日三服。

【主治】哕逆。

【注释】

陈元犀按：《浅注》已详方义，不再释。《金匮》以呃为哕，凡呃逆证，皆是寒热错乱，二气相搏使然。故方中用生姜、竹茹，一寒一热以祛之；人参、橘皮，一开一合以分之；甘草、大枣奠安中土，使中土有权，而哕逆自平矣。此伊圣经方，扁鹊丁香柿蒂散即从此方套出也。（《金匮方歌括·卷五·呕吐哕下利方》）

更有胃虚而热乘之，而作哕逆者，以橘皮竹茹汤主之。

此为哕逆之挟虚者出其方治也。

徐忠可云：此不并兼言，是为胃虚而冲逆为哕矣。然非真元衰败之比，故以参甘培胃中元气，而以橘皮竹茹，一寒一温，下其上逆之气，亦由上焦阳气不足以御之，乃呃逆不止，故以姜枣宣其上焦，使胸中之阳，渐畅而下达，谓上焦固受气于中焦，而中焦亦禀受于上焦，上焦既宣，则中气自调也。（《金匮要略浅注·卷八·呕吐哕下利病脉证治第十七》）

陈修园曰：橘皮竹茹汤，治胃虚呃逆。

中焦气虚，则厥阴风木得以上乘，谷气因之不宣，变为呃逆，用橘皮升降中气，人参、甘草补益中焦，生姜、大枣宣散逆气，竹茹以降胆木之风热耳。（《医学从众录·卷三·呕吐哕》）

紫参汤

【诗歌】

利而肺痛是何伤？浊气上干责胃肠，

八两紫参三两草，通因通用细推详。（《金匮方歌括》）

【组成】紫参半斤　甘草三两。

【用法】上二味，以水五升，先煮紫参，取二升，内甘草，煮取一升半，分温三服。

【主治】下利肺痛。

【注释】

陈蔚按：肺为华盖，诸脏之气皆上熏之，惟胃肠之气下降而不上干于肺，故肺为清肃之脏而不受浊气者也。夫肺与肠相表里，肠胃相连，下利肺痛者，肠胃之浊气上干于肺也，故主以紫参汤。《本经》云：紫参主治心腹寒热积聚邪气；甘草解百毒，奠中土，使中土有权而肺金受益，肠胃通畅而肺气自安，肺气安则清肃之令行矣，何有肺痛下利之病哉？（《金匮方歌括·卷五·呕吐哕下利方》）

赵氏曰：大肠与肺合，大抵肠中积聚，则肺气不行；肺有所积，大肠亦不固，二害互为病。大肠病而气塞于肺者痛，肺有积者亦痛，痛必通用，紫参通九窍，利大小肠，气通则痛愈，积去则利自止。

喻氏曰：后人有疑此非仲景之方者，夫讵知肠胃有病，其所关全在肺气耶。程氏疑是腹痛。《本草》云：紫参治心腹积聚，寒热邪气。（《金匮要略浅注·卷八·呕吐哕下利病脉证治第十七》）

诃黎勒散

【诗歌】

诃梨勒散涩肠便，气利还须固后天，
十个诃梨煨研末，调和米饮不须煎。（《金匮方歌括》）

【组成】诃黎勒十枚

【用法】上一味为散，粥饮和，顿服。

【主治】气利。

【注释】

陈元犀按：气利者，肺气下脱，胃肠俱虚，气陷屎下。急用诃梨勒涩肠胃以固脱，又用粥饮扶中以转气，气转而泻

自止耳。(《金匮方歌括·卷五·呕吐哕下利方》)

沈目南云：此下利气之方也。前云当利小便，此以诃黎勒味涩性温，反固肺大肠之气，何也？盖欲大肠之气不从后泄，则肺旺木平、气走膀胱，使小便自利，正为此通则彼塞，不用淡渗药，而小便自利之妙法也。(《金匮要略浅注·卷八·呕吐哕下利病脉证治第十七》)

长服诃黎勒丸方

诃黎勒三两、陈皮三两、厚朴三两。

上三味末之，炼蜜丸如梧子大，酒饮服二十丸，加至三十丸。(《金匮要略浅注·卷十·杂疗方第二十三》)

薏苡附子败酱散

【诗歌】

气血凝痈阻外肤，腹皮虽急按之濡，

附宜二分苡仁十，败酱还须五分驱。(《金匮方歌括》)

【组成】薏苡仁十分　附子二分　败酱五分。

【用法】上三味，杵为散，取方寸匕，以水二升，煎减半，顿服，小便当下。

【主治】肠痈之为病，肠内有痈脓，其身甲错，腹皮急，按之濡，如肿状，腹无积聚，身无热，脉数。

【注释】

王晋三云：心气抑郁不舒，则气结于小肠之头，阻传道之去路而为痈肿。即《内经》所谓脏不容邪，则还之于腑也。故仲景重用薏苡，开通心气，荣养心境；佐以败酱，化脓为水；使以附子，一开手太阳小肠之结，一化足太阳膀胱之气，务令所化之毒，仍从水道而出。精微之奥，岂庸浅者所能推测耶？（《金匮方歌括·卷五·疮痈肠痈浸淫病方》）

肠痈之为病，气血为内痈所夺，不得外荣肌肤，故其身枯皱，如鳞甲之交错，腹皮虽急，而按之则濡，其外虽如肿状，而其腹则无积聚，其身虽无热，而其脉则似表邪之数，此为营郁成热，肠内有痈脓，以薏苡附子败酱散主之。此痈之在于小肠也。

此为小肠痈而出其方治也。败酱一名苦菜，多生土墙及屋瓦上，闽人误为蒲公英。（《金匮要略浅注·卷八·疮痈肠痈浸淫病脉证并治第十八》）

大黄牡丹皮汤

【诗歌】

肿居少腹大肠痈，黄四牡丹一两从，

瓜子半升桃五十，芒硝三合泄肠脓。（《金匮方歌括》）

【组成】 大黄四两　牡丹一两　桃仁五十个　冬瓜仁半升　芒硝三合。

【用法】 上五味，以水六升，煮取一升，去滓，内芒硝，再煎数沸，顿服之。有脓当下，如无脓当下血。

【主治】 肠痈，少腹肿痞，按之即痛如淋，小便自调，时时发热，自汗出，复恶寒；其脉迟紧者，脓未成，可下之；脉洪数者，脓已成，不可下之也。

【注释】

王晋三云：肺与大肠相表里，大肠痈者，肺气下结于大肠之头，其道远于上，其位近于下，治在下者因而夺之也。故重用大黄、芒硝开大肠之结，桃仁、丹皮下将败之血，至于清肺润肠，不过瓜子一味而已。服之当下血，下未化脓之血也。若脓已成形，肉已坏，又当先用排脓散及汤。故原文云脓已成，不可下也。（《金匮方歌括·卷五·疮痈肠痈浸淫病方》）

痈之在于大肠者，何如？大肠居于小肠之下，若肿高而痛甚者，迫处膀胱，致少腹肿痞，按之即痛如淋，而实非膀胱为害，故小便仍见自调，小肠为心之合，而气通于血脉，大肠为肺之合，而气通于皮毛，故彼脉数身无热，而此则时时发热，自汗出，复恶寒。再因其证而辨其脉，若其脉迟紧者，邪暴遏而营未变，为脓未成，可下之；令其消散，若其脉洪数者，毒已聚而营气腐，为脓已成，虽下之，亦不能消，故不可下也。若大黄牡丹汤不论痈之已成未成，皆可主之。

此为大肠痈而出其方治也。（《金匮要略浅注·卷八·疮痈肠痈浸淫病脉证并治第十八》）

王不留行散

【诗歌】

金疮诹采不留行，桑蒴同行十分明，
芩朴芍姜均二分，三椒十八草相成。（《金匮方歌括》）

【组成】 王不留行十分八月八日采　蒴藋细叶十分七月七日采　甘草十八分　桑东南根白皮十分三月三日采　黄芩二分　蜀椒三分　厚朴二分　干姜二分　芍药二分。

【用法】 上九味，王不留行、蒴藋、桑皮三味烧灰存性，各别杵筛，合治之为散，服方寸匕。小疮即粉之，大疮但服之。产后亦可服。

【主治】金疮病。

【注释】

尤在泾云：金疮经脉斩绝，营卫阻弛。治之者，必使经脉复行，营卫相贯而后已。

除烧灰外，余药不可日曝，火炙方效。

陈元犀按：金刃伤处，封固不密，中于风则仓卒无汗，中于水则出青黄汁，风则发痉，水则湿烂成疮。王不留行疾行脉络之血灌溉周身，不使其湍激于伤处；桑根皮泄肌肉之风水；蒴藋叶释名接骨草，渗筋骨之风水，三者皆烧灰，欲其入血去邪止血也。川椒祛疮口之风，厚朴燥刀痕之湿，黄连退肌热，芍药散恶血，干姜和阳，甘草和阴。用以为君者，欲其入血退肿生肌也。风湿去，阴阳和，疮口收，肌肉生，此治金疮之大要。（《金匮方歌括·卷五·疮痈肠痈浸淫病方》）

凡一切病金疮，统以王不留行散主之。

此为金疮出其总治之方也。

徐忠可云：此非上文伤久无汗之金疮方，乃概治金疮方也。故曰：病金疮，王不留行散主之。盖王不留行，性苦平，能通利血脉，故反能止金疮血，逐痛。蒴藋亦通利气血，尤善开痹；周身肌肉肺主之，桑根白皮最利肺气；东南根向阳，生气尤全，以复肌肉之生气，故以此三物甚多为君；甘草解毒和营尤多为臣；椒姜以养其胸中之阳，厚朴以疏其内结之气，芩芍以清其阴分之热为佐；若有风寒，此属经络客邪，桑皮止利肺气，不能逐外邪，故勿取。

陈心兰按：金疮亡血忌发汗。以阴伤故也。若偶感风邪，

其人不省，仍宜以破伤风论治，勿泥于亡血之禁。(《金匮要略浅注·卷八·疮痈肠痈浸淫病脉证并治第十八》)

排脓散

【诗歌】

排脓散药本灵台，枳实为君十六枚，

六分芍兮桔二分，鸡黄一个简而该。(《金匮方歌括》)

【组成】枳实十六枚　芍药六分　桔梗二分。

【用法】上三味，杵为散，取鸡子黄一枚，以药散与鸡黄相等，揉和令相得，饮和服之，日一服。

【主治】肺痈或胃肠痈脓已成者。

【注释】

陈元犀按：枳、桔行气滞，芍药通血滞，从气血以排之，人所易知也。妙在揉入鸡子黄一枚，取有情之物以养心脾之阴，则排之之法，独得其本也。(《金匮方歌括·卷五·疮痈肠痈浸淫病方》)

枳实得阳明金气以制风，禀少阴水气以清热，又合芍药以通血，合桔梗以利气，而尤赖鸡子黄之养心和脾，取有情之物，助火土之脏阴，以为排脓化毒之本也。(《金匮要略浅注·卷八·疮痈肠痈浸淫病脉证并治第十八》)

排脓汤

【诗歌】

排脓汤与散悬殊，一两生姜二草俱，

大枣十枚桔三两，通行营卫是良图。(《金匮方歌括》)

【组成】甘草_{二两}　桔梗_{三两}　生姜_{一两}　大枣_{十枚}。

【用法】上四味，以水三升，煮取一升，温服五合，日再服。

【主治】肺痈。

【注释】

陈元犀按：方中取桔梗、生姜之辛，又取大枣、甘草之甘，辛甘发散为阳，令毒从阳化而出，排之之妙也。(《金匮方歌括·卷五·疮痈肠痈浸淫病方》)

此亦行气血和营卫之剂。(《金匮要略浅注·卷八·疮痈肠痈浸淫病脉证并治第十八》)

黄连粉

【诗歌】

浸淫疮药末黄连，从口流肢顺自然，

若起四肢流入口，半生常苦毒牵缠。(《金匮方歌括》)

【组成】未见。

【主治】浸淫疮，从口起流向四肢者可治，从四肢流来入口者不可治。浸淫疮，此粉主之。

【注释】

陈元犀按：浸淫疮系传染之疾也。从口起流向四肢者，毒气外出也，故曰可治。从四肢起流来入口者，毒气由外入内，固结于脏腑之间，故曰不可治。黄连粉方未见，疑即黄连一味为末，或敷或服，随宜择用。(《金匮方歌括·卷五·疮

痈肠痈浸淫病方》)

诸疮痛痒，皆属心火。黄连苦寒泻心火，所以主之。余因悟一方，治杨梅疮、棉花等疮甚效。连翘、蒺藜、黄芪、金银花各三钱，当归、甘草、苦参、荆芥、防风各二钱、另用土茯苓二两，以水煮汤去滓，将此汤煮药，空心服之，十日可愈。若系房欲传染者，其毒乘肾气之虚，从精孔深入中肾，散于冲任督脉，难愈；宜加龟板入任，生鹿角末入督，黄柏入冲等药，并先用黑牵牛制末，作小丸，和烧裈散，以土茯苓汤送下，令黑粪大下后，再加前汤如神。(《金匮要略浅注·卷八·疮痈肠痈浸淫病脉证并治第十八》)

藜芦甘草汤

【诗歌】

体瞤臂肿主藜芦，痫痹风痰俱可驱，

芦性升提草甘缓，症详方厥遍寻无。(《金匮方歌括》)

【组成】未见。

【主治】手指、臂肿动，身体瞤瞤。

【注释】

陈元犀按：痰涎为湿气所生，留滞胸膈之间，久则变生无定。云病人常以手指、臂肿动，身体瞤瞤者，是气被痰阻，湿无去路，或加邪风，风行气亦行，引动积痰毒气，此所以群动并发，扰乱心君不宁也。手足项背牵引钩痛，走易不定者，心君之令不行，肺无以传其治节也。藜芦性毒，以毒攻毒，吐久积风痰，杀虫，通支节，除痫痹也；助用甘草者，

取甘润之意，以其能解百毒也。方虽未见，其意不过是耳。（《金匮方歌括·卷六·趺蹶手指臂肿转筋狐疝蛔虫方》）

以为手臂肿动而出其方治也。手之五指，乃心、肺、包络、大小肠、三焦之所属，当依经治之。若臂外属三阳，臂内属三阴，须按其外内分治之。然亦有不必分者，取手足之太阴，以金能制木而风平。土能胜湿而痰去。又取之阳明，以调和其肌肉之气，是为握要之法。师用藜芦甘草，大抵为风疾之盛初起，出其涌剂也。（《金匮要略浅注·卷八·趺蹶手指臂肿转筋狐疝蛔虫病脉证治第十九》）

鸡屎白散

【诗歌】

转筋入腹脉微弦，肝气凌脾岂偶然？

木畜为鸡其屎土，研来同类妙周旋。（《金匮方歌括》）

【组成】鸡屎白。

【用法】鸡屎白为散，取方寸匕，以水六合，和，温服。

【主治】转筋病，其人臂脚直，脉上下行，微弦，转筋入腹者。

【注释】

尤在泾曰：《内经》曰：诸暴强直，皆属于风。转筋入腹者，脾土虚而肝木乘之也。鸡为木畜，其屎反利脾气，故治是病，且以类相求，则尤易入也。（《金匮方歌括·卷六·趺蹶手指臂肿转筋狐疝蛔虫方》）

蜘蛛散

【诗歌】

阴狐疝气久难医，大小攸偏上下时，

熬杵蜘蛛十四个，桂枝半两恰相宜。（《金匮方歌括》）

【组成】蜘蛛十四枚熬焦　桂枝半两。

【用法】上二味为散，取八分一匕，饮和服，日再。蜜丸亦可。

【主治】阴狐疝气，偏有小大，时时上下者。

【注释】

陈元犀按：此病用桂枝，不如用肉桂力更大。

王晋三云：蜘蛛性阴而历，隐见莫测，可定幽暗之风，其功在壳，能泄下焦结气；肉桂芳香入肝，专散沉阴结疝。《四时刺逆从论》曰：厥阴滑为狐疝风。推仲景之意，亦谓阴狐疝气，是阴邪挟肝风而上下无时也。治以蜘蛛，如披郤导窾。（《金匮方歌括·卷六·趺蹶手指臂肿转筋狐疝蛔虫方》）

唐宗海补正：虽或坠下则囊大，收上则囊缩，实则收上为疝退，坠下乃为疝发也。但当令其收上，勿使坠下则愈。常见有手揉始收者，有卧后得温暖始收者，可知是寒也。故用桂枝以散之，而蜘蛛则取其坠而能收。名狐者言其出入无定也。予曾见此病，并不臊臭云。（《金匮要略浅注补正·卷八·趺蹶手指臂肿转筋狐疝蛔虫病脉证治第十九》）

甘草粉蜜汤

【诗歌】

蛔虫心痛吐涎多，毒药频攻痛不瘥，

一粉二甘四两蜜，煮分先后取融和。（《金匮方歌括》）

【组成】 甘草二两　白粉一两　白蜜四两。

【用法】 上三味，以水三升，先煮甘草，取二升，去滓，内粉蜜搅令和，煎如薄饼，温服一升，差即止。

【主治】 蛔虫病，令人吐涎，心痛发作有时，毒药不止者。

【注释】

陈元犀按：铅粉性善杀虫，今杂于甘草、白蜜之中，以大甘掩其本性，所谓先诱之而后攻之也。（《金匮方歌括·卷六·跌蹶手指臂肿转筋狐疝蛔虫方》）

尤在泾云：吐涎，吐出清水也。心痛，痛如咬啮，时时上下是也。发作有时者，蛔饱而静，则痛立止，蛔饥求食，则痛复发也。毒药，即锡粉、雷丸等杀虫之药。毒药者，折之以其所恶也。甘草粉蜜汤者，诱之以其所喜也。白粉即铅白粉，能杀三虫，而杂于甘草白蜜之中，诱使虫食，甘味既尽，毒性旋发，而虫患乃除，此医药之巧也。（《金匮要略浅注·卷八·跌蹶手指臂肿转筋狐疝蛔虫病脉证治第十九》）

推而论之，《金匮》于虫病，制有甘草粉蜜汤以杀虫，若虚劳久嗽，为瘵虫蚀肺；铅粉性毒，能杀三虫，今杂于蜂蜜、柿霜、羊肺之中，诱虫食之，旋而甘味尽、毒性发，而虫患

除矣。此非正解，亦可备之，以启悟机。（《十药神书注解全卷》）

桂枝茯苓丸

【诗歌】

癥痼未除恐害胎，胎安癥去悟新裁，

桂苓丹芍桃同等，气血阴阳本末该。（《金匮方歌括》）

【组成】桂枝　茯苓　丹皮　桃仁去皮尖，熬　芍药各等分。

【用法】上五味末之，炼蜜丸如兔屎大，每日食前服一丸。不知，加至三丸。

【主治】治妇人宿有癥病，经断未及三月，而得漏下不止，胎动在脐上者，此为癥痼害。

【注释】

受业林礼丰按：师云：妇人宿有癥病者，谓未受胎之前，本停瘀而有癥病也。经断者，谓经水净尽之后，交媾而得胎也。未及三月而得漏下不止者，谓每月凑集之血因宿昔之癥痼妨害之而下漏也。盖六月胎动者，胎之常，而三月胎动者，胎之变。然胎当居脐下，今动在脐上者，是本有癥痼在脐下逼动其胎，故胎不安而动于脐上也。因复申言之曰：前三月经水利时，胎也。下血者，后断三月衃也。衃者，谓每月凑集之血始凝而未痼也。所以血不止者，其癥不去，必害其胎。去其癥，即所以安其胎，故曰当下其癥。主以桂苓丸者，取桂枝通肝阳，芍药滋肝阴，茯苓补心气，丹皮运心血，妙在桃仁监督其间，领诸药抵于癥痼而攻之，使瘀结去而新血无

伤。瘀既去，则新血自能养胎，虽不专事于安胎，而正所以安胎也。（《金匮方歌括·卷六·妇人妊娠病方》）

妇人行经时经未净，或遇冷气房事，六淫邪气，冲断其经，则余血停留，凝聚成块，结于胞中，名为癥病，如宿有癥病，或不在子宫，则仍行经而受孕，经断即是孕矣。乃经断未及三月，而得漏下不止，胎无血以养，则辄动，若动在脐下，则胎真欲落矣。今动脐上者，此为每月凑集之新血，因癥气痼坚，阻其入于胞之为害。其血无所入而下漏，其实非胎病也。虽然，经断原有胎与瘕之异，欲知其的证，必由今之三月，上溯前之三月，统共以六月为准。若妊娠六月动者，间而知其前三月经水顺利应时，而无前后参差，其经断，即可必其为胎也。若前之三月，其期经水迟早不定，便知今之下血者，乃后断三月所积之瘕而非胎也。然既有胎，何以又为漏下？而不知旧血未去，则新血不能入胞养胎，而下走不止。所以血不止者，其癥不去故也。癥不去，则胎终不安，必当下其癥，以桂枝茯苓丸主之。

此为妊娠宿有癥病，而出其方治也。（《金匮要略浅注·卷九·妇人妊娠病脉证治第二十》）

桂枝茯苓丸　治妇人宿有癥病，成胎后三月而得漏下，又三月应期而下，而无前后参差，且动在脐上，不在脐下，可以定其为胎。有胎而仍漏下者，以旧血未去，则新血不能入胞养胎，而下走不止。此方先下其癥，即是安胎法。

陈心兰禀按：桂枝、芍药，一阳一阴；茯苓、丹皮，一气一血；合之桃仁，逐旧而不伤新；为丸缓服，所以为佳。（《女科要旨·卷二·胎前》）

附子汤

【诗歌】

口和脉细背憎寒，火灸关元即刻安，

芍药人参苓术附，身疼肢冷是神仙。（《伤寒真方歌括》）

生附二枚附子汤，术宜四两主斯方，

芍苓三两人参二，背冷脉沉身痛详。（《长沙方歌括》）

坎卦先天始一阳，阳虚渐致五虚殃，

长沙附子汤须记，造化生机贮锦囊。（《医学实在易》）

【组成】附子_{二枚生用}　茯苓_{三两}　人参_{二两}　白术_{四两}　芍药_{三两}。

【用法】上五味，以水八升，煮取三升，去滓。温服一升，日三服。

【主治】

（1）妇入怀娠六七月，脉弦发热，其胎愈胀，腹痛恶寒，少腹如扇。

（2）少阴病，身体骨节疼痛，手足厥冷，背恶寒，脉沉而微细；伴口不干、不苦、不渴及小便不利等症。

【注释】

陈元犀按：太阳主表，少阴主里。脉弦发热者，寒伤太阳之表也。腹痛恶寒者，寒侵少阴之里也。夫胎居脐下，与太少相连，寒侵太少，气并胞宫，迫动其胎，故胎愈胀也。腹痛恶寒，少腹如扇者，阴邪盛于内，寒气彻于外，故现出阵阵如扇之状也。然胎得暖则安，寒则动。寒气内胜，必致

坠胎，故曰所以然者，子脏开故也。附子汤温其脏，使子脏温而胎固，自无陨坠之虞矣。（《金匮方歌括·卷六·妇人妊娠病方》）

陈蔚按：论云：少阴病得之一二日，口中和，其背恶寒者，当灸之，宜此汤。此治太阳之阳虚，不能与少阴之君火相合也。又云，少阴病身体痛，手足寒，骨节疼，脉沉者，宜此汤。此治少阴君火内虚，神机不转也。方中君以生附子二枚，益下焦水中之生阳，以达于上焦之君火也；臣以白术者，以心肾藉中土之气而交合也；佐以人参者，取其甘润以济生附之大辛；又佐以芍药者，取其苦降以泄生附之大毒也。然参、芍皆阴分之药，虽能化生附之暴，又恐其掣生附之肘，当此阳气欲脱之顷，杂一点阴柔之品便足害事，故又使以茯苓之淡渗，使参、芍成功之后，从小便而退于无用之地，不遗余阴之气以妨阳药也。师用此方，一以治阳虚，一以治阴虚。时医开口辄言此四字，其亦知阳指太阳，阴指少阴，一方统治之理乎？（《长沙方歌括·卷五·少阴方》）

此汤药品与真武相当。惟生熟、分两各异。其补阳镇阴，只在一味转旋，学者所当深心体会。（《伤寒真方歌括·卷五·少阴全篇方法》）

治妇人怀娠六七月，脉弦发热，其胎愈胀，腹痛恶寒，少腹如扇，所以然者，子脏开故也，以此汤温其脏。

少阴病，君火不宣，而太阳寒水之气用事，得之一日，正当太阳主气之期，足其数至于二日，火用不宣，全无燥渴，故口中和。背为阳，阳中之阳心也，又太阳其行在背。其人背恶寒者，是心主阳衰、太阳寒盛之证，当灸之。灸禹、关二穴，以救太阳之寒，灸关元一穴，以助元阳之气。法宜益火之源，以消阴翳，以附子汤主之。

此节言少阴病上焦君火衰微，反得太阳之寒化。下节言下焦生阳不起，从阴而内注于骨也。

少阴病，下焦生阳之气不周于一身，故身体痛，生阳之气不充于四肢，故手足寒；生阳之气不行于骨节，故骨节痛。脉沉者，生阳之气陷而不举也，亦以附子汤主之。

此节言少阴病上焦君火衰微，反得太阳之寒化。下节言下焦生阳不起，从阴而内注于骨也。

按：柯注此与麻黄附子甘草汤，皆是治少阴证，而有出入之不同。经曰：少阴之阴，其入于经也，从阳部注于经，其出者从阴内注于骨。发热脉沉，无里证者，从阳部注于经也；身体痛，骨节痛，脉沉者，从阴内注于骨也。从阳注经，是表热里寒，病从外来，故温而兼散；从阴注骨，是表寒里虚，病从内出，故温而兼补。（《伤寒论浅注·卷五·辨少阴病脉证篇》）

长孙男陈心典按：气为夫，血为妻，无妻夫必荡，自然之势也。此方（贞元饮：熟地三五钱至一两、当归、炙草各二三。）补血为主，使气有归附，渐渐而平，缓剂也。今人于真阳暴脱，气喘痰涌危证，不知议用附子汤、真武汤及黑锡丹等药，而以贞元饮投之，则阴霾冲天，痰涎如涌，顷刻死矣。

真武为北方水神，以之名汤者，藉以镇水也。附子辛热，壮肾之元阳，则水有所主；白术之温燥建中土，则水有所制；附子得生姜之辛散，于补水中寓散水之意，白术合茯苓之淡渗，于制水中寓利水之道；尤妙在芍药之苦降，以收真阳之上越。盖芍药为春花之殿，交夏而枯，藉其性味，呕令阳气归根于阴也。附子汤方各见《伤寒》。此方即真武汤去生姜加人参，其补阳镇阴，分歧只一味与分两略殊，学者读古人书，必于此处究心，方能受益。（《医学从众录·卷二·喘促》）

胶艾汤

【诗歌】

妊娠腹满阻胎胞，二两芎劳草与胶，

归艾各三芍四两，地黄六两去枝梢。（《金匮方歌括》）

【组成】 干地黄六两　川芎　阿胶　甘草各二两　艾叶　当归各三两　芍药四两。

【用法】 上七味，以水五升，清酒三升，合煮取三升，去滓，内胶令消尽，温服一升，日三服，不差更作。

【主治】 胞阻漏下，妊娠腹中痛，有半产后因续下血不绝。

【注释】

陈元犀按：芎、归、芍、地，补血之药也；然血不自生，生于阳明水谷，故以甘草补之；阿胶滋血海，为胎产百病之要药；艾叶暖子宫，为调经安胎之专品，合之为厥阴、少阴、阳明及冲任兼治之神剂也。后人去甘草、阿胶、艾叶，名为四物汤，则板实而不灵矣。（《金匮方歌括·卷六·妇人妊娠病方》）

曰：且夫妊娠之胎气，原由阳精内成与阴血外养之者也。今阴血之自结，与胎阻隔而不相和，阴结阴位，所以腹中作痛。书云：通则不痛。通之即所以安之，惟胶艾汤丝丝入扣。且胞阻与所云漏下等症，皆阴阳失于抱负、坤土失于隄防所致。《金匮》制此方以统治各病，微乎！微乎！方中芎、归宜通其阳血，芍、地宜通其阴血，又得阿胶血肉之品，同类相从以养之，皆令阴阳之抱负也。甘草缓中解急，又得艾叶温暖子宫，补火而生土者以助之，皆令坤土之隄防也。故为调经、止漏、安胎、养血之良方。（《女科要旨·卷二·胎前》）

当归芍药散

【诗歌】

妊娠疠痛势绵绵，三两归芎润且宜，

芍药一斤泽减半，术苓四两妙盘旋。（《金匮方歌括》）

【组成】当归　川芎各三两　芍药一斤　茯苓　白术各四两　泽泻半斤。

【用法】上六味，杵为散，取方寸匕，加酒和，日三服。

【主治】妊娠腹痛。

【注释】

陈元犀按：怀妊腹痛，多属血虚，而血生于中气。中者，土也，土燥不生物，故以归、芎、芍药滋之；土过湿亦不生物，故以苓、术、泽泻渗之。燥湿得宜，则中气治而血自生，其痛自止。（《金匮方歌括·卷六·妇人妊娠病方》）

陈元犀按：妇人腹中诸疾痛者，不外气郁、血凝、带下等症。用当归芍药散者，以肝为血海，遂其性而畅达之也。方中归、芍入肝，解郁以伸木；芍、泽散瘀而行水；白术培土养木；妙在作散以散之，酒服以调之，协诸药能通气血，调荣卫，以顺其曲直之性，使气血和，郁滞散，何患乎腹中诸疾痛不除？（《金匮方歌括·卷六·妇人杂病方》）

徐忠可云：疙痛者，绵绵而痛，不若寒疝之绞痛、血气之刺痛也。乃正气不足，使阴得乘阳，而水气胜土，脾郁不伸，郁而求伸，土气不调，则痛绵绵矣。故以归芍养血，苓术扶脾，泽泻泻其有余之旧水，川芎畅其欲遂之血气，不用黄芩，疙痛因虚，则稍挟寒也。然不用热药，原非大寒，正气充则微寒自去耳。（《金匮要略浅注·卷九·妇人妊娠病脉证治第二十》）

参各家说：疙痛者。缓缓痛也。概属客寒相阻，故以当归通血分之滞，生姜行气分之寒。然胎前责实，故当归芍药散内加茯苓、泽泻，泻其水湿。（《金匮要略浅注·卷九·妇人产后病脉证治第二十一》）

妇人腹中诸疾痛，当归芍药散主之。此为妇人腹中诸疾痛而出其方治也。寒、热、虚、实、气、食等邪，皆令腹痛，谓可以就此方为加减，非真以此方而统治之也。尤在泾云：妇人以血为主，而血以中气为主。中气者，土气也，土燥不能生物，土湿亦不能生物，川芎、芍药滋其血，苓、术、泽泻治其湿，燥湿得宜，而土能生物，疾痛并蠲矣。（《女科要旨·卷四·杂病》）

干姜人参半夏丸

【诗歌】

呕吐迁延恶阻名，胃中寒饮苦相萦，

参姜一两夏双两，生姜汁糊丸古法精。(《金匮方歌括》)

【组成】干姜 人参各一两 半夏二两。

【用法】上三味末之，以生姜汁糊为丸，桐子大，饮服十丸，日三服。

【主治】妊娠呕吐不止。

【注释】

尤在泾云：阳明之脉，顺而下行者也，有寒则逆，有热亦逆，逆则饮必从之。寒逆用此方，热逆用外台方：青竹茹、橘皮、半夏各五两，生姜、茯苓各四两，麦冬、人参各三两，为治胃热气逆呕吐之法，可补仲师之未备。

楼全善云：余治妊阻病，累用半夏，未尝动胎，亦有故无陨之义也。(《金匮方歌括·卷六·妇人妊娠病方》)

妊娠胃中有寒饮，则呕吐。呕吐不止，则寒且虚矣，以干姜人参半夏丸主之。

此为妊娠之呕吐不止而出其方也。半夏得人参，不惟不碍胎，且能固胎。(《金匮要略浅注·卷九·妇人妊娠病脉证治第二十》)

当归贝母苦参丸

【诗歌】

饮食如常小便难，妊娠郁热液因干，

苦参四两同归贝，饮服三丸至十丸。(《金匮方歌括》)

【组成】当归 贝母 苦参各四两。

【用法】上三味末之，炼蜜丸如小豆大，饮服三丸，加至十丸。

【**主治**】妊娠小便难，饮食如故。

【**注释**】

陈元犀按：苦参、当归，补心血而清心火，贝母开肺郁而泻肺火。然心火不降，则小便短涩；肺气不行于膀胱，则水道不通。此方为下病上取之法也。况贝母主淋漓邪气，《神农本经》有明文哉。(《金匮方歌括·卷六·妇人妊娠病方》)

尤在泾云：小便难而饮食如故，则病不由中焦出，而又无腹满身重等证，则更非水气不行，知其血虚热郁而津液涩少也。当归补血，苦参除热，贝母主淋沥邪气，以肺之治节行于膀胱，则邪热之气除而淋沥愈矣。此兼清水液之源也。(《金匮要略浅注·卷九·妇人妊娠病脉证治第二十》)

葵子茯苓散

【**诗歌**】

头眩恶寒水气干，胎前身重小便难，

一升葵子苓三两，米饮调和病即安。(《金匮方歌括》)

【**组成**】葵子一升　茯苓三两。

【**用法**】上二味，杵为散，饮服方寸匕，日二服，小便利则愈。

【**主治**】妊娠有水气，身重，小便不利，洒淅恶寒，起即头眩。

【**注释**】

妊娠有水气，谓未有肿胀，无其形，但有其气也。水气在内，则身重小便不利，水气在外，则洒淅恶寒，水能阻遏阳气上升，故起即头眩，以葵子茯苓散主之。是专以通窍利水为主也。葵能滑胎而不忌，有病则病当之也。

此为妊娠有水气者而出其方治也。（《金匮要略浅注·卷九·妇人妊娠病脉证治第二十》）

当归散

【诗歌】

万物原来自土生，土中涵湿遂生生，

一斤芎芍归滋血，八术斤芩大化成。（《金匮方歌括》）

【组成】当归　黄芩　芍药　川芎各一斤　白术半斤。

【用法】上五味，杵为散，酒服方寸匕，日再服；妊娠常服即易产，胎无疾苦；产后百病悉主之。

【主治】妇人妊娠，宜常服之。

【注释】

徐忠可云：生物者，土也。而土之所以生物者，湿也。血为湿化，胎尤赖之。故以当归养血；芍药敛阴；肝主血，而以川芎通肝气，脾统血，而以白术健脾土；其用黄芩者，安胎之法，惟以凉血利气为主；白术佐之，则湿无热而不滞，故白术佐黄芩，有安胎之能，是立方之意，以黄芩为主也。胎产之难，皆由热郁而燥，机关不利，养血健脾，君以黄芩，自无燥热之患，故曰常服易产，胎无疾苦，并主产后百病也。（《金匮要略浅注·卷九·妇人妊娠病脉证治第二十》）

当归散　瘦而有火，胎不安，宜此。妊娠常服，即易产，胎中疾苦、产后百病主之。（《医学从众录·卷八·妇人杂

病方》)

　　王海藏云：胎前气血和平，则百病不生。若气旺而热，热则耗气血而胎不安，当清热养血为主。若起居饮食调摄得宜，绝嗜欲，安养胎气，虽感别症，总以安胎为主。又云：安胎之法有二：如母病以致动胎者，但疗母则胎自安；或胎气不固，或有触动以致母病者，宜安胎则母自愈。汪石山云：凡胎前总以养血健脾、清热疏气为主，吾乡称为女科之最上者，父子相传，不外此说。而更深一步者，赵养葵云：胎茎之系于脾，犹钟之系于梁也。若栋柱不固，栋梁亦挠；必使肾中和暖，然后胎有生气，日长而无陨坠之虞。何必定以黄芩、白术哉！

　　门人问曰：夫子引王海藏云：热则耗气血而胎不安。而朱丹溪谓胎前当清热养血为主，以白术、黄芩为安胎之圣药。立论相同，而《金匮》治妊娠，开章即以桂枝汤为首方，且有大热之附子汤，温补之胶艾汤，不啻南辕北辙之异！究竟从仲景乎？从海藏、丹溪乎？

　　曰：海藏、丹溪之论，原从《金匮》常服之当归散得来。（《女科要旨·卷二·胎前》)

白术散

【诗歌】

　　胎由土载术之功，养血相资妙有�，
　　阴气上凌椒摄下，蛎潜龙性得真诠。

　　加减歌曰：

苦痛芍药加最美，心下毒痛倚芎是，

吐痛不食心又烦，加夏廿枚一细使，

醋浆水须服后吞，若还不呕药可止，

不解者以小麦煮汁尝，已后渴者大麦粥喜，

既愈常服勿轻抛，壶中阴阳大燮理。（《金匮方歌括》）

【组成】白术　川芎　蜀椒各三分去汗　牡蛎。

【用法】上四味，杵为散，酒服一钱匕，日三服，夜一服。但苦痛，加芍药；心下毒痛，倍加芎䓖；心烦吐痛不能食饮，加细辛一两，半夏大者二十枚，服之后，更以醋浆水服之；若呕，以醋浆水服之复不解者，小麦汁服之；已后渴者，大麦粥服之；病虽愈，服之勿置。

【主治】妊娠养胎方。

【注释】

尤在泾云：妊娠伤胎，有因湿热者，亦有湿寒者，随人脏气之阴阳而各异也。当归散，正治湿热之剂；白术散，白术、牡蛎燥湿，川芎温血，蜀椒去寒，则正治湿寒之剂也。仲景并列于此，其所以诏示后人者深矣。（《金匮要略浅注·卷九·妇人妊娠病脉证治第二十》）

枳实芍药散

【诗歌】

满烦不卧腹疼频，枳实微烧芍等平，

羊肉汤方应反看，散调大麦稳而新。（《金匮方歌括》）

【组成】枳实烧令黑，勿太过　芍药等分。

【用法】上二味，杵为散，服方寸匕，日三服；并主痈脓，大麦粥下之。

【主治】产后腹痛，烦满，不得卧。

【注释】

陈蔚按：枳实通气滞，芍药通血滞，通则不痛，人所共知也。妙在枳实烧黑，得火化而善攻停积；下以大麦粥，和肝气而兼养心脾，是行滞中而寓补养之意，故痈脓亦主之。（《金匮方歌括·卷六·妇人产后方》）

然痛亦有不属于虚者，不可不知。产后腹痛，若不烦不满，为中虚而寒动也。今则火上逆而烦气壅滞而满，胃不和而不得卧，此热下郁而碍上也。以枳实芍药散主之。

此为腹痛而烦满不得卧者，出其方治也。方意是调和气血之滞，所谓"通则不痛"之轻剂也。下以大麦粥者，并和其肝气，而养其心脾，故痈脓亦主之。（《金匮要略浅注·卷九·妇人产后病脉证治第二十一》）

参各家说：疞痛者，缓缓痛也。概属客寒相阻，故以当归通血分之滞，生姜行气分之寒。然胎前责实，故当归白芍散内加茯苓、泽泻，泻其水湿。此属产后，大概责虚，故以当归养血而行血滞；生姜散寒而行气滞；又主以羊肉味厚、气温，补气而生血；俾气血得温，则邪自散而痛止矣。此方攻补兼施，故并治寒疝虚损。或疑羊肉太补，而不知孙真人谓：羊肉止痛，利产妇。古训凿凿可据，又奚疑哉？

然痛亦有不属于虚者，不可不知。产后腹痛，若不烦不满，为中虚而寒动也。今则火上逆而烦气壅滞而满胃不和而不得卧，此热下郁而碍上也。以枳实芍药散主之。此为腹痛而烦满不得卧者，出其方治也。方意

是调和气血之滞，所谓通则不痛之轻剂也。下以大麦粥者，并和其肝气，而养其心脾，故痛脓亦主之。（《女科要旨·卷三·产后》）

下瘀血汤

【诗歌】

脐中著痛瘀为殃，廿粒桃仁三两黄，

更有䗪虫二十个，酒煎大下亦何伤？（《金匮方歌括》）

【组成】大黄三两　桃仁二十个　䗪虫二十枚熬，去足。

【用法】上三味末之，炼蜜和为四丸，以酒一升煮一丸，取八合，顿服之。新血下如豚肝。各本略异。

【主治】产妇腹痛，法当以枳实芍药散。假令不愈者，此为腹中有瘀血着脐下。

【注释】

陈元犀按：服枳实、芍药而不愈者，非积停不通，是瘀结不散，用此方攻之。方中大黄、桃仁能推陈下瘀；䗪虫之善攻干血，人尽知之；妙在桃仁一味，平平中大有功力。郁血已败而成瘀，非得生气不能流通。桃得三月春和之气，而花最鲜明似血，而其生气皆在于仁，而味苦又能开泄，故直入血中而和之散之，逐其旧而不伤其新也。（《金匮方歌括·卷六·妇人产后方》）

师曰：产妇腹痛，法当以枳实芍药散，假令不愈者，此为热灼血干，腹中有干血，其痛着于脐下，非枳实等药所能治也，宜下瘀血汤主之，亦主经水不利。

此为痛着脐下，出其方治也。意者病去则虚自回，不必疑其过峻。（《金匮要略浅注·卷九·妇人产后病脉证治第二十一》）

竹叶汤

【诗歌】

喘热头疼面正红，防桔桂草人参同，

葛三姜五附枚一，枣十五枚竹把充。

加减歌曰：

头项强者大附抵，以大易小不同体，

呕为气逆更议加，半夏半升七次洗。（《金匮方歌括》）

【组成】竹叶一把　葛根三两　防风　桔梗　桂枝　人参　甘草各一两　附子一枚炮　生姜五两　大枣十五枚。

【用法】上十味，以水一斗，煮取二升半，分温三服，温覆使汗出。颈项强，用大附子一枚，破之如豆大，前药扬去沫。呕者，加半夏半升洗。

【主治】产后中风，发热，面正赤，喘而头痛。

【注释】

程云来云：证中未至背反张，而发热面赤头痛，亦风痉之渐。故用竹叶主风痉，防风治内痉，葛根疗刚痉，桂枝治柔痉，生姜散风邪，桔梗除风痹，辛以散之之剂也；又佐人参生液以养筋，附子补火以致水，合之甘草，以和诸药，大枣以助十二经。同诸风剂，则发中有补，为产后中风之大剂也。（《金匮方歌括·卷六·妇人产后方》）

前以痉病为产后三大纲之一，然痉病皆由起于中风，今以中风将变痉而言之。产后中风，发热，面正赤，喘而头痛，此病在太阳，连及阳明，而产后正气大虚，又不能以胜邪气，诚恐变为痉证，以竹叶汤主之。

此为产后中风，正虚邪盛者，而出其补正散邪之方也。方中以竹叶为君者，以风为阳邪，不解即变为热，热甚则灼筋而成痉。故于温散药中，先以此而折其势，即杜渐防微之道也。

陈元犀按：太阳之脉，上行至头，阳明脉过膈上循于面，二经合病，多加葛根。

张石顽云：附子恐是方后所加，治颈项强者，以邪在太阳，禁固其筋脉，不得屈伸，故用附子温经散寒。扬去沫者，不使辛热上浮之气，助其虚阳之上逆也。（《金匮要略浅注·卷九·妇人产后病脉证治第二十一》）

竹叶汤，风痉疾。《金匮》云：产后中风、发热、面正赤、喘而头痛，竹叶汤主之。钱院使注云：中风之下，当有病痉者三字。按：庸医于此症，以生化汤加姜、桂、荆芥、益母草之类，杀人无算。（《医学三字经·卷二·妇人经产杂病第二十三》）

竹皮大丸

【诗歌】

呕而烦乱乳中虚，二分石膏与竹茹，
薇桂一兮草七分，枣丸饮服效徐徐。
加减歌曰：

白薇退热绝神异，有热倍加君须记，

柏得金气厚且深，叶叶西向归本位，

实中之仁又宁心，烦喘可加一分饵。（《金匮方歌括》）

【组成】生竹茹　石膏各二分　桂枝　白薇各一分　甘草七分。

【用法】上五味末之，枣肉和丸弹子大，饮服一丸，日三夜二服。有热，倍白薇；烦喘者，加柏实一分。

【主治】妇人乳中虚，烦乱呕逆，安中益气。

【注释】

陈元犀按：血者，中之所生也；乳者，血之所变也。血虽生于中焦，尤藉厥少之气传变而为乳。乳中虚者，谓乳子去汁过多而致虚也。中虚无血奉心则烦，心神不安则乱，阳气上升则呕。逆者，呕之甚也。用竹皮大丸者，以竹茹降逆止呕，白薇除热退烦，石膏通乳定乱，重用甘草、大枣定安中焦以生津液，血无阳气不运，妙以桂枝一味，运气血奉心通乳，则呕逆止而中即自安，烦乱退而气即自益矣。复申明其立方之本意曰安中益气。（《金匮方歌括·卷六·妇人产后方》）

徐忠可云：乳者，乳子之妇也。言乳汁去多，则阴血不足，而胃中亦虚。《内经》云：阴者，中之守也。阴虚不能胜阳，而火上壅则烦，气上越则呕，烦而乱，则烦之甚也，呕而逆，则呕之甚也。病本全由中虚，然而药止用竹茹、桂、甘、石膏、白薇者，盖中虚而至为呕为烦，则胆腑受邪，烦呕为主病。故以竹茹之除烦止呕者为君；胸中阳气不用，故以桂、甘扶阳，而化其逆气者为臣；以石膏凉上焦气分之虚热为佐；以白薇去表间之浮热为使。要知烦乱呕逆，而无腹痛下利等证，虽虚，无寒可疑也。妙在加桂于凉剂中，尤妙在生甘草独多，意谓散蕴蓄之邪，复清阳之气，中即自安，气即自益。故无一补剂，而反注其立汤之本意，曰"安中益气，竹皮大丸"神哉！喘加柏实，柏每西向，得西方之气最清，故能益金、润肝木而养心，则肺不受烁，喘自平也。有热倍白薇，盖白薇能去浮热，故小品桂枝加龙骨牡蛎汤云："汗多热浮者，去桂加白薇、附子各三分，名曰二加龙骨汤。"则白薇之能去浮热可知矣。（《女科要旨》卷三，也有本论。编者注）。（《金匮要略浅注·卷九·妇人产后病脉证治第二十一》）

白头翁加甘草阿胶汤

【诗歌】

　　白头方见伤寒歌，二两阿胶甘草和，
　　产后利成虚已极，滋而且缓莫轻过。（《金匮方歌括》）

【组成】白头翁　阿胶　甘草各二两　黄连　黄柏　秦皮各三两。

【用法】上五味，以水七升，煮取三升，去滓，入阿胶，更上微火煎胶烊消，取二升，温服一升，不愈，更服一升。

【主治】产后下利虚极。

【注释】

　　陈元犀按：产后去血过多，又兼下利亡其津液，其为阴虚无疑，兹云虚极，理宜大补，然归、芎、芍、地则益其滑而下脱，参、术、桂、芪则动其阳而上逆，皆为禁剂。须知此"虚"字，指阴虚而言，与少阴证阴气欲绝同义。少阴证与大承气汤急下以救阴，与此证与白头翁大苦以救阴同义。此法非薛立斋、张景岳、李士材辈，以甘温为主、苦寒为戒者所可窥测。尤妙在加甘草之甘，合四味之苦，为苦甘化阴法；且久利膏脂尽脱，脉络空虚，得阿胶之滋润，合四味之苦以坚之，则源流俱清，而利自止。（《金匮方歌括·卷六·妇人产后方》）

凡下利病，多由湿热，白头翁之苦以胜湿，寒以除热，固其宜也。而产后下利虚极，似不可不商及补剂，但参术则恐其壅滞，苓泽则恐其伤液，惟以白头翁加甘草阿胶汤主之。诚为对证。方中甘草之甘凉清中，即所以补中；阿胶之滋润去风，即所以和血，以此治利，即以此为大补，彼治利而好用参术者，当知其所返矣。

此为产后下利虚极者而出其方治也。（《金匮要略浅注·卷九·妇人产后病脉证治第二十一》）

半夏厚朴汤

【诗歌】
状如炙脔贴咽中，却是痰凝气不通，
半夏一升茯四两，五姜三朴二苏攻。（《金匮方歌括》）

【组成】半夏一升　厚朴三两　茯苓四两　生姜五两　苏叶二两。

【用法】上五味，以水一斗，煮取四升，分温四服，日三夜一服。

【主治】妇人咽中如有炙脔。

【注释】

陈元犀按：咽喉者，高之极；小腹者，下之极。炙脔贴于咽中者，病在上；奔豚起于小腹者，病在下，俱属于气，但其病有上下之分。盖妇人气郁居多，或偶感客邪，依痰凝结，窒塞咽中，如有炙脔状，即《千金》所谓咽中帖帖状。吞之不下，吐之不出者，今人名曰梅核气是也。主以半夏厚朴汤者，方中以半夏降逆气，厚朴解结气，茯苓消痰，尤妙以生姜通神明，助正祛邪，以紫苏之辛香，散其郁气，郁散气调，而凝结焉有不化者哉？后人以此汤变其分两，治胸腹满闷呕逆等证，名七气汤，以治七情之病。(《金匮方歌括·卷六·妇人杂病方》)

妇人咽中帖帖如有炙脔，吐之不出，吞之不下，俗谓梅核气。病多得于七情郁气，痰凝气阻，以半夏厚朴汤主之。

此为痰气阻塞咽中者出其方治也。(《金匮要略浅注·卷九·妇人杂病脉证并治第二十二》)

甘麦大枣汤

【诗歌】

妇人脏躁欲悲伤，如有神灵太息长，
小麦一升三两草，十枚大枣力相当。(《金匮方歌括》)

【组成】甘草三两　小麦一升　大枣十枚。

【用法】上三味，以水六升，煮取三升，分温三服。亦补脾气。

【主治】妇人脏躁，悲伤欲哭，象如神灵所作，数欠伸。

【注释】

魏念庭云：世医竟言滋阴养血，抑知阴盛而津愈枯，阳衰而阴愈躁。此方治脏躁大法也。（《金匮方歌括·卷六·妇人杂病方》）

妇人脏躁，<small>脏属阴，阴虚而火乘之，则为躁，不必拘于何脏，而既已成躁，</small>则病症皆同，但见其悲伤欲哭，象如神灵所作，<small>现出心病；</small>又见其数欠善伸，<small>现出肾病；所以然者，五志生火，动必关心，阴脏既伤，穷必及肾是也。</small>以甘麦大枣汤主之。

此为妇人脏躁而出其方治也。麦者，肝之谷也。其色赤，得火色而入心，其气寒，乘水气而入肾，其味甘，具土味而归脾胃；又合之甘草、大枣之甘，妙能联上、下、水、火之气，而交会于中土也。（《金匮要略浅注·卷九·妇人杂病脉证并治第二十二》）

温经汤

【诗歌】

温经芎芍草归人，胶桂丹皮二两均，
半夏半升麦倍用，姜萸三两对君陈。（《金匮方歌括》）

【组成】吴茱萸<small>三两</small>　当归　芎劳　芍药　人参　桂枝　阿胶　丹皮　甘草<small>各二两</small>　生姜<small>三两一本二两</small>　半夏<small>半升一本一升</small>　麦冬<small>一升</small>

【用法】上十二味，以水一斗，煮取三升，分温三服。亦主妇人少腹寒，久不受胎；兼治崩中去血，或月水来多，及至期不来。

【主治】妇人年五十所，病下利数十日不止，暮即发热，少腹里急，腹满，手掌烦热，唇口干燥，此属带下。何以故？曾经半产，瘀血在少腹不去。何以知之？其证唇口干燥，故知之。

【注释】

陈元犀按：方中当归、芎䓖、芍药、阿胶，肝药也；丹皮、桂枝，心药也；吴茱萸，肝药亦胃药也；半夏，胃药亦冲药也；麦冬、甘草，胃药也；人参补五脏，生姜利诸气也。病在经血，以血生于心，藏于肝也，冲为血海也。胃属阳明，厥阴冲脉系之也。然细绎方意：以阳明为主，用吴茱萸驱阳明中土之寒，即以麦冬滋阳明中土之燥，一寒一热，不使偶偏，所以谓之温也；用半夏、生姜者，以姜能去秽而胃气安，夏能降逆而胃气顺也；其余皆相辅而成温之之用，绝无逐瘀之品。故过期不来者能通之，月来过多者能止之，少腹寒而不受胎者并能治之，统治带下三十六病，其神妙不可言矣。（《金匮方歌括·卷六·妇人杂病方》）

问曰：妇人年五十所，七七之期已过，天癸当竭，地道不通。今病前阴血下利数十日不止，暮即发热，少腹里急，腹满，手掌烦热，唇口干燥，何也？师曰：前言妇人三十六病，皆病在带脉之下。此病属带下。何以故？曾经半产，瘀血在少腹不去。何以知之？盖以瘀血不去，则新血不生，津液不布。其证唇口干燥，故知之。况暮热、掌心热，俱属阴，任主胞胎，冲为血海，二脉皆起于胞宫，而出于会阴，正当少腹部分，冲脉挟脐上行，冲任脉虚，则少腹里急，有干血亦令腹满，其为宿瘀之症无疑。当以温经汤主之。

此承上节言历年血寒积结胞门之重症，而出其方治也。

尤在泾曰：妇人年五十所，天癸已断，而病下利，似非因经所致矣。不知少腹旧有积血，欲行而未得遽行，欲止而不能竟止，于是下利窘急，至数十日不止。暮即发热者，血结在阴，阳气至暮，不得入于阴，而反浮于外也。少腹里急腹满者，血积不行，亦阴寒在下也。手掌发热，病在阴，掌心亦阴也。唇口干燥，血内瘀者不外荣也。此为瘀血作利，不必治利，但去其瘀，而利自止。吴茱萸、桂枝、丹皮入血散寒而行其瘀；芎、归、芍药、麦冬、阿胶以生新血。人参、甘草、姜、夏以正脾气，盖瘀久者荣必衰，下多者，脾必伤也。

李氏云：《内经》谓血气虚者，喜温而恶寒，寒则凝涩不流，温则消而去之。此汤名温经以瘀血得温即行也。方内皆补养气血之药，未尝以逐瘀为事，而瘀血自去者，此养正邪自消之法也。故妇人崩淋不孕，月事不调者并主之。（《金匮要略浅注·卷九·妇人杂病脉证并治第二十二》）

亦主妇人少腹寒，久不受胎，兼治崩中去血，或月水来过多，及至期不来。方中当归、川芎、芍药、阿胶，肝药也；丹皮、桂枝，心药也；吴茱萸，肝药亦胃药也；半夏，胃药亦冲药也；麦冬、甘草，胃药也；人参补五脏，生姜利诸气也；病在经血以血生于心、藏于肝也；冲为血海也，胃属阳明，厥阴冲脉系之也。然细绎方意，以阳明为主，吴茱萸用至三钱，驱阳明中土之寒；即以麦冬用至五钱，滋阳明中土之燥；一寒一热，不使隅偏，所以谓之温也。半夏用至二钱半，生姜用至三钱者，以姜能去秽，而胃气安，夏能降逆，而胃气顺也。其余皆相辅而成，其温之之用，绝无逐瘀之品，故过期不来者能通之，月来过多者能止之，少腹寒而不受胎者，并能治之，神妙不可言矣。（《医学实在易·卷八·补遗并外备诸方》）

亦主妇人少腹寒，久久不受胎，及过期不来。歌曰：口干腹满掌心烧，卅六痾该谓十二瘕、九痛、七害、五伤、三痛，共三十六种，详于《金匮浅注》中，不赘。带下条，归芎胶芍权各二，权称钟也。称其数各二两。桂参丹草数相侔，八物同用二两也，整升重用麦冬胜任，减半一升减其半，止有半升也。相需半夏速求，更佐吴茱萸生姜各三两，闭至期不来。崩来而过多不育少腹寒，久不受胎者。各探幽。（《女科要旨·卷一·调经》）

唐宗海曰：温经汤以温药去瘀，乃能治积久之瘀，数方皆在酌宜而用。

妇女经闭有四：一寒证，一热证，一实证，一虚证。

寒闭者，积冷结气，经水断绝，至有历年。胞门为寒所伤，经络凝坚，阴中掣痛，少腹恶寒，上引腰脊，绕脐寒疝；或瘀血不行，留为石瘕，皆霜凝冰结之象也。用温经汤主之，或用温药下之，附子理中汤加当归、桃仁、大黄、细辛、牛膝、肉桂，生化汤下之尤稳。经通之后，再服肾气丸收功。（《血证论·卷五·经闭》）

仲景和血之方无过于温经汤，生血之方无过于复脉汤，温经汤辛温降利，与川芎同功，复脉汤辛温滋润与当归同功。知心火化液为血则知复脉汤之生血，并知当归为生血之药也。（《本草问答·卷上》）

土瓜根散

【诗歌】

带下端由瘀血停，月间再见不循经，

蘆瓜桂芍均相等，调协阴阳病自宁。(《金匮方歌括》)

【组成】 土瓜根　芍药　桂枝　蘆虫各三分。

【用法】 上四味，杵为散，酒服方寸匕，日三服。

【主治】 带下病，经水不利，少腹满痛，经一月再见者。

【注释】

陈元犀按：此条单指经水不利之带下病也。经者，常也。妇人行经，必有常期。尤云：血满则行，血尽复生，如月之盈亏，海之潮汐，必定应期而至，谓之信。此云经水不利，一月再见者，乃蓄泄失常，则有停瘀之患也。然瘀既停，必着少腹之间作满而痛也。立土瓜根散者，为调协阴阳，主驱热通瘀之法。方中桂枝通阳，芍药行阴，使阴阳和，则经之本正矣；土瓜根驱热行瘀，蘆虫蠕动逐血，去其旧而生新，使经脉流畅，常行不乱也。(《金匮方歌括·卷六·妇人杂病方》)

妇人因经致病，凡三十六种，皆谓之**带下**，**经水**因寒而瘀，不能如期而**利**，以致**少腹满痛**，然既瘀而不行，则前经未畅所行，不及待后月之正期而先至，故其**经一月再见者**，以土瓜根散主之。

此为带下而经候不匀一月再见者，出其方治也。土瓜，即王瓜也。主驱热行瘀，佐以蘆虫之蠕动逐血，桂芍之调和阴阳，为有制之师。(《金匮要略浅注·卷九·妇人杂病脉证并治第二十二》)

胶姜汤

【诗歌】

胶姜方阙症犹藏，漏下陷经黑色详，

姜性温提胶养血，刚柔运化配阴阳。（《金匮方歌括》）

【组成】此方《金匮要略》仅有方名而无药物组成。林亿等校诸本，无胶姜汤方，认为乃妊娠中胶艾汤。陈修园治疗妇人崩漏宗此方，用阿胶、生姜两味而愈，可作参考。

【主治】妇人陷经、漏下黑不解。

【注释】

妇人陷经，其血漏下不止，且血色黑亦不解，是瘀血不去，新血不生，荣气腐败，然气喜温而恶寒，以胶姜汤主之。

此为陷经而色黑者，出其方治也。方未见。林亿云：想是胶艾汤，千金胶艾汤有干姜，似可取用。丹溪谓：经淡为水，紫为热，黑为热极，彼言其变，此言其常也。（《金匮要略浅注·卷九·妇人杂病脉证并治第二十二》）

道光四年，闽都阊府宋公，其三媳妇产后三月余，夜半腹痛发热，经血暴下鲜红，次下黑块，继有血水，崩下不止，均有三四盆许，不省人事，牙关紧闭，挽余诊之。时将五鼓矣，其脉似有似无，身冷面青，气微肢厥。予曰：血脱当益阳气。用四逆汤加赤石脂一两，煎汤灌之，不差；又用阿胶、艾叶各四钱，干姜、附子各三钱，亦不差。沉思良久，方悟前方用干姜守而不走，不能导血归经也，乃用生姜一两，阿胶五钱，大枣四枚。服半时许，腹中微响，四肢头面有微汗，身渐温，须臾苏醒，自道身中疼痛。余令先与米汤一杯，又进前方，血崩立止，脉复厥回。大约胶姜汤，即生姜、阿胶二味也。盖阿胶养血平肝，去瘀生新，生姜散寒升气，亦陷者举之，郁者散之，伤者补之，育之之义也。（《金匮方歌括·卷六·妇人杂病方》）

大黄甘遂汤

【诗歌】

小腹敦形小水难，水同瘀血两弥漫，

大黄四两遂胶二，顿服瘀行病自安。（《金匮方歌括》）

【组成】大黄四两　甘遂　阿胶各二两。

【用法】上三味，以水三升，煮取一升，顿服，其血当下。

【主治】水与血俱结在血室，少腹满如敦状，小便微难而不渴。

【注释】

陈元犀按：方中大黄攻血蓄，甘遂攻水蓄，妙得阿胶本清济之水，伏行地中，历千里而发于古东阿县之井，此方取其以水行水之义也。《内经》谓：济水内合于心。用黑骡皮煎造成胶，以黑属于肾，水能济火，火熄而血自生，此方取其以补为通之义也。然甘遂似当减半用之。（《金匮方歌括·卷六·妇人杂病方》）

妇人少腹满如敦状，盖少腹，胞之室也。胞为血海，有满大之象，是血蓄也。若小便微难而不渴，可知其水亦蓄也。若病作于生产之后者，此为水与血俱结在血室也，宜用水血并攻之法，以大黄甘遂汤主之。

此为水血并结在血室，而为少腹满、大小便难、口不渴者，出其方治也。（《女科要旨·卷四·杂病》）

矾石丸

【诗歌】

经凝成癖闭而坚，白物时流岂偶然？

矾石用三杏一分，服时病去不迁延。（《金匮方歌括》）

【组成】矾石三分烧　杏仁一分。

【用法】上二味末之，炼蜜为丸枣核大，内脏中，剧者再内之。

【主治】妇人经水闭不利，脏坚癖不止，中有干血，下白物者。

【注释】

尤在泾云：脏坚癖不止者，子脏干血，坚凝成癖而不去也。干血不去，则新血不荣，而经闭不利矣。由是蓄泄不时，胞宫生湿，湿复生热；所积之血转为湿热所腐，而成白物，时时自下，是宜先去其脏之湿热。矾石却水除热，合杏仁破结润干血也。（《金匮方歌括·卷六·妇人杂病方》）

妇人经水闭而不利，其子脏因有凝滞而成坚癖，又因湿热腐变，而为下不止，其凝滞维何？以子脏中有干血，其下不止维何？即湿热腐变所下之白物，时俗所谓白带是也。宜用外治法。以矾石丸主之。

此为经水闭由于子脏有干血，得湿热而变成白物者，出其方治也。（《金匮要略浅注·卷九·妇人杂病脉证并治第二十二》）

红蓝花酒

【诗歌】

六十二风义未详，腹中刺痛势彷徨，

治风先要行其血，一两蓝花酒煮尝。(《金匮方歌括》)

【组成】红蓝花一两。

【用法】上一味，酒一大升，煎减半，顿服一半，未止，再服。

【主治】妇人六十二种风，腹中血气刺痛者。

【注释】

此为妇人凡有挟风、腹中血气刺痛者，出其方治也。言血气者，所以别乎寒疝也。六十二种未详。

张隐庵云：红花色赤多汁，生血行血之品也。陶隐居主治胎产血晕，恶血不尽，绞痛，胎死腹中。金匮红兰花酒治妇人六十二种风，又能主治痃疟。临川先生曰：治风先治血，血行风自灭。盖风乃阳邪，血为阴液，此对待之治也。红花枝茎叶，且多毛刺，具坚金之象，故能制胜风木。夫男女血气相同，仲祖单治妇人六十二种风者，良有以也。盖妇人有余于气，不足于血，所不足者，乃冲任之血散于皮肤肌腠之间，充肤热肉、生毫毛；男子上唇口而生髭须，女人月事以时下，故多不足也。花性上行，花开散蔓，主生皮肤间散血，能资妇人之不足，故主治妇人之风，盖血虚，则皮毛之腠理不密，而易于生风也。此血主冲任，故专治胎产恶血。《灵枢经》云：饮酒者，卫气先行皮肤。故用酒煎，以助药性，疟邪亦伏于膜原之腠理间，故能引其外出。夫血有行于经络中者，有散于皮肤外者，而所主之药，亦各不同，如当归、地黄、茜草之类，主养脉内之血者也，红蓝花，主生脉外之血也；川芎、芍药、丹皮、红曲之类，又内外之兼剂也。学者能体认先圣用药之深心，思过半矣（《女科要旨》也有论述，编者注）。（《金匮要略浅注·卷九·妇人杂病脉证并治第二十二》）

肾气丸

【诗歌】

温经暖肾整胞宫，丹泽苓三地八融，

四两萸薯桂附一，端教系正肾元充。（《金匮方歌括》）

六味滋阴益肾肝，萸薯丹泽地苓丸，

再加桂附挟真火，八味功同九转丹。（《时方歌括》）

【组成】干地黄八两　山药　山茱萸各四两　茯苓　丹皮　泽泻各三两　附子一枚炮　桂枝一两。

【用法】上八味末之，炼蜜和丸梧子大，酒下十五丸，加至二十丸，日再服。

【主治】虚劳腰痛，小腹拘急，小便不利。

妇人病，饮食如故，烦热不得卧，而反倚息，名曰转胞，不得溺也。以胞系了戾，故致此病。

【注释】

肾气丸歌见妇人杂病　治短气有微饮，当从小便去之，苓桂术甘汤主之；此丸亦主之。

陈心兰禀按：微者，不显之谓也。饮，水也。微饮者，犹阴霾四布，细雨轻飞之状，阻于胸中，蔽其往来之气，故曰短气。有微饮者，谓微饮阻其气路也。经云：呼出心与肺，吸入肝与肾。若心肺之阳虚，则不能行水化气，用苓桂术甘汤振心阳崇土以防御之，使天日明而阴霾散，则气化行矣。若肾虚而水泛，则吸引无权，当用肾气丸补肾行水，使肾气足，则能通腑而化气，化气则水道通矣。余解见妇人杂病，不再赘。（《金匮方歌括·卷四·痰饮咳嗽方》）

尤在泾云：水液属阴，非气不至。气虽属阳，中实含水，水与气非一亦非二也。方中若无桂、附，何以振作肾中颓落之阳，游溢精气，上输脾肺邪？（《金匮方歌括·卷四·消渴小便不利淋病方》）

陈元犀按：胞为血海，与膀胱并列于脐下，俱悬空之腑，其气相通，全赖肾气充溢于其间，其胞系乃正。若肾气不充，则胞系了戾，胞系了戾，必不得溺矣。是病虽在胞，其权则专在肾也，故以肾气丸主之。方中地黄、山药固肾脏之阴，山茱萸、附子补肾脏之阳，桂枝化腑气，茯苓行水道，妙在泽泻形圆善转，俾肾气旺，则能充于胞而系自正，系正则小便不利者而可利矣。又主虚劳腰痛、少腹拘急、小便不利者。以腰为肾之外腑，肾司开合，主骨髓，为作强之官，与膀胱相表里。若少阴精气虚，不能主骨，则腰痛；少阴阳气虚，不能通腑，则少腹拘急，小便不利。本方补益真阴，蒸动水气，使阴平阳秘，开合之枢自如，故能治虚劳之病，然小便自利者，不宜服之，以其渗泄而更劫阴也。（《金匮方歌括·卷六·妇人杂病方》）

虚劳腰痛为肾气虚而不行，小腹拘急，小便不利者，为膀胱之气，虚而不化，以八味肾气丸主之。

此补言下焦之证治也。八味肾气丸为温肾气化之良方，若小便多者，大为禁剂，自王太仆著《元和经》极赞其功，然用者颇少。至薛立斋以之统治百病，赵养葵之《医贯》，奉为神丹，李士材、张景岳因之，以治本一说，文其模糊两可之术，误人不少。（《金匮要略浅注·卷三·血痹虚劳病脉证并治第六》）

问曰：妇人病，饮食如故，烦热不得卧，而反倚息者，何也？师曰：饮食如故者，病不在胃也；烦热者，阳气不化也；倚息不得卧者，水不下行也。此名转胞，不得溺也。以胞系不顺而了戾，故致此病，但无并症。但当其利小便，则胞中之气，使之下行气道，斯胞系不了戾而愈，以肾气丸主之。

此为转胞证胞系了戾而不得溺者，出其方治也。了戾与缭戾同，言胞系缭戾而不顺。而胞为之转，胞转则不得溺也。治以此方，补肾则气化，气化则水行而愈矣。然转胞之病，亦不尽此。或中焦脾虚，不能散精归于胞；及上焦肺虚，不能下输布于胞；或胎重压其胞；或忍溺入房；皆能致此，当求其所因而治之。（《女科要旨·卷四·杂病》）

王肯堂云：相火寄于命门，命门者，男子以藏精，女子以系胞，因嗜欲竭乏，火无所附，故厥而上行。桂附与火同气，而其味辛，能开腠理，致津液，通气道，据其窟宅而招之，同气相求，火必降下矣。且火从肾出者，是水中之火也，火可以水折，而水中之火不可以水折。故巴蜀有火并焉，得水则炽，得火则熄，则桂附者，固治浮游相火之正剂欤。（《医学实在易·卷六·里证诸方》）

蛇床子散

【诗歌】

一味蛇床散阴寒，用如枣大绵裹缠，

纳入阴内暖胞宫，除湿杀虫带可痊。（《金匮方歌括》）

【组成】蛇床子。

【用法】上一味末之，以白粉少许和合，相得如枣大，绵裹内之，自然温。

【主治】妇人阴寒。

【注释】

妇人阴中寒，宜温其阴中，不用内服，止以药纳入，谓之坐药，蛇床子散主之。

此遥承上节，令阴掣痛，少腹恶寒证，而出其方治也。但寒从阴户所受，不从表出，当温其受邪之处，则愈。蛇床子温以去寒，合白粉燥以除湿，以寒则生湿也。（《金匮要略浅注·卷九·妇人杂病脉证并治第二十二》）

狼牙汤

【诗歌】

胞寒外候见阴寒，纳入蛇床佐粉安，

更有阴疮䘌烂者，狼牙三两洗何难？（《金匮方歌括》）

【组成】狼牙_{三两}。

【用法】上一味，以水四升，煮取半升。以绵缠箸如茧，浸汤沥阴中，日四遍。

【主治】少阴脉滑而数者，阴中即生疮，阴中蚀疮烂者。

【注释】

少阴_肾脉滑而数者，_{滑主湿，数主热，湿热相合，而结于阴分，故令前}阴中即生疮。阴中蚀疮烂者，_{乃湿热之盛而生䘌也。}以狼牙汤洗之。

此为湿热下流于前阴，阴中生疮蚀烂者出其方治也。狼牙草味酸苦，除邪热气，疗瘑恶疮，去白虫，故取治之。若无狼牙草，以野狼毒代之。(《金匮要略浅注·卷九·妇人杂病脉证并治第二十二》)

小儿疳虫蚀齿方

【诗歌】

忽然出此小儿方，本治疳虫蚀齿良，

葶苈雄黄猪点烙，阙疑留与后推详。(《金匮方歌括》)

【组成】雄黄　葶苈。

【用法】上二味末之，取腊月猪脂，熔以槐枝，绵裹头四五枚，点药烙之。

【主治】小儿疳热生虫，腐蚀于口齿，则牙龈糜烂，或牙齿蛀蚀，牙痛等。

【注释】

陈元犀按：虫有大小之别，随生处而异其形，总不离于风火湿，挟厥阴之气化所生也。小儿疳虫病者，多由母氏乳少，多饲以火燥干粮助火之品，致小儿烦啼不已，动其心包之火，火动必熏灼于肝，蒸郁从风木化而为虫，夫虫乃有情之物，食有情之血，乱有情之心脏，起伏无定，妖妄作祟。故其证烦热多汗，面青腹胀，喜食辛燥之味。又有蚀虫（蚀者，食虫也），其形不一，小者名寸白虫，主风木之气郁于中土所生也；大者为蚀虫，乃宿食所化也。有下蚀者，本心包之火协三焦蕴热而成，着于前后二阴，名曰阴蚀，小如线，色白，抑或湿热下注，兼以房事相侵，致阴中蚀烂，名曰蚀疮。三者皆能使人咽干而阴中痛痒。有蚀齿者，生于齿缝齿龈，小如丝发，疼痛难忍，或名齿蛇，或名牙疳，能穿肉入骨。此症本于外感未解，邪火协心火熏灼而成。有小鱼虫者，如盆鱼子初生之小，有两目，有生足者，有无足者，吐出时如鱼子动游状，此乃胸气不布，痰饮协木气所生，故肝着症久而不愈，多生红蚀。亦有眼目多坏，有鼠妇虫者，形如小鼠妇，背有鳞甲，色微赤，有头足眼目，吐出能跳跃，此受恶浊异气、酒性郁怒合化而生。然虫症虽多，而仲师之方未有不备也。今举小儿疳病治法，意以补土清金，使天气降而热气消，则土润叶茂矣。近医知为疳病，不辨寒热实虚，多用毒药杀虫，而不知其愈杀愈生也，本方用雄黄、葶苈、猪脂、槐枝，主通气行血之品，点药烙之，如打摩之法，去积聚，调气血，点之亦即熏之之法也。后人有神照法，从内经马膏桑钩方及此方套出。（《金匮方歌括·卷六·妇人杂病方》）